老年骨伤疾病
中西医诊疗精要

主编　朱　敏　贾晋辉
主审　赵建宁　周福贻

上海科学技术出版社

内 容 提 要

老年骨伤疾病在临床处理上较为棘手,中西医结合治疗方法值得探讨和深入研究。中医学的整体观、四诊等有利于综合判断老年人复杂病情,此外中医骨伤学的手法、手术及内外药物疗法等特色明显,在老年骨伤临床实践中可以充分施用或者作为辅助提高临床疗效。全书共分9个章节,分别从老年骨伤疾病临床特点、中医辨治方法、老年骨病中西医诊疗思维及经验、中西医结合常用诊疗技术、临床手术评价及选择、营养管理等方面进行论述。全书内容精要,紧密结合临床,体现出了较好的实用性。

本书可供从事中医、中西医结合骨伤科临床工作的读者参考借鉴。

图书在版编目(CIP)数据

老年骨伤疾病中西医诊疗精要 / 朱敏,贾晋辉主编. —上海:
上海科学技术出版社,2020.5
ISBN 978 - 7 - 5478 - 4818 - 0

Ⅰ.①老… Ⅱ.①朱…②贾… Ⅲ.①老年病-骨损伤-中西医结合疗法 Ⅳ.①R683.05

中国版本图书馆 CIP 数据核字(2020)第 036560 号

老年骨伤疾病中西医诊疗精要
主编　朱　敏　贾晋辉

上海世纪出版(集团)有限公司
上海科学技术出版社　出版、发行
(上海钦州南路 71 号　邮政编码 200235　www.sstp.cn)
上海展强印刷有限公司印刷
开本 787×1092　1/16　印张 16
字数:300 千字
2020 年 5 月第 1 版　2020 年 5 月第 1 次印刷
ISBN 978 - 7 - 5478 - 4818 - 0/R·2038
定价:85.00 元

编 委 会

序 一

21 世纪，继日本、德国等发达国家之后我国也将步入老龄化社会，老年人的疾病预防、保健及就医问题将成为社会治理的一大考验。老年疾病中，老年骨伤疾病占有较大比例。由于老年患者发病的特殊性、复杂性，如何提高临床诊疗水平，如何提升老年患者的诊疗满意度，引起了医学界的高度重视。中华医学会于 2019 年 9 月成立了老年骨科专委会，许多大型医院也成立了老年骨科病区，中医骨伤学界将如何迎接这一挑战呢？

中医药学是一大宝库，我们的先人在 1 000 多年前就陆续著述了老年医学专著，随着现代经济社会的发展，工业化进程的加速，中西医结合医学也萌发了蓬勃生机。20 世纪 60 年代以来，中西医结合骨伤科取得了巨大成就，在国际上赢得了盛誉。近年来，中西医结合事业发展更是如火如荼，取得了一系列重要成果。

要成为一名优秀的骨科医生，同时须具备扎实的全科医学知识和临床经验。老年骨伤患者在诊疗过程中，尤其需手术治疗时，如何做好围手术期管理，降低手术风险及减少手术并发症，都需要临床医生去精心准备和精准把控。

我院骨伤科朱敏等众多专家，本着对中医骨伤学的传承和发扬、对中西医结合事业的执着与探索，把握时代脉搏，瞄准临床发展趋势，博览群书，兼收并蓄，奋笔著书，围绕老年骨伤疾病作了一些有益的研究和总结，值得推崇。

"等闲识得东风面，万紫千红总是春"！

让我们在以习近平新时代中国特色社会主义思想指引下，兢兢业业，恪尽职守，为实现中华民族伟大复兴的中国梦添砖加瓦，建功立业。

陈延年

2020 年 3 月

序　二

随着全球人口老龄化趋势的发展，老年骨伤疾病已经成为影响老年人生活质量，危及老年人健康的严重问题。由于老年人骨质脆性增加，关节退行性改变，肌腱筋膜松弛，导致老年人骨关节创伤和疾病高发；此外，老年人基础疾病多，治疗过程中还要兼顾患者的体质状况、原发疾病等，因此，老年人骨伤疾病的治疗相对复杂。

中西医结合治疗老年骨伤疾病具一定优越性。大多数骨折可以通过手法复位和夹板或石膏外固定即可取得良好疗效，严重的骨折或骨病等可以采用手术治疗，同时辅助中医的一些方法，如中药、针灸、推拿等促进术后康复，减少手术并发症。有些慢性骨伤疾病，以中医方法治疗为主，辅助一些消炎止痛药物口服、局部注射等可以快速缓解症状。中西医结合方法适合老年骨伤疾病的治疗。

朱敏教授长期从事骨伤科临床、科研和教学工作，特别对老年骨伤科疾病颇有研究。其编著的《老年骨伤疾病中西医诊疗精要》，以中西医结合治疗老年骨伤科疾病为主线，介绍了老年骨伤疾病的发病特点、诊治技巧，总结了应用中西医结合方法处理老年骨伤疾病的宝贵经验，同时还将我省多位名中医治疗骨伤疾病的经验进行了介绍。该书内容翔实，条理清晰，将有助于大家解决临床老年骨伤科疾病的实际问题，是中西医骨伤科医生的良师益友。

谢林

2020 年 3 月

前　言

　　21世纪伊始，我国已进入老龄化社会，到2020年，我国60岁以上老年人口将达到2.48亿，占总人口比例为17.17％。在医学界，老年患者的养生康复和疾病的诊疗问题也日益突出。老年骨伤疾病，包括骨质疏松性骨折（髋部骨折、胸腰椎压缩性骨折、肩部和腕部骨折）、腰腿痛、关节痛、慢性非感染性炎症疼痛是骨伤科老年常见病、多发病。老年疾病，交织着衰老退化、抵抗力明显下降、基础疾病沉杂、诊疗措施繁缛、病程进展迅速、治疗风险巨大等不同特点。

　　对于老年骨伤疾病，是否仅靠西医学就能够很好解决呢？答案是否定的。中医学以天人合一、整体观为基础，以阴阳五行、气血经络等为基本理论，通过平衡阴阳、扶正祛邪等手段，运用中药"君臣佐使"的组方理论，并通过内治外治的方法，包括手术方法，进行骨伤疾病的诊治和人体的养生防病，更多地体现宏观调理的思路。现代骨科医学则不断吸收西方文艺复兴时期以来人体解剖、生理病理等各专业和技术的最新成果，同时结合资本经济社会的发展要求和个体的心理变化，深入微观探索人体的各个系统、器官和组织的运行功能和病变衰老，以处理异常结构和调整内环境的异常水平为主要方式的一种模式。把这两种医学对立起来的观点是错误的，只有注重中西医结合，提倡中西医并重，才能更好地提高临床疗效，为广大老年骨伤患者服务。

　　本书紧贴临床实际，是笔者近30年骨伤科专业学习、临床、科研的积累，尤其近20年对老年骨伤疾病诊治经验的体会，重点总结和传承了处理老年骨伤疾病的基本理论、技能、方法，包括手术治疗，分别从传统中医学、现代医学（西医学）两种医学体系角度，进行相应的合理整合，紧扣时代脉搏，突出老年骨伤疾病患者基础疾病的干预、整体调理、营养药膳、快速康复、融入社会的整体方案和目标。

　　本书编纂过程中，得到了南京市中医院党委书记陈延年教授、院长虞鹤鸣教授等领导的关心和鼓励,还得到了著名骨科专家、江苏省医学会骨科专业委员会主任委员赵建宁教授,著名骨伤科专家、江苏省中西医结合医院副院长谢林教授,及笔者导师、江苏省名中医周福贴教授等众多名师大家的指导和帮助,特在此表达衷心的感谢!

　　本书的完成,是编著者充分结合当今老年骨伤临床实践和前沿理论成果,深入思索骨伤疾病中西医结合的方法、路径后所形成的一个总结,希望有助于中西医结合老年骨伤科疾病的临床治疗和研究。由于我们知识水平和能力有限,本书难免存在错误和不足,敬请大家批评指正。

朱敏
2020 年 3 月

目　　录

第一章 老年骨伤疾病临床特点

第一节 发病特点

老年骨伤疾病类型主要包括创伤（包括骨折、脱位及软组织损伤）、多种腰腿痛（包括椎间盘源性腰腿痛、腰椎退变性腰腿痛）、退变性骨关节炎、骨质疏松症及相关骨关节伤病、四肢的慢性非感染性炎症（包括手及腕部腱鞘炎、肩周炎）等，以及少量的骨与关节感染、骨与软组织肿瘤及肿瘤样疾病、骨与关节结核。通观这些疾病，其主要的临床表现有疼痛、进行性消耗、消瘦、贫血、精神和神经系统异常、易诱发或加重基础疾病的发作、多脏器功能的损害以及治疗过程可能带来的严重并发症等。一般来说，老年骨伤疾病具有以下几个临床特点。

1. 抗病功能差　老年人由于器官功能储备差，受到伤病打击后，神经—内分泌功能不同程度失调，对疼痛不能耐受，机体代谢紊乱，特别是卧床后，摄入减少，消耗较大，免疫力下降，易导致旧病复发或新的感染，如老慢支复发、肺部感染、尿路感染等。

2. 病情发展快　老年患者一般存在多种内、外科基础疾病，如高血压、糖尿病、冠心病、脑梗死后遗症、贫血以及慢性支气管炎、消化道炎症、胆石症、尿路结石、痛风等，突如其来的较大损伤易导致损伤急症，如休克、应激性溃疡、创伤性湿肺，由此导致一系列脏器功能失调，加速基础疾病的发展，如不及时救治，疾病进展迅速，有迅速致死的可能性。

3. 多合并神经、精神疾病　骨伤科多种疾病具有强烈或长期致痛性，有时还长期强迫体位，加上多种治疗措施的致痛性、不适性，患者需要长时间忍耐疼痛、失眠、病房环境嘈杂，如再加上心理得不到疏导，精神易长时间处于急躁、紧张、焦虑状态，特别是老年患者更为耗神耗脑，易出现躁狂型精神障碍，或谵妄、幻视、幻听、妄想以及老年阿尔茨海默症等症状。急诊手术后，还易出现脑中风等严重病变。

4. 血糖、血压明显升高　急性损伤后，在体内神经—内分泌系统调节下，加上失血、紧张，肾上腺素加速分泌刺激，患者血糖明显升高，血压也可能快速上升，甚至诱发糖尿病、心脑血管事件。

5. 贫血、低蛋白血症、便秘较常见　老年人损伤后，如致失血，加上进食少，消化能力减弱，骨髓的造血功能下降，肝脏的白蛋白合成能力下降，较长时间存在负氮平衡，易出现贫血、低蛋白血症、便秘等，这些疾病加重基础疾病并造成恶性循环。

6. 钙丢失较明显　老年人的多种骨伤科疾病需要长时间卧床，长期卧床后，钙流失明显；加上进食减少，久居室内得不到日光浴，自身维生素 D 合成明显减少，导致钙吸收不足，易出现全身性或局部性骨质疏松。

7. 肢体、关节功能障碍　老年人损伤后，因久卧、外固定、强迫体位等，肢体关节较长时间固定于一种体位，肢体关节易形成肌肉等软组织萎缩、僵硬，甚至关节粘连，一般 1 个月后，就存在明显功能障碍。

8. 压迫性继发伤　老年人久卧、石膏和夹板外固定、皮牵引和骨牵引装置的压迫等易导致皮肤压疮、大的神经血管损伤，甚至永久的损伤、残废等。

9. 药物性伤害　老年人肝肾功能储备差，某些药物易损伤老年人脏器或机体。如头孢类、氨基糖苷类抗生素易损害肝脏、肾脏；消炎镇痛类药物易导致消化性溃疡、心血管事件；存在肾功能损害的老年人，易产生药物的蓄积，血药浓度异常升高，甚至中毒。

10. 心理多变　老年人遭受疾病的折磨后，变得易失去耐心且烦躁；或惜财，不愿给家人增加麻烦，不愿支付较大费用配合医护治病；或子女等亲人关心不够，感觉得不到家人温暖；或较长时间住院，远离熟悉的环境，远离熟人，孤独内向；或难于忍受疾病的痛苦，有时产生轻生的念头。老年骨伤疾病患者的心理特征需要引起特别关注，以下将另立章节讨论。

第二节　心理特征

骨伤科就诊的老年患者，疾病种类综合起来，其主要症状就是疼痛。因此，疼痛是造成老年人心理变化的主要原因。反过来，老年人心理的变化和异常又对疾病的诊断和治疗及康复起着干扰作用。现代医学认为，医学模式应为生物—心理—社会医学模式，因此，重视老年骨伤疾病患者心理变化，并加强及时护理，已摆到了一个非常重要的地位，需要患者、医师和护理人员的共同参与。

一、急性疼痛时的心理特征及护理

骨伤科急性疼痛来源于某些急性损伤病症，如自然灾害、交通事故、自身跌损、他人伤害等致骨与软组织创伤，也包括少数脊椎源性神经根性疼痛。创伤疾病还合并皮肉裂开、鲜血喷流、骨骼外露等可能，患者一般表现过度恐惧、痛苦、惊慌失措等，这时，护理人员应沉着冷静，快速处理，尽快协助医生使骨折和脱位复位、固定，说明疼痛产生的原因，告诉患者应怎样配合，安抚患者，使其平静，并介绍疾病的相关诊治及过程，分散患者注意力，减轻痛感。同时，执行医嘱，使用必要的止痛措施。

二、慢性疼痛时的心理特征及护理

骨伤科慢性疼痛的疾病种类众多，基本上所有疾病在不同阶段都存在慢性疼痛的症状。慢性疼痛长期导致患者存在一种不愉快的感受，慢慢累积到一定阶段，严重影响患者的睡眠、情绪、饮食、医护配合等，甚至导致神经症、抑郁等，负面影响疾病的进展和治疗。临床上，已积极倡导无痛病房的创建，说明减轻疼痛在骨科治疗中的重要地位。护理人员应帮助患者分析疼痛产生的原因，说明疾病进展中疼痛的刺激作用的两面性，一方面，疼痛有负面效应，但另一方面，疼痛又使患者自身通过疼痛刺激产生抵御疾病的内在机制，促进机体的愈合。护理人员应对慢性疼痛患者经常巡视，及时发现患者的不良情绪，加以引导，同时，劝说患者通过多种方法分散疼痛注意力，包括听音乐、阅读、看视频等，诱导患者产生抵抗疾病的信心，防止老年患者抑郁、自闭，甚至自杀等极端事件的发生。

三、围手术期的心理特征及护理

手术是骨伤科疾病一种重要的治疗手段，相对于保守治疗，手术治疗可尽快恢复骨折脱位复位，降低严重病损的进一步损伤，减轻病患痛苦，恢复脊柱关节功能，清理病损病灶，缩短卧床时间，防止病损导致的功能衰退等，但手术也给患者造成巨大压力。围手术期，患者心理有一个比较大的波动，解决不好，则会给手术治疗带来一些隐患，甚至导致围手术期患者心理失衡，使手术治疗失败。所以，护理人员应解决好老年患者术前、术中、术后三个阶段的心理问题。

患者术前一般存在恐惧、焦虑心理。一方面，对手术及麻醉的风险难于想象，对手术的顺利与否心存担忧，对手术可能的并发症和后遗症着急，护理人员应及时用语言疏导，介绍相关的专家及医生，介绍以往相关病例的成功经验，说明应对手术及麻醉风险的相关措施，说明减少、减轻手术并发症和后遗症的相关细节和手段等，让老年患者有信心、有决心面对手术治疗；同时，注意交流的语气、态度、气氛等，让患者感觉到医院的温馨，感觉到医护人员的沉着和专业化，让患者能稳定情绪，迎接挑战。

进入手术室后，患者被手术室的环境和氛围诱发紧张。看到指示灯闪烁的医疗设备、各种形色的药械，或麻醉师操作过程，老年患者会到达紧张的极点，有时甚至血压升高到 220/120 mmHg，心率升到 120 次/min 以上。选择非全麻手术时，或者处于清醒状态，能听到手术的进展，特别骨伤科手术，使用手术器械处理骨骼发出声响等，会使患者持续紧张。从进入手术室开始，护理人员应特别加强对老年患者进行心理护理。如和患者进行恰当的沟通，分散患者注意力，用笑脸和温馨去感化患者，让患者暂时抛开手术的顾虑。搬抬患者应减轻疼痛，平衡稳妥。手术过程中应及时多次巡视患者，解决患者的小问题等，让患者能愉快、顺利地进行手术。

术后，短时期内要关注麻醉后的可能副作用，交代麻醉后的注意事项，对可能的头晕、恶心呕吐、腹胀、尿闭注意应对措施。麻醉期过后，患者可能有一段较长时间的剧烈疼痛期或慢性疼痛期。此外，术后由于手术失血、麻醉后效应、体位的不适、外固定的不便等，患者可能精神不振、懒言话少、食欲不振、便秘、尿失禁等，护理人员要以热情的态度、温馨的话语、乐观的作风、娴熟的工作去影响患者，使患者树立信心，振奋精神，积极配合，增加饮食，促进新陈代谢，辅以适当的镇痛、安眠治疗，使患者能较平稳度过麻醉后反应，进入康复期。

四、康复中的心理特征及护理

老年骨伤患者进入康复期的时间因不同的病种、手术方式而相差较大。如椎体成形术，术后第 2 日即可下地；人工关节置换术后 2～3 日可进行康复训练；开放脊柱手术、下肢创伤手术等，需要较长时间卧床休息。老年患者在康复期是否发生心理变化以及变化的程度主要与伤残程度、疼痛程度、文化程度、思想意识等方面有关。但护理人员的职业素质、职业道德、工作责任心、工作娴熟度都会影响患者的心理变化。护理人员应向患者说明康复训练的重要意义、锻炼方法、康复的步骤等，使患者增加信任感和安全感，坚定他们持续锻炼的意志和决心，加快锻炼的步伐，促进功能的恢复。对于截肢、姑息治疗患者，更应解开患者心结，使之乐观面对，积极融入生活与环境，继续以后的治疗和康复。

五、临近出院期的心理及护理

临近出院时，患者一般表现出渴望回家团聚、恢复术前的行走活动状态。但此时，应严格按照康复步骤及合适的目标，继续康复训练，防止老年患者欣喜过度、自行提高康复目标而出现意外,如跌倒、突发心脑血管病变、发生栓塞病,甚至导致死亡。护理人员应保持患者心理稳定,解释医疗目的及康复目标,使患者能按照可控、有序的步骤和方法进行出院前康复。对于截肢、残毁伤患者,应运用身残志不残的坚强病例,鼓励患者,或安装义肢,积极生活,乐观地度过晚年。

六、医生的心理护理角色

入院后,骨伤科老年患者的心理会经过一个复杂的变化过程,包括紧张、着急、悲观、后悔、茫然、孤独等。这些心理变化,通过神经—内分泌等系统的调节,造成内分泌、心血管、骨骼肌肉、消化系统等系统器官的功能改变致失调,导致身体器官的损害,影响疾病的痊愈。所以,如何引导患者调整到积极的心理状态,树立与疾病作斗争的信心,达到医患之间的稳定合作,调动患者的主观能动性,是十分重要的,甚至影响治疗效果的重要一环。

在新的医学模式下,医生、护理、家人亲友这三方都扮演十分重要的角色。医生有丰富的医学专业知识,有治病救人的大量实践经验,在疾病的诊疗活动中占据重要的地位,患者首先对医生怀有尊崇的心理,普遍存在把生命托付给医生的心态,所以患者对医生的诊疗活动比较配合,对医生的话语相对重视。所以,医生应比较好地掌握患者的心理,了解患者的心理变化,在整个诊疗期间,医生应加以积极引导,详细地进行医患沟通,让患者了解自身的疾病、治疗及其他相关事项,发现患者心理变化的苗头,让患者始终存有渡过难关的信心。

第二章 老年骨伤疾病临床检查方法

中西医结合骨伤科临床工作,应结合传统中医骨伤科的特色和诊疗思维,按照诊断明确的要求,详细地按照骨科学的临床体检以及现代检测技术,进行明确诊断,再制定中西医结合的合理治疗方案进行处理。临床检查检测对明确诊断疾病尤为重要。

第一节 中医诊查方法

一、望诊

中医望诊一般包括望神色、舌质、舌苔,还包括局部望诊和望骨度。

（一）望神色

《素问》有"得神者昌,失神者亡"。正常神色应为:气色正定自然,面容红黄隐隐。伤病较轻者:精神委靡,表情痛苦。伤势较重、失血较多者:面色苍白或暗灰,呼吸急促。病情危重者:神色淡漠或神识模糊,甚至昏迷,呼吸微弱,呼之不应。

中医骨伤科还有五色对应五损的理论:青色主气滞血瘀,赤色主损伤热证,黄色主脾虚湿热,白色主伤气失血,黑色主肾虚和筋脉受寒收引。

（二）望形态

正常的行走体态应为匀称协调,稳当有力;正常坐姿应为端正祥静,气息均匀有序。伤病状态下,如腕部骨折时,患者弯腰以另一手托住患腕;肩关节脱位时,患者弓背,以另一手托住患侧手臂;老年人髋部骨折时,卧姿见患腿短缩外旋畸形;脊柱源性腰腿痛时,间歇性跛行,短距离行走后即需下蹲休息等。

（三）望口眼舌及舌苔

1. 口唇　正常为润泽泛红,青紫为瘀血,深红有内热,唇色淡白为气血虚,口唇干燥为津亏,口唇抽动为肝风内动。

2. 望眼　正常者眼光有神,眼珠灵活,反应敏捷。闭目羞明者,或肝肾阴血亏虚,或脑髓震荡。如白睛有紫黑血筋,多提示瘀血内阻。

3. 望舌　正常舌象为淡红色,色泽鲜活滋润,薄白苔。如舌色淡提示气血不足或气血亏虚;舌色胖嫩或边有齿痕,说明阳虚有寒湿;舌色红主实热或阴虚内热;舌色绛主热证、热毒、阴虚火旺;青紫舌或边有瘀点、瘀斑提示瘀血内阻。再者望舌形,舌质粗糙苍老主实证、热证;舌质浮胖娇嫩主虚证、寒证;舌质胖大主气虚、阳虚;舌质瘦小主津液不足或气血两虚;舌乳头扩张增多色深红为点,主心火旺;舌乳头突起大如芒刺,主邪热亢盛;舌面起裂沟者主津液不足或阴血亏虚。最后望舌苔,苔薄色白主表证,苔厚主里证;苔腻主痰湿或食积;苔光剥主阴虚或津液耗伤。苔白滑主寒证;苔厚白而滑主寒湿或痰湿;苔薄白干燥主伤津;苔厚白干燥主湿邪化热。苔黄主里证、热证;苔黄白相间主邪由表入里;薄黄苔干主热邪伤津;黄腻苔主湿热。苔灰白而湿润主痰饮或寒湿;苔灰白干燥主热盛伤津或阴虚火旺。黑苔主里证,苔黑而干主热极津枯;苔黑而湿主阳虚寒盛。

(四)望局部

望局部主要包括:肤色、伤口、肿胀、畸形等方面。局部新鲜外伤则红肿或青紫,渐则变黄色;血肿感染则见肤色亮红漫肿;局部伤后变黑则预示皮肤坏死。望伤口要求判断伤口清洁或污染,骨骼有无外露等。外伤或骨折后要仔细观察局部肿胀情况:肿胀严重者气血流通不畅甚至闭阻,严密观察受损肢体血运情况。骨折或关节脱位后,可见局部畸形,如骨干正常为直的,骨折后成角畸形;髋部骨折后,患肢缩短;肩关节脱位后呈方肩畸形,髋关节后脱位后患肢呈黏膝征,肘关节后脱位后呈靴状畸形等。

(五)望骨度

测量骨度很早以前就在中医文献中有所记述。在《灵枢·骨度》《医宗金鉴·正骨心法要旨》中都有较多的描述。在临床上,我们多采用患侧健侧对比的方法,使用卷尺或皮尺进行量测。

二、闻诊

闻诊包含听声音和闻气味。

(一)全身闻诊

首先听患者声音,声音洪亮有力则中气充足;声音低微,时断时续,提示患者元气大损;叹息表示肝气郁结;大声喊叫提示实证、疼痛剧烈;咳嗽重浊,鼻塞不通,提示外感风寒;咳嗽痰稠不易咳出,提示痰热;咳嗽痰多易咳提示痰湿;咳嗽低声无力,提示肺气虚;咳嗽无痰,表示肺阴亏虚或肺燥津亏。

此外,闻气味也是很重要的中医诊察方法。近之闻及患者有烂苹果味,多提示有消渴;闻及尿溲味提示患者存在水肿关格;二便、痰液、脓液腥臭恶臭,质地稠厚者主湿热或热毒证;反之,脓液无臭、稀薄者,主虚证、寒证。口气臭秽者,提示胃热或食积。

(二)局部听诊

包括听骨骼摩擦音、关节弹响音、筋腱摩擦音、皮下气肿捻发音。

三、问诊

中医历来很重视问诊,尤其在明代,著名医家张景岳提出了流传后世的"十问歌":"一问寒热二问汗,三问头身四问便,五问饮食六问胸,七聋八渴俱当辨,九因脉色查阴阳,十从气味章神见。"

(一)全身问诊

"十问歌"主要问及患者全身的基础体质,为八纲辨证提供依据。问寒热是主观感觉,老年寒证有感受风寒、气随血脱而寒、热极而寒、阴寒内盛四种寒证;感受风热、疫毒侵入高热、阴虚内热、外伤后发热等几种热证。问汗涉及气虚自汗、阴虚盗汗、阴阳离决之油汗。问头身主要涉及局部的疼痛不适诸证,这在外伤诊察中具有重要意义。问饮食在老年闻诊中有重要作用,有食欲、能进食提示正气尚存,无食欲、进食微提示胃气败亡、病情深重;食后易饱,提示胃滞,或伤后血瘀致胃热。问口中味感，口淡为脾虚，口腻为湿阻，口苦为肝胆湿热，口酸为食积。问大便包括便溏、便秘、泄泻、便次、便色等，便溏提示脾胃虚弱，或肛肠疾患；便秘多为湿热、阴血亏虚、气虚、阳虚等；泄泻提示食积、脾肾阳虚、寒邪直中；便色灰白提示肝胆湿热、胆道堵塞，黑便提示胃肠出血、脘腹瘀血。小便色黄提示下焦湿热、肝经湿热，小便清长提示肾气虚，夜尿频频提示肾阳虚，尿少水肿提示关格，红尿血尿提示尿路出血。问眠寐关诸心、脾、脑，失眠多梦多主心脾两虚、心血虚、肝肾阴虚；嗜睡难醒，呼之难应，主气衰神疲、伤后气随血脱。

（二）局部问诊

伤科患者，局部问诊尤其重要，包括问受伤的时间，发病或受伤的原因，当时的症状和表现，以及查看局部的征候。发病或受伤时有无诱因，当时有无主要的证候，有时一个关键证候重要性超过其他多个小证候。受伤时的体位，可能伤及到的部位，局部疼痛的性质等，如胀痛为血瘀，跳痛为气滞，酸痛为慢性筋伤，刺痛为瘀血，游走性疼痛为风邪致痛，夜间疼痛主血瘀证等。伤后问及局部感觉、有无麻木等。再者详问证候变化、病程进展、经治后自觉病情的改变等。

四、切诊

中医切诊包括切脉、摸诊、叩诊，这些诊察方法对骨伤科医师临床诊治提供重要依据。脉诊可察阴阳虚实，机体正气强弱，伤病深浅，推测预后；摸诊、叩诊曾是近代以前骨伤科医师诊断损伤的重要方法。

（一）脉诊

临床常见的脉诊主要有10余种。正常脉象为平脉，即脉象应指和缓有力，寸、关、尺三部不浮不沉，成人一息4～5至。浮脉为轻按即得，稍用力即无，一般提示病邪在表，或大失血之浮大中空，按如葱管。沉脉为轻按不得，重按触及，一般提示病邪深入，多为里证、寒证、血瘀证。数脉指脉搏一息六至以上，数而无力主虚热，数而有力主实热，数而细主阴虚内热。迟脉指一息三至以下，常主寒证。虚脉指三部脉按之空虚，无力无形，主气血亏虚或久卧伤气之人。实脉为脉浮大有力，主正邪相争，或气滞血瘀，如体虚脉实，预后不良。洪脉为脉浮大，来盛而去弱，似潮急来而缓去，主热邪炽盛，或血瘀化热。细脉为脉细应指有力，主诸虚或虚脱。滑脉为脉形圆滑有力，如盘走珠，主痰饮、食滞。涩脉为脉来艰涩不畅，脉小而迟，主气滞血瘀。弦脉为脉直而长，如按琴弦，主疼痛、肝胆疾患。结、代、促脉皆为脉律不齐，而脉来缓慢，不规律歇止称为结脉；脉来缓慢，有规律歇止称为代脉；脉来数，不规律歇止称为促脉；皆主脏器衰弱，尤指心气虚衰。

（二）摸诊

古代中医没有影像检测设备，临诊时手摸心会成为了一种十分重要的技能。摸诊的内容主要包括摸痛点、摸畸形、摸肿胀、摸弹性活动、摸异常活动等。摸痛点主要判断疼痛部位、范围、性质，判断是筋伤还是骨骼伤，骨骼伤是骨断裂还是部分裂等。摸畸形主要判断是骨折还是脱位。摸肿胀判断肿胀的时间（新鲜与陈旧）、范围，肢体远端的脉搏、感觉，以及是否存在波动感，这种波动感是否合并局部发热，考虑血肿类还是脓肿类。摸弹性固定可判断骨折还是脱位，特别是脱位的类型，包括脱位的方向。摸异常活动可判断新伤和陈伤，新伤还可判断骨折的位置，骨折端的移位类型等。此外，摸诊还可判断筋伤的类型，包括筋断、筋强、筋歪、筋滞、筋粗等。

（三）叩诊

叩诊可听判体表以下的组织。包括肢体神经的叩诊，深部疼痛的范围及性质，如腰部的叩诊，肌腱反射的叩诊。还有，腹部叩诊也是重要的体检方法，通过叩诊，可判断腹腔深部的脏器状态，空腔脏器是否充盈，是否有渗出、震水音，是否有赘生物等。

第二节　骨科学检查方法

骨科学的临床体检方法对于引导疾病的诊断方向及明确诊断具有十分重要的作用。按照视、触、叩、动、量、听等顺序进行常规的查体，以及一些必要的特殊检查，构成了骨科专科检查。

一、视诊

骨伤科主要看患者的精神状态、体态、营养；看皮肤色泽、肿胀程度、皮下静脉、创面大小、污染程度、有无异物、感染范围与程度、窦道大小及深浅；看肿块及包块大小、位置、表面静脉是否充盈怒张；看患者的各种体态，包括坐姿、行走步态、活动形态、局部畸形、异常活动等。

二、触诊

主要包括体表、肌肉、肌腱、韧带、骨骼、关节、肿块及包块及腹腔的触摸。体表触诊可判断局部体温，皮下捻发音，肌腱是否断裂，疼痛的范围、程度和性质，是否有波动感，韧带是否断裂，关节间隙有无压痛，骨骼有无压痛，肿块的大小以及质地和表面形态，包块的大小、质地、位置、表面形态、活动度、压痛程度、肤温及周围淋巴结是否肿大等，腹腔触诊判断是否有压痛、反跳痛、深部脏器的大小及完整性等，泌尿生殖道及肛肠部位的触诊，包括是否染血、完整性等。

三、叩诊

包括使用手的叩诊和使用叩诊锤的叩诊方法。通过指端叩诊可判断局部神经伤后恢复情况，叩诊腹腔可判断脏器大致大小、空腔脏器是否充盈、是否有浊音及移动性浊音，胸部叩诊可判断肋骨有无骨折、是否有气胸及血胸，还可判断心脏大致大小、位置等。握拳叩诊可判断腰背部深部疼痛及性质，骨骼关节的纵轴叩击痛。叩诊锤叩诊可检查四肢关节周围腱反射、病理反射等。

四、动诊

主要是肌肉和关节的活动，包括主动活动和被动活动。肌肉的主动和被动活动是否正常可判断肌肉是否断裂、失神经支配、肌腱挛缩、软组织瘢痕等，关节的主动和被动活动是否正常可判断关节周围肌肉肌腱是否正常、是否失神经支配、关节有无结构异常及损伤，以及肢体是否有异常活动等。

五、听诊

听诊主要包括听关节的弹响音、骨折时的摩擦音、骨折愈合的传导音、肌腱的摩擦音、皮下气体捻发音、某些部位血管的杂音等。

六、量诊

量诊就是通过使用一些较小的检查工具测量肢体的长度和周径、肌力、关节的活动范围、感觉障碍区等。在骨科的检查方法中,量诊内容较多。

(一) 肢体的长度和周径

测量时,需将骨盆和双肩垂直躯干进行测量。必须寻找双侧肢体对称的骨突体表标志进行测量,双侧对比。上肢骨突标志包括:肩峰、肱骨外上髁、桡骨茎突;下肢骨突标志包括:髂前上棘、股骨内收肌结节、胫骨内踝尖。肢体周径测量位置一般位于上臂、前臂肌肉最丰隆处,大腿、小腿肌肉最丰隆处,或大腿测量位于髌骨上 10 cm 处,并对比两侧肢体周径差别。

(二) 肌力测定

肌力测定大致可以了解肌肉的瘫痪程度,分为 6 级,即 0 级、1 级、2 级、3 级、4 级、5 级;0 级示肌肉无收缩,完全瘫痪;1 级示肌肉可以收缩,不能活动关节;2 级示肌肉能活动关节,但不能对抗肢体重力;3 级示肌肉能活动关节并对抗重力,但不能对抗阻力;4 级示肌肉能活动关节,并对抗部分阻力;5 级示肌肉完全能对抗阻力。

(三) 关节的活动范围

使用量角器测量关节的活动范围,一般使用中立位 0°法或邻肢夹角法记录,记录肢体在屈、伸、收、展、左右上下前后侧偏等体位时所成角度。一般记录较大肢体关节部位的活动范围,如颈部、肩部、肘部、腕部、腰部、髋关节、膝关节、踝关节等。这些部位都有一个相对固定的正常活动范围。

(四) 感觉障碍区检查

患者平卧,闭眼待检,医生用棉签检查触觉:轻触皮肤,由感觉消失区向感觉正常区点触,用"————"表示触觉消失区;用细锐器轻刺皮肤检查痛觉:用"ⅤⅤⅤⅤ"表示痛觉消失区;分别用试管热水和冷水轻触皮肤检查温度觉:用"～～～～"表示温度觉消失区。

(五) 自主神经检查

主要检查交感神经障碍区的表现。

(1) 皮肤排汗异常,或干燥无汗,或湿冷多汗。

(2) 立毛反射是否消失。

(3) 肢端血管运动和营养障碍。

七、神经系统检查

(一) 感觉检查

感觉检查时需要患者神志清楚,配合指令,表达明确,且检查顺序应按照先异常区在向正常区进行。感觉检查分为 3 种:浅感觉、深感觉、复合感觉。

1. 浅感觉检查 包括皮肤和黏膜的痛觉、温度觉和触觉。痛觉检查时患者闭眼进行,以针头轻刺皮肤,后记录患者疼痛感受:正常、过敏、减退、消失。温度觉检查以分别盛 45 ℃和 10 ℃水的两支试管进行。触觉检查以棉签轻触患者的皮肤或黏膜,由患者回答有无感觉。

2. 深感觉检查 检查患者深部组织的关节觉、震动觉和深部触觉。关节觉检查由检查者以拇指和示指轻夹患者指(趾)端作屈和伸的动作,患者闭目回答上或下的位置即可。再让患者闭目时,移动其肢体到某一位置,由患者闭目状态下说出肢体位置。震动觉检查由患者闭目仰卧，检查者以震动的音叉放置于患者骨突部位，由患者说出有无震动感。

3. 复合感觉检查　也称皮质感觉，包括皮肤定位觉、两点辨别觉、实体辨别觉和体表图形学。

皮肤定位觉的检查方法：患者闭目，检查者轻触患者某处，后由患者指认某处。

两点辨别觉的检查方法：用分开的双交规刺激皮肤，看患者是否有两点感觉，再将两脚规规距不断缩短，直到患者感觉只有一点为止。

实体辨别觉检查方法：患者闭目，检查者将小文具放置患者手心抚摸，后由患者识别物体的大小、性质和形状。

体表图形学的检查：患者闭目，检查者在其皮肤上画图形，后由患者辨别。

（二）运动神经检查

运动神经功能检查包括随意和不随意运动两种。随意运动功能由锥体束司理，不随意功能由锥体外系和小脑司理。

1. 随意运动和肌力　随意运动为有意识支配下的动作，随意运动的丧失称为瘫痪，分为偏瘫、单瘫、截瘫、交叉瘫。肌力为患者做主动运动时产生的最大肌肉收缩力，可用握力计测定，并双侧对比。

2. 肌张力检查　主要检查患者静息状态下肌肉的紧张度，分为肌张力增加和肌张力减弱。肌张力增加包括：痉挛性（折刀现象）和强直性。强直性又分铅管样强直、齿轮样强直。肌张力减弱指肌肉松软。

3. 不随意运动　是指随意肌不自主收缩引起的一些不可控制的异常动作，包括震颤、舞蹈样动作、手足徐动和摸空症。其中舞蹈样动作多见于儿童。

4. 共济运动　人体要完成一个动作，首先需要小脑作总指挥，在前庭神经、视神经、深感觉、锥体外系等共同参与下，协调一些肌群如主动肌、对抗肌、协同肌和固定肌共同完成，如其中一个环节发生障碍，则协调动作不能完成，称为共济失调。包括指鼻试验、指指试验、轮替动作、跟-膝-胫试验和 Romberg 征。

（三）自主神经检查

包括交感和副交感神经两种，共同支配人体的组织和器官，作用相互拮抗，在大脑中枢调节下，共同维护机体内外环境的平衡。常用检查方法有：眼心反射、卧立反射、竖毛反射和皮肤划纹征。

（四）脑神经检查

为脑科专业检查，总共 12 对脑神经，分为 3 种：单纯感觉神经、单纯运动神经、混合神经。单纯感觉神经包括：嗅神经、视神经、位听神经；单纯运动神经包括：动眼神经、滑车神经、展神经、面神经、副神经、舌下神经；混合神经包括：三叉神经、舌咽神经、迷走神经。

（五）神经反射及病理征

人体接受刺激，通过反射弧的形式完成一个反应。反射弧的组成包括：感受器、传入神经、神经中枢、传出神经、效应器。人体的反射活动要受到高级中枢控制，如果锥体束以上部分病变，则反射活动失去抑制，表现为亢进。

1. 浅反射　包括角膜反射、腹壁反射、提睾反射、跖反射。其中腹壁反射分为上、中、下三个部位，分别由 T7～T8 胸髓、T9～T10 胸髓、T11～T12 胸髓支配。双侧提睾反射消失常见 L1～L2 腰髓病损，单侧反射消失一般是锥体束损害。跖反射消失一般为 S1～S2 骶髓病损。

2. 深反射　是检查者通过工具刺激患者骨膜、肌腱等深部组织并通过深部感觉器完成的放射活动。包括：肱二头肌腱反射、肱三头肌反射、桡骨膜反射、膝腱反射、跟腱反射。其中，肱二头肌腱反射中枢在 C5～C6 颈髓，肱三头肌腱反射中枢在 C7～C8 颈髓，桡骨膜反射中枢在 C5～C8 颈髓，膝腱反射中枢在 L2～L4 腰髓，跟腱反射中枢在 S1～S2 骶髓。

3. 病理反射　当锥体束病损时，会失去对脑干和脊髓的抑制作用，从而释放出踝和足趾背伸的反射作用。包括巴彬斯基（Babinski）征、奥本汉姆（Oppenheim）征、戈登（Gordon）征、查多克（Chaddock）征、Conda 征、霍夫曼（Hoffmann）征、罗索里莫（Rossolimo）征、髌阵挛、踝阵挛等。

4. 脑膜刺激征　在各种脑膜病损刺激后，所表现的一组反应，包括颈项强直、Kernig 征、Brudzinski 征。

第三节　骨科临床特殊检查方法

1. 杜加征（Dugas 征）　患肢肘关节屈曲，把手放在对侧肩峰时肘部不能紧贴胸壁；或患侧肘部紧贴胸壁时，手不能摸到对侧肩峰，称为杜加征阳性，提示患侧肩关节脱位。

2. 直尺试验（Hamilton 试验）　在正常情况下，把长直尺紧贴上臂外侧时，不能保持与肩峰和肱骨外上髁同时接触。如能同时接触，表示患侧肩关节脱位或关节盂骨折。

3. 肱二头肌长头紧张试验（Yergason 试验）　患者屈曲肘关节，抗阻力作前臂旋后，如出现肱骨结节间沟疼痛，则提示肱二头肌长头肌腱炎。

4. 疼痛弧试验　肩关节外展 0°～60°时无疼痛，外展 60°～120°时疼痛明显，外展超过 120°时疼痛消失，把 60°～120°范围的疼痛现象称为疼痛弧，提示冈上肌腱炎、冈上肌腱部分断裂、肩峰下滑囊炎等。

5. 肘后三角（Hüter 三角）　肘关节伸直时，肱骨内外上髁与尺骨鹰嘴三点连成一直线，屈肘 90°时，这三点连成一等腰三角形。若这三点位置异常，则提示肘关节脱位、肱骨内外上髁骨折、尺骨鹰嘴骨折等。

6. 落臂试验（肩 Codman 征）　患者站立位，患肢伸直被动外展，后撤走支持，患肢缓慢放下，如从外展 90°位置突然直落体侧，则说明肩袖撕裂损伤（冈上肌断裂）。

7. 密耳征（Mill 征）　患者伸直患侧肘关节，前臂旋前，将患侧腕关节屈曲时，如出现肱骨外上髁疼痛，则为密耳征阳性，提示肱骨外上髁炎。

8. 伸屈肌紧张试验　患者屈腕屈指，检查者一手压住患者手指背侧作对抗，令患者强力伸指伸腕，如出现外上髁处疼痛为阳性，称为伸肌紧张试验，提示肱骨外上髁炎；令患者强力握拳，检查者伸入手指与握力作对抗，如出现内上髁处疼痛，称为屈肌紧张实验，提示肱骨内上髁炎。

9. 肘关节外展内收试验　患者伸直肘关节，检查者一手握住肘上，另一手握住前臂，使肘关节被动作外展、内收活动，如出现异常侧方活动，则提示侧副韧带、内外上髁骨折或桡骨小头骨折。

10. 芬斯蒂夫征（Finstever 征）　当月骨无菌性坏死，患者握拳时，第 3 掌骨头无突起表现。

11. 蒂内尔征（Tinel 征）　用手指从肢体远端向病变区轻叩神经干，如出现放射样刺痛感

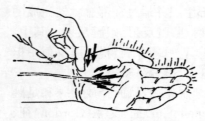

图 2-3-1　Tinel 氏征阳性

或蚁行感,则提示该神经有部分损伤,或已损伤(中断)的神经有再生和功能恢复,称为蒂内尔征。多用于腕管综合征或各种神经的损伤及神经损伤后的功能恢复的检查。见图 2-3-1。

12. 赫伯登征(Heberden 征)　又称 Heberden 结节,指手指远侧指间关节可见或可触及骨性结节,常提示患有风湿性、类风湿关节炎或痛风。

13. 握拳尺偏试验(Finkelstein 试验)　患者拇指屈于掌内握拳,使手腕极度尺偏,若桡骨茎突处出现明显疼痛则试验阳性,提示桡骨茎突狭窄性腱鞘炎。

14. 屈腕试验　患者双肘置于桌面,前臂与桌面垂直,双腕自然下垂掌屈,正常时,需要一段时间才可能出现正中神经分布区的麻木或不适感;如迅速出现麻木刺痛感,则提示腕管存在正中神经卡压综合征。见图 2-3-2。

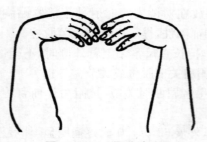

图 2-3-2　屈腕试验

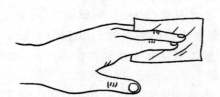

图 2-3-3　尺神经损伤后夹纸试验阳性

15. 夹纸试验(Froment 试验)　尺神经损伤时,患手因拇内收肌麻痹,拇指不能内收,第四、五指不能内收和外展,故第二、三指与第四、五指不能夹住纸张。见图 2-3-3。

16. 腕部阻断血供试验(Allen 试验)　一助手双手紧握患者双拳以驱出患者手部血液,检查者双手紧压患者双侧腕部桡动脉以阻断血流,后让患者松拳伸手,观察对比两侧手指及手部血供恢复情况,以检查尺动脉通畅情况。同法按压尺动脉,以检查桡动脉通畅情况。

17. 椎间孔挤压试验(Spurling 征)　将患者的头转向患侧轻度屈曲,检查者双手交叠以掌面按压患者头顶,如出现肢体放射样疼痛或麻木感,为阳性。常提示神经根型颈椎病。

18. 臂丛神经牵拉试验(Eaten 征)　检查者一手按住患者患侧头颈部,另一手握住患者手腕,使患肢外展 90°,同时向相反方向用力牵拉,如出现放射样疼痛或麻木感即为阳性,提示颈神经根受到挤压或胸廓出口综合征。

19. 椎间孔分离试验　患者端坐,检查者立于患者身后并双手扶托患者下颌,缓慢用力向上牵引并维持 10 s,如患者感觉肩臂反射性疼痛减轻,则提示为神经根型颈椎病;如疼痛加重则提示为颈椎急性扭伤;如头晕减轻,则提示为颈椎可能不稳。

20. 前屈旋颈试验(Fenz 征)　使患者头颈部前屈,再左右旋转活动,如颈椎出现疼痛即为阳性,提示有颈椎骨关节病。

21. 拉斯特征(Rust 征)　在颈部强直、头部活动受限时,当身体活动,如从卧位起立或侧卧位时,患者保护性地先用双手扶持头部以减轻疼痛,即 Rust 征阳性。提示脊柱结核、颈椎小关节紊乱、颈椎肿瘤或颈椎的骨折脱位。

22. 足尖站立试验　患者站立,健侧下肢抬起,患足提起脚跟以脚尖站立,如站立不稳为阳性,提示踇伸肌腱无力或损伤。

23. 屈颈试验(Soto-Hall Linder 试验)　患者仰卧,检查者一手按住患者胸骨,另一手抬起护住头部使颈椎前屈,在脊柱损害的局部会出现剧痛,为阳性征。

24. 弯腰试验(Adam 试验)　患者双足靠拢、膝伸直,双手自然下垂,向前鞠躬至 90°,检查者坐在患者正前方,双目平视,与患者脊背呈等高水平观察,如见患者脊背不等高或不对称即为阳性,提示患有脊柱侧凸。

25. 屈髋伸膝试验　患者仰卧,屈髋屈膝位,在屈髋伸膝时如引起患肢痛或肌肉痉挛则为阳性,提示腰椎间盘突出压迫坐骨神经。

26. 直腿抬高试验(Laseque 征)及加强试验　患者仰卧、伸膝,检查者一手扶起脚跟另一手压住患者膝部,缓慢抬高至患肢出现疼痛为止,抬高角度在 60°~70° 以下者为直腿抬高试验阳性。当抬至出现疼痛时下降 5°,突然使患足极度背伸,如引起大腿后侧疼痛则为直腿抬高加强试验阳性。均提示坐骨神经根性卡压。

27. 压顶试验　患者端坐,头后伸,头偏向患侧,检查者一手托住患者下颌,一手置于患者头顶逐渐用力下压,如出现颈项部疼痛或上肢放射痛则为阳性,提示颈椎间盘突出。

28. 床边试验(Gaenslen 征)　患者仰卧,健侧髋、膝屈曲,患者双手抱住,患侧大腿垂于床沿外,检查者一手扶住患者健侧髂嵴,另一手按压患侧膝部,试行扭转患侧骶髂关节,如产生骶髂疼痛,则为阳性,提示骶髂关节病变。

29. 坐位压膝试验　令患者坐于床上,两腿伸直,当用力压双腿伸膝时,如出现患肢放射痛则为阳性,提示患肢坐骨神经受到卡压。

30. Ely 试验　患者俯卧,检查者抓住其踝关节屈曲膝关节并尽量使足跟靠拢其臀部,后使其大腿后伸,出现疼痛者为阳性,提示腰神经根受压、腰大肌炎性变、骶髂关节病变及股直肌挛缩等。

31. 股神经牵拉试验　患者俯卧,患腿伸直,检查者托住患者膝部,上抬下肢,如出现大腿放射痛则为阳性,提示股神经受压、腰 3/4 椎间盘突出。

32. 梨状肌紧张试验　患者仰卧,双腿自然分开,患腿在内旋内收过程中如出现腿后放射痛或胀痛则为阳性,为梨状肌压迫坐骨神经所致,提示梨状肌综合征。

33. 盘腿试验("4"字试验)　患者仰卧,患腿屈髋屈膝外旋并将踝部置于对侧伸直位的大腿,检查者一手按住对侧髂前上棘固定,一手按住屈曲的膝部,用力下压,如出现骶髂部的疼痛,则提示该侧骶髂关节病变。

34. 骨盆挤压分离试验　患者仰卧,检查者双手分别按住患者双侧髂嵴,同时用力向外下方按压,称为骨盆分离试验;如同时用力向中线对挤,称为骨盆挤压试验,如均出现骨盆疼痛,则提示骨盆环骨折。

35. 伸髋试验(Yeoman 试验)　患者俯卧,屈膝 90°,检查者一手按住患者臀部,另一手提起患者小腿,如出现骶髂部位疼痛则为阳性,提示骶髂关节病变;如腰部出现疼痛,则病变在腰部;如大腿前内侧出现疼痛,则可能为股神经牵拉所致。

36. 双膝双髋屈曲试验(骨盆摇摆试验)　患者仰卧,检查者双手抓紧患者两小腿前部,使患者作极度屈髋屈膝并左右摇摆,如出现疼痛则为阳性,提示骶髂关节或脊柱病变。

37. 俯卧伸腰试验　患者俯卧,双腿伸直,检查者立于其左侧,将右手臂置于其双膝下,左手按住腰骶部,缓慢用力抬起其双膝,如出现疼痛则为阳性,提示腰部或腰骶部病变。

38. 伸膝试验(Pisani 试验)　患者膝关节前部如出现包块,令其伸膝时包块消失,则提示可能存在半月板囊肿。

39. 半蹲试验　令患者半蹲位,屈膝 90°,后令其健侧下肢提起,如出现患侧膝部疼痛、不能维持半蹲位,则为阳性,提示髌骨软化症。

40. 詹森试验(Jansen 试验)　患者坐位,如患侧踝部不能置于健侧膝上为阳性,提示髋关节变形性骨关节炎。

41. 托马斯征(Thomas 征)　患者仰卧,双下肢伸直,见腰部前凸;后使健侧屈髋屈膝并压向腹部,使腰椎代偿性前凸消失;如患侧大腿抬起,不能接触床面则为阳性,提示腰椎疾病或髋关节疾病。

42. Trendelenburg 征　患者直立,双腿交替负重和抬高,正常者抬腿侧臀中、小肌收缩拉紧,半侧骨盆抬起;如出现抬腿侧骨盆下降、臀纹下移,则为阳性,提示臀中小肌麻痹松弛、股骨颈骨折、先天性髋关节脱位。

43. 奥伯(Ober 试验)　患者以健侧侧卧、屈髋屈膝,患肢在上,屈膝 90°。检查者一手固定骨盆,另一手抓住患侧踝关节,将患侧髋关节外展并后伸,后松开踝关节,患肢不能下落者即为阳性,提示患侧髂胫束挛缩,多为臀肌挛缩症或先天性髂胫束挛缩症。

44. 浮髌试验　患者仰卧,双下肢伸直,检查者一手以虎口挤压髌上囊,另一手挤压膝下部,将液体挤入髌骨下,后以一示指轻压髌骨,如感觉髌骨有漂浮感,即为阳性,提示膝关节内液体超过 50 ml。

45. 半月板 McMarray 征(回旋挤压试验)　患者仰卧,检查者一手抓紧患侧膝关节间隙,一手握住足跟部,极度屈髋屈膝,后分别做小腿内收外旋及外展内旋两动作并伸直患肢,任何膝部一侧或两侧出现疼痛即为阳性,内收外旋疼痛则为内侧半月板损伤,外展内旋疼痛则为外侧半月板损伤。

46. 半月板研磨试验(Apley 试验)　患者俯卧,屈膝 90°,检查者双手紧握患者足跟,用力下压,再旋转,如出现疼痛,则为阳性,提示半月板损伤。

47. 卢因试验(Lewin 试验)　患者站立,嘱其足跟足趾紧贴地面,后用力快速屈伸膝部,健肢能正常完成此动作,如出现膝部疼痛,或膝部弯曲不能完全伸直,则提示膝部半月板损伤。

48. 侧方挤压试验(Bochler 征)　患者仰卧,患膝伸直,检查者一手按住膝部,另一手抓住踝部,检查者两手对抗用力将膝关节作外展和内收活动,如产生疼痛则为阳性,提示膝关节侧副韧带损伤。

49. 膝关节弹跳征　患者仰卧,主动伸屈膝关节时,如出现小腿颤动并伴较大的弹响声,或伴有疼痛,则为弹跳征阳性,提示盘状半月板。

50. 膝关节绞锁征　患者活动膝关节时,突然在某一角度有物嵌住,不能伸屈并疼痛,此现象称为"关节绞锁征",当患者缓慢伸屈膝关节时,可解除交锁并正常活动,常提示膝关节髌下脂肪垫卡压、膝关节鼠卡压等。

51. 抽屉试验　患者端坐或仰卧,屈膝 90°,检查者双手握住患者小腿上段,并用双脚固定患者足部,后双手作推拉动作,如推或拉能产生 1 cm 的活动范围则为阳性,推能产生 1 cm 活动提示后交叉韧带断裂,拉能产生 1 cm 活动提示前交叉韧带断裂。

52. 挺髌试验　患者仰卧,伸直患肢,检查者用手用力向远端推挤髌骨上极,同时嘱患者用力收缩股四头肌,如出现疼痛则为阳性,提示髌骨软化症或髌上囊病变。

53. 汤普森试验（Thompsons 试验） 患者俯卧，双足下垂于床沿外，检查者用手挤压患腿腓肠肌，正常情况下可产生足跖屈活动，如不能则为阳性，提示跟腱断裂。

第四节 相关仪器检查

一、X 线放射检查法

X 线检查是骨科最基本的、最重要的影像检查手段之一。随着科技进步，检测手段、检测设备越来越先进，X 线放射检查法的方式方法较之以前有所变化，但其基本的检查方法目前仍占有重要地位。

（一）常规的 X 线放射检查法

分为透视和摄片，透视又分荧光透视和 X 线电视两种。荧光透视临床已少用，X 线电视透视目前临床仍运用广泛，如异物寻找定位、火器伤、骨折与脱位的手法整复、手术时的定位和固定器械的定位、椎体成形术等，根据使用计算机及其软件不同又分为 CR（计算机 X 线摄影）和 DR（数字化 X 线摄影）。摄片是主要的 X 线放射检查法。由于骨骼及投照部位的不同，投照的方法多种，常见的有：正位侧位片，正位斜位片，颈椎的张口位，腰椎过伸过屈位，左右斜位；肩部的正位加穿胸位，腕舟骨的蝶位片，肋骨的正斜位，骨盆的正位、入口位、出口位及左右斜位；髋关节的正位侧位、蛙式位；膝关节的动力位片；髌骨、跟骨的侧位加轴位片；头颅、面部的切线位片。目前多数大型医院已能做到局域网内传输 X 片等图片。

（二）造影摄片

骨伤科普通造影包括脊柱、血管造影和关节造影，由于需要使用空气或碘剂，存在一定风险，加上已有更先进的检测手段，目前较少使用。

（三）数字减影血管造影检查法（DSA）

这种检测方法是在血管造影基础上，加装一个高性能的碘化影像增强器，还有一台高度动态幅度的电视视频摄像机，这样，可得到 30 帧/s 以上的图像，从而可得到血管造影的实时动态影像，可以得到单独的血管影像，而其余的组织则可屏蔽掉。

（四）移动式 X 线机

移动式 X 线机在骨科中作用重大，如"C"形臂机在骨科手术中有非常重要的定位作用，特别是对于脊柱手术、骨盆手术等作用重大，而"G"形臂机在骨科手术中定位作用更便捷。

二、CT 检查

简称电子计算机放射线断层扫描，是将一束细窄的 X 线射线照射机体，通过机体不同组织的不同吸收，用特殊检测设备将其差别检测出来，再通过信号转换设备将其制成机体横断体层图像以保存。CT 的检查方法有：平扫、增强扫描、三维成像、单层和多层螺旋 CT 等。平扫的使用率高，可以较好地显示颅脑、骨骼、脊柱之椎管与椎间盘、骨盆等；三维成像主要用于骨折脱位、关节及不规则部位的检测；增强扫描是将碘剂注入静脉，进行扫描，可以更好地显示组织结构，对某些肿瘤、颅脑组织有更好的图像显示。但 CT 对密度较低的软组织成像效果差，对软组织和肿瘤的分辨率低。CT 检查要求专科医师需要较好的专科局部解剖知识及正常的机体横断体层图像。这种检查具有一定的辐射损伤。

三、磁共振成像(MRI)

磁共振是一种先进的临床检测设备,利用处于静磁场中的机体组织的氢质子在特定射频脉冲中的磁共振原理,通过质子的弛豫现象所产生的信号,对机体组织进行成像,具有参数多、软组织分辨率高、可进行多维成像、无辐射等较多优点。MRI 可以较好地对脂肪组织、肌肉、肌腱、软骨、半月板、神经、血管、颅脑、脊柱之椎管及椎间盘、关节、肿瘤等成像,并可从冠状面、矢状面、横断面立体显示组织器官的三维结构。目前,先进的(高磁场强度)MRI 具有多种成像方式,如全身弥散水成像(类 PET)、头颈部立体血管成像等,对骨转移瘤有较好显示作用。MRI 可选择适当的脉冲序列成像,常用自旋回波(SE)脉冲序列,骨科临床成像方式主要包括:$T1W_1$、$T2W_1$ 及脂肪抑制相等。MRI 在骨伤科可以较好分辨骨折的新鲜或陈旧、骨骼感染、骨骼肿瘤、脊柱病变等。

MRI 具有多种临床优点:安全无辐射,对脑和脊柱、软组织等有极佳的分辨率,能立体显示器官及与其他组织器官的位置,能进行多功能、多参数成像,可取代 ECT、B 超等检查手段在骨科的运用。同时,MRI 也有不足之处:检查费用较高,对骨质的显示不如 CT,体内体外存在金属时不宜进行检查(除钛等金属),体内存在磁性物质者也不宜检查,妇女妊娠 3 个月内不宜检查,对某些空腔脏器如肺、心脏、胃肠等不宜检查,检查时间较长(约半小时);患幽闭症者也不宜检查。

四、放射性核素骨显像(ECT)

ECT 检查是将亲和骨关节的放射性核素或标记化学物注入人体血管,再使用 γ 照相仪或扫描仪进行探测,在体外进行骨和关节的成像的一种诊断方法。临床常用显像剂为 ^{99m} 锝(^{99m}Tc)的磷酸化合物(MDD)。显像剂会在存在病灶的骨和关节处浓聚或出现冷区,从而与健侧显像对比显示异常。与显像剂浓聚有关因素有:骨骼局部血供丰富;骨骼局部生长活跃或新骨生成;局部软组织坏死,但溶骨区则显像剂出现冷区。ECT 检查对骨与关节的病变显示有很高的灵敏度,假阴性率较低,可以较早发现骨与关节的病变,对骨肿瘤,尤其是骨转移瘤诊断价值高。ECT 检查难于对病灶定性。

五、PET/CT

正电子发射断层摄影(PET)是新型的核医学检测手段,通过人体静脉注射一种正电子放射性制剂(^{18}F - 脱氧葡萄糖,简写 ^{18}F - FDG),根据这种制剂与组织结合的代谢状态来显示组织器官局部功能异常区及病灶,是一种可在活体上显示生物分子代谢、受体及神经介质活动的新型影像技术,在疾病诊断、鉴别诊断、病情判断、疗效评价、脏器功能研究及新药研发等方面具有独特优势。

PET 具有以下特点:①灵敏度高。PET 为反映组织的分子代谢状态而显像,在局部组织还处于功能异常阶段尚未形成实质病灶时,即可提前发现并预警。②特异性高。根据组织对放射性制剂(FDG)的标准摄取值(SUV)的大小来判断病变的性质,如肿瘤的良恶性鉴别。③全身显像。可对全身扫描,一次成像。④安全性高。放射性制剂量小、半衰期短,辐射剂量明显小于一个部位做 CT 的剂量。

由于 ^{18}F - FDG 为非特异性肿瘤显像剂,虽然绝大多数恶性肿瘤对其高摄取而成为高代谢灶,但仍有部分肿瘤对其不摄取(或低摄取),如肝细胞癌、前列腺癌、肾透明细胞癌、胃肠道黏液癌及印戒细胞癌等，而不显像则成为假阴性。

而 CT 通过平扫或运用造影剂增强，可以较好地对血流丰富的肿瘤病灶进行显像，但不能对非实质性病灶显像。

PET/CT 是将两种检测手段优势互补而组合在一起的一种大型、高级检测设备。两组设备先独立检查，各自成像，然后再进行图像融合及重建，最后对图像进行分析，比较 CT、PET 各自诊断，根据病变区的放射制剂的标准摄取值（SUV）的大小来进行疾病诊断，是目前进行肿瘤筛查、诊断、疗效评价的一种最新的手段。缺点是检查费用昂贵。

六、双源 CT

双源 CT 是相对于单球管的单源 CT 而言的一种特殊结构 CT，是由两套球管和两套探测器呈 90°交叉安装进行检查，两组球管通过发射不同能量的电子流通过机体衰减后，由电子计算机处理产生高质量的图像，特别适合对冠状动脉、心脏瓣膜、心脏功能的检查。除严重心律失常患者外，均可检查，避免了单源 CT 行心脏检查的种种限制和图像不足，极大拓展了 CT 的临床运用。

此外，双源 CT 还具有以下几大临床运用：①在头颈部 CT 血管造影图像中，可去除骨骼和钙化点，使血管图像更加立体清晰。②通过碘剂造影，可以更好评价脑、肺等组织器官的血液灌注。③通过组织对双能射线扫描后的衰减差异，可以更好地进行组织鉴别，辅助临床诊断。④可以鉴别胶原成分，从而更好地鉴别韧带和软骨。

七、肌电图

利用神经肌肉兴奋时产生生物电位变化，用特制电极插入肌肉把肌肉产生的生物电位引导出来，并加以放大，形成一种波形，这种波形称为肌电图。主要用来检测运动神经元疾病和肌源性疾病。当电极插入正常肌肉时，产生插入电位，当其松弛下来时不产生电位，呈电静息。异常肌肉松弛时，不呈电静息，出现自发电位：纤颤电位多见于肌肉失神经支配早期；正锐波则表示失神经支配后期；束颤电位多表示脊髓前角细胞变性。异常电位有：混合相表示神经部分损伤；单纯相表示神经肌肉病损早期。均为神经或肌肉损伤的电位相。

八、体感诱发电位（SEP）

当电流刺激周围神经干时，由于向心传导作用产生中枢神经的电活动，在脑皮质相应感觉区引起感觉诱发电位，并可被测定、放大和记录，称为体感诱发电位。从刺激开始至接收部位出现电位活动波峰的时间，称为潜时（或峰潜时）。体感诱发电位的波形和振幅随接收部位有所差异，刺激周围神经在对侧头皮接受的皮层诱发电位，呈一较规律的波形，引出的波形可分为：主反应、初始反应和后发放。因主反应的潜时和波幅较固定，主要测量主反应。作 SEP 常用刺激部位在上肢：在腕部刺激正中神经和尺神经，在肘部刺激桡神经；在下肢内踝刺激胫后神经，腓骨颈部刺激腓总神经，股前部刺激股神经。做检查时，要求患者做到放松、安静，特别保持颈部肌肉的放松、保持情绪稳定、保持意识放松不思考等，不使用镇静剂。常用于脊髓损伤的判断和愈合、脊柱伤病的检测、周围神经损伤的预判和脊柱手术时对神经脊髓的监测。

九、超声波检查

是将超声仪发出超过 2 000 Hz 的超声在介质中传播，在遇到不同声抗的界面时声波放射折回,超声仪再将这种声的机械能转换为电能,并将这种电信号处理放大,在荧屏上显示。超声检查目前分为四种:A 超,即将回声转换成电信号,显示为振幅高低不同的波,即 A 超波;B 超,即将回声显示为灰度不同的光点,并组成图像;D 超,即显示超声的多普勒效应所产生的差频时;M 超,即将回声转换成光点扫描。

超声检查具有无创、操作简易、可重复操作观察、能显示多方位的断面图像并能对病灶进行定位和测量、能实时动态观察显示器官功能和血流动力学状态等优点。同时也存在不足:对骨骼、肠胃、肺等组织器官显示差,难于对病变定性,对小病灶难于成像,检查结果的准确性与仪器设备的性能和操作者的熟练程度密切相关。

十、脑电图

指通过脑自发电位或诱发电位检查,对脑的损伤判断、病灶定位、病情监测、疗效判定和愈合预测的一种仪器检查方法。其分为两种检查方法:脑自发电位检查和脑诱发电位检查。脑自发电位检查,指描记头皮上任意两个电极间脑细胞群电位差的一种检查技术,适应于脑外伤、非急性期颅内血肿及脑外伤后需要法医鉴定的患者,不适于危重症脑外伤患者及不配合检查者,根据检测到的 α、δ、θ 等波的波幅、节律、波形等方面进行颅脑异常的诊断和预测。脑诱发电位检查是一种通过刺激机体感官所引起脑部电位改变,由电子计算机检测诊断的一种方法。现已广泛运用于神经生理学、药物学、心理学的科学研究和临床医学的神经内科、神经外科、精神科、神经耳科、神经眼科、脊柱手术等方面,具有较高的敏感性、客观性、无创性等优点。主要包括:体感诱发电位(SEP)、视觉诱发电位(VEP)、听觉诱发电位(AEP)等方式。

十一、经颅多普勒超声(TCD)

TCD 技术是利用超声多普勒效应来检查检测颅内脑底主要动脉的血流动力学和各种血流生理参数的脑科检查方法,于 1982 年由挪威学者创立。此项技术具有准确性高、可靠性好、无创、方便、检查费用较低等优点。TCD 既可检查颅内段椎动脉、脑底动脉,又可检查颅外段椎动脉、颈内动脉,还可分辨大动脉本身病变所引起的颅脑血流异常。

十二、骨密度仪

骨密度仪是检测骨矿密度的仪器,是一种检测骨质疏松程度、预测骨折风险的重要手段。检测骨密度由最初的 X 线片技术,经过了单光子吸收法、双光子吸收法、双能量 X 线骨密度分析法、定量 CT 检查技术等方法的临床运用过程。

单光子吸收法(SPA)是利用放射性同位素(如 ^{125}I 或 ^{241}Am)产生的 γ 射线束穿透机体时被部分吸收而强度下降,再通过电子计算机转换成机体的骨矿密度,具有精度高、易操作、辐射小、费用低等优点,适合于检测外周管状皮质骨的骨密度。

双光子骨密度仪(DPA)是利用放射源发射两种不同能量的射线,高能级低能射线通过机体时均有不同衰减,同样由电子计算机转换成骨密度,由于目前常用的 Gd 发射的射线检测耗时,图像不清晰,现已很少用,可用于轴心骨或整个骨密度的检测。

双能量 X 线骨密度仪(DEXA)与双光子骨密度仪(DPA)的检测原理相似,只是 DEXA 具有检测时间缩短、电子流强大、图像清晰等特点,其准确性和精确性均得到提高。因此,临床上可以进行骨质疏松的诊断、检测骨密度的变化等,是目前临床最标准的骨密度检测方法。

定量 CT(QCT)可以提供精确的三维解剖定位,精确测定单位体积内的骨矿密度,能分别检测皮质骨和松质骨。QCT 主要用于检测 T12～L3 或 L1～L4 椎体，一般不用于股骨近端检测，具有较高的精度准确性，临床上可以进行骨质疏松的诊断，也可用以各种代谢性骨病造成的骨丢失的跟踪监测。

十三、床边肺功能测定

通过对肺容积、通气、换气、血流和呼吸动力，特别是肺活量（VC）、最大通气量（MVV，指最大呼吸频率和最大呼吸振幅下呼吸 1 min 所得的通气量）、第 1 秒用力呼出量（FEV_1）、一秒率（$FEV_1\%$）等指标的检测和计算，肺功能检查能对受检者的呼吸生理功能等状态作出质与量的评价，以评估肺功能障碍的类型和程度、明确诊断、指导治疗及评估全麻下大手术的耐受性和风险等。包括通气功能检查、换气功能检查、小气道功能检查等项目的检查。不能配合者不宜检查。

第五节　有创检查方法

一、动脉血气分析

通过抽取动脉血液测定其中的氧气和二氧化碳分压、血液酸碱度，由此判定肺换气功能状态是临床中一种重要的急救检测方法。可测定动脉血氧分压（PaO_2）、血氧饱和度（SaO_2）、二氧化碳分压（$PaCO_2$）、pH、碳酸氢盐（SB）、缓冲碱（BB）、剩余碱（SB）、血浆 CO_2 含量（T-CO_2）、CO_2 结合力（CO_2-CP）等。由这些检测指标可以反映机体组织气体交换情况和体内酸碱平衡的调节和状态。由此推断机体所属酸碱失衡的状态，如呼吸性酸中毒、呼吸性碱中毒、呼吸性酸中毒合并代谢性酸中毒、呼吸性酸中毒合并代谢性碱中毒、呼吸性碱中毒合并代谢性酸中毒，并指导诊治。操作时注意严格消毒、无菌操作。穿刺部位一般选择腹股沟处股动脉，注意可用二指压持固定股动脉进行穿刺，穿刺针一进入股动脉，由于针管乳头处含有低分子肝素，推杆即可被顶起，勿误穿股静脉影响诊断。抽吸完及时送检防止血液凝固。针眼处注意压迫止血约 5 min。

二、胸腔穿刺术

胸腔穿刺术主要目的在于胸腔减压、抽气、抽液以及给药等诊疗作用。穿刺点一般选取腋后线或肩胛线第 7～8 肋间隙。包裹性积液的抽吸，先进行 B 超或 CT 定位。穿刺过程注意无菌操作，由下一肋骨的上缘进针。穿刺前，使患者情绪稳定，先做局麻。首次抽液不超过 600 ml，后续每次不超过 1 000 ml。抽吸过程保证胸腔负压。如患者穿刺过程出现剧痛、剧烈咳嗽、脸色苍白等异常现象即停止穿刺术。

三、腹腔穿刺术

腹腔穿刺术主要目的在于腹腔抽液、减压及给药等诊疗作用。穿刺点的选择分平卧位和侧卧位两种。平卧位穿刺点：①左侧脐眼与髂前上棘连线中、外 1/3 交点。②如确知膀胱已排空，可选取脐与耻骨联合连线中点上 1 cm 旁开 1.5 cm 处。诊断性抽液可选取侧卧位，在脐水平线与腋前线或腋中线相交点。穿刺前先做局麻，注意无菌操作。穿刺时，注意患者反应，如见患者头晕、呕吐、脸色苍白等异常情况应立即停止。放液时注意勿过快、过量,肝硬化腹水患者一次也不能超过 3 000 ml。还应注意,某些疾病禁止腹腔穿刺,如包虫病、卵巢囊肿、肝性脑病先兆、结核性腹膜炎粘连包块等。

四、膝关节穿刺术

膝关节穿刺术的主要目的在于抽液、减压和给药等诊疗作用。穿刺点选取:在仰卧自然伸直位时,可选髌韧带旁向关节腔直刺,或髌骨上极股四头肌腱旁向下刺入关节内。先做局麻,注意严格无菌操作、避免损伤关节软骨。如关节液较多,术后注意加压包扎。

五、骨髓穿刺术

骨髓穿刺术是将穿刺针穿入髂骨、胸骨等处骨髓腔抽取骨髓液,并做细胞学、细菌学及原虫等检验诊断的一种方法。穿刺点的选择:髂前上棘后 2 cm、髂后上棘、胸骨第 1 和第 2 肋间隙水平、腰椎棘突。穿刺点局麻后,注意无菌操作。穿刺针进入髂前上棘 1.5 cm,穿刺胸骨进入不超过 1 cm,穿刺针进入皮质,旋转进入,当有阻力突然消失时即进入了髓腔,后以干燥注射器抽吸骨髓 0.1~0.2 ml 作载玻片涂片。如需作细菌培养则需另外抽吸 1~2 ml。此项操作注意:禁止使用于血友病患者;穿刺针和注射器必须是干燥的;如需涂片应立即操作,防止髓腔液凝固。

六、骨髓穿刺活检

对于多发性骨髓瘤、骨髓转移癌、再生障碍性贫血、骨髓纤维化症、骨髓增生异常综合征等患者,适用于骨髓穿刺活体组织检查。穿刺点选取髂前上棘或髂后上棘。注意:穿刺深度在 1~1.5 cm,防止过深取不到骨髓组织。取出骨髓组织后即置入 10％甲醛液或 95％乙醇中固定送检。

七、腰椎穿刺术

腰椎穿刺术主要检查脑脊液及测定颅内压和蛛网膜下腔是否通畅,根据脑脊液的检查检验来综合诊断脑瘤、脑血管病变、脑膜炎等疾病。穿刺点选取:第 2 腰椎以下间隙,多取 L3~L4 间隙。穿刺体位:患者侧卧、背部垂直床面,头颈极度屈曲,双手抱膝贴近胸腹部呈弓状。先做局麻,注意无菌操作。一般收集 2~5 ml 脑脊液送检。注意,正常侧卧位脑脊液压力为 70~180 mmH$_2$O,或 40~50 滴/min,放液时如见滴数明显升高即停止,防止诱发枕骨大孔疝。此操作在某些疾病禁止施行,如:颅内压升高者,脑疝先兆者,休克及体衰患者,局部皮肤炎症者。

八、关节镜检查

关节镜是一种通过关节内镜对关节内进行检查和治疗的一种设备。目前已成为普遍的关节病科的诊疗手段,是膝关节、肩关节、踝关节、肘关节、腕关节及髋关节常见的微创诊断和治疗方法。可以对包括关节滑膜、关节软骨、半月板、韧带、关节盂和关节囊等关节结构进行观察、探测、电灼、切断、松解、搔刮、冲洗、切除、摘除、刨削、修复、重建等各种检查和手术治疗。关节镜的组件包括:摄像头、照明系统、监视和录像系统、关节冲洗引流系统、微创手术和检查系统等部件。关节镜检查和手术要求严格无菌操作、防止误伤关节结构、术后加压包扎防止术后关节血肿及皮下水肿等。

九、人体组织病理诊断

是将采集到的人体组织经过处理制成标本,再进行组织细胞学检查的一种诊断方法,对疾病的诊断,尤其对肿瘤、类肿瘤的诊断具有金标准的作用。随着科学技术的不断发展创新,许多新技术运用到病理诊断学上来,如免疫组化学、电镜、流式细胞技术、原位杂交、原位聚合酶链等的运用,病理诊断学已发展到一个新的高度。目前,采集人体组织制成标本的方法有:穿刺液脱落细胞检查,活体组织穿刺病理检查,常规手术活检(快速冰冻切片、石蜡切片、流式细胞技术、电镜、免疫组化、基因图像分析、基因技术)尸体病检等。采集标本时,注意的问题:采集部位应准确;采集到的标本应及时固定,防止自溶;冰冻快速切片的标本应排除骨骼(钙化组织)和坏死组织。

第三章　老年骨伤疾病中医辨证论治

第一节　常用辨证方法

中医骨伤科学对机体损伤的研究，一般采用辨病和辨证相结合的方式。首先，辨明疾病，同时，一种病症又分为数种证型，不同的证型有不同的治疗方案和方药，也就是说，同一种疾病，又分男女老幼、体质强弱、疾病之不同阶段、新伤宿疾、邪正偏盛等方面，从而对证下药。而药物的组分、种类复杂；药物之间，君臣佐使，主次分明；药物的偏性，又被相左牵制。老年骨伤疾病患者，多兼夹内科等基础疾病，在诊治骨伤科疾病的过程中，必须相应进行内科兼夹证的调治。

一、八纲辨证

八纲辨证，是中医药学的主要特色，包括阴阳、表里、寒热、虚实八纲，是对机体损伤后总的生理病理特点概括。

（一）阴阳辨证

辨明疾病的属性，在骨伤科，凡起病急、病程短、病位在上的、症状明显、明亮发散的均属阳证；而起病缓慢、病程较长、病未在下的、症状藏隐、晦暗收缩的均属阴证。具体到病症，如疮疡，如红肿发亮、烫手、溃脓稠厚、易于生肌敛口的，属阳证；如见晦暗萎瘪、肤温不扬、溃脓稀薄、瘘窦难愈的，属阴证。

还有一种亡阴与亡阳的辨证：如大汗、大失血、大量呕吐等情况下出现的一种危证。亡阴表现为：身热，手足温，汗热味咸，口渴喜冷饮，气粗，脉沉实。亡阳表现为：恶寒，手足冷，汗冷而味淡而微黏，口不渴而喜热饮，气微，脉浮数而空。

（二）表里辨证

表里辨证是指人体的发病部位于机体表里内外之别。病位在机体的皮毛、肌肉、筋骨间的属表证；在五脏六腑的属里证。于卫气营血来说，卫气分属表证，营血分属里证。如损伤合并外感，出现恶寒发热、头痛、鼻塞流涕、身痛肢酸的亦属表证。如损伤后出现高热大汗、神昏烦躁、呕吐腹痛，甚至项强抽搐、角弓反张、口吐白沫、谵妄狂躁、瘢疹隐隐、解黑便等属里证。

（三）寒热辨证

寒热辨证是指患者阴阳偏盛偏衰的具体表现，阳盛为热，阴胜则寒。骨伤寒证，表现为：骨痨患者，患处隐痛不适，久则畸形，或胸腰椎骨痨，流痰下注，腿部瘘口，寒痰不止；或素体虚弱，寒邪入里，手足厥冷、喜温喜热、蜷缩肢痛、便溏溺清，舌淡苔滑，脉沉迟紧者属寒证。但临床上也要注意，防止真寒假热、真热假寒的误辨，关键在于证候舌脉须相符。

（四）虚实辨证

虚实辨证是指机体和致病因素之间邪正的力量对比。虚说明机体正气不足，抗病能力差；实是指机体正盛，而致病的邪气亦盛，正邪剧争。虚证所见：形寒羸弱，少气懒言，委靡神衰，头昏头晕，自汗盗汗，病情迁延，舌瘦苔少，脉细无力等。而实证所见：体壮，发病急，高热烦躁，腹胀便秘，口渴口臭，呼吸粗大，舌红苔老，脉实有力。

二、气血辨证

损伤之症，导致机体气血、经络及脏腑运行错乱，功能失常。气血之伤，尤为损伤之初始多见。

（一）伤气之证

损伤之后，气机逆乱，运行失常，细辨有五：

1. 气滞　损伤之后，气机运行不畅，出现较大范围的胀痛、闷痛，无明显痛点，可见：胸闷腹胀，呼吸不畅，肢体胀痛等，脉涩。

2. 气闭　损伤之后，气机运行阻滞，多见颅脑损伤、胸腹内伤，可见：晕厥神昏，牙关紧闭，四肢抽搐等，脉数。

3. 气逆　损伤之后，气机上逆，可见：胸胁脘腹胀闷疼痛，咳嗽咳喘，嗳气呃逆，呕吐反胃，烦躁易怒，胁肋疼痛等，脉弦。

4. 气虚　宿伤日久，正气虚弱，可见：神疲乏力，少气懒言，食欲不振，心悸怔忡，耳鸣耳聋，失眠多梦等，脉弱。

5. 气脱　损伤之后，可见：呼吸微弱，面色苍白，口唇发绀，汗出肢冷等，脉细数。类似西医的休克。

（二）伤血之证

机体受损，血行异常，或瘀阻，或离经，常见有四：

1. 血瘀　损伤之后，离经之血瘀阻皮下、肌腠、脏腑、体腔者，经日不散，可见：肌肤甲错、皮肤青紫，疼痛固定，刺痛、尖锐痛，入夜加重等，脉弦。瘀久不散，郁而生热，是谓瘀热，相当西医之血肿感染。

2. 出血　离经之血，溢出谓之出血，分内溢和外溢。外溢可见：伤口出血、鼻衄、咳血吐血、尿血便血等，脉弦。胸腹腔大量出血者，有出血致血脱的危险。

3. 血虚　损伤大出血或大量瘀血，或日久体弱，食欲不振，均可导致血虚。可见：面色萎黄，头晕目眩，心悸气短，食少胀满，失眠多梦，肢体不仁等，脉弱或细数。

4. 血脱　损伤之后，过量失血，可见：面色㿠白，汗出如油，四肢厥冷，头晕心惊，目不能视等，唇干淡白，脉芤或细数。

（三）气血两伤

"气为血之帅，血为气之母"，伤气和伤血不可割裂，互相依存。临床常见有：气滞血瘀，气血亏虚，气随血脱等。

三、脏腑辨证

脏腑辨证以脏象学说为基础，根据脏腑的生理和病理来判断病变的部位、性质和邪正盛衰,用以指导临床治疗。

（一）心与小肠辨证

心主血脉,主神明;小肠主受化与分清泌浊。心与小肠辨证分如下几种。

1. 心气虚　多见年老体衰或耗伤气血之人:面色苍白,疲倦乏力,心悸怔忡,气短自汗,舌淡苔白,脉细弱或结代。形寒肢冷,胸闷气憋,舌质紫暗者,则为心阳虚证。

2. 心血虚　多见伤后体弱纳少或耗伤气血之人:面色萎黄,头晕目眩,心悸怔忡,失眠多梦,健忘,唇舌色淡,脉细。

3. 心火上炎　可见于伤后瘀而化火或伤口邪毒感染之人:心烦失眠,口渴口疮,疮疡疼痛,尿黄,舌质红,溃疡糜烂,脉数。

4. 小肠实热　多见损伤后瘀而化热,小肠运化失司之人:心烦,腹胀满,口渴,尿黄,大便秘结,舌红苔黄腻,脉数。

（二）肾与膀胱辨证

肾主藏精,主骨生髓,主水,主纳气,为先天之本,一身元阳元阴,肾与膀胱相表里,调节水液代谢。损伤后,肾与膀胱的辨证如下。

1. 肾阴虚　腰与骨关节损伤后期,耗伤阴液所致,可见:耳鸣健忘,咽干舌燥,腰膝酸软,遗精。甚则阴虚内热,可见消瘦,五心烦热,潮热盗汗,失眠,女子闭经等,舌红少苔,脉细数。

2. 肾阳虚　多见于年老体弱,病久卧床,水湿停聚之人,可见:畏寒肢冷,面色无华,腰膝酸软,阳痿早泄,尿少浮肿,纳差便溏,或五更泄泻,舌胖嫩,或有齿痕,苔白滑,脉沉弱。

3. 肾虚不固　多见于年老体衰,神疲委倦之人,可见:小便频数清长,遗精早泄,腰膝酸软,自汗咳喘,舌淡苔白,脉沉细。

4. 肾精不足　多见劳损劳伤,久病伤肾之人,可见:早衰,精神呆钝,动作迟缓,二目无华,眩晕耳鸣,舌瘦,脉弱。

5. 膀胱湿热　多见脊柱和腹盆损伤久卧之人,可见:发热口渴,尿频、尿急、尿痛,尿混浊,舌苔黄腻,脉数。

（三）肝与胆的辨证

肝主疏泄,主藏血,主筋,肝的功能异常,可出现肝阳上亢、血虚动风、两目涩痛等症状。

1. 肝气郁结　多见胁肋内伤,血瘀肝郁所致:烦躁易怒,胁肋胀痛,胸闷不舒,腹胀腹痛,妇女乳房胀痛、痛经等,舌苔薄白或黄腻,脉弦。

2. 肝火上炎　多见胁肋损伤,气郁化火之人:烦躁易怒,目赤肿痛,耳鸣头痛,口苦口干,胸胁疼痛,溺黄赤,大便干结,舌红苔黄,脉弦数。

3. 肝阳上亢　可见于伤后气郁化火、内耗肝阴之人:烦躁易怒,头晕目眩,目痛耳鸣,心悸失眠,舌质红,脉细数或弦数。

4. 肝风内动　多见颅脑损伤或伤后热极动风之人:头晕目眩,手脚抽搐麻木,或角弓反张,颈项僵直,舌质红苔黄,脉弦或弦数。

5. 肝血虚　多见伤后慢性出血或久病耗伤之人:两目干涩,视物昏暗,眩晕耳鸣,肌肉震颤,手脚麻木,爪甲不荣,舌质红干瘦,脉细数。

6. 肝胆湿热　多见右胁肋损伤之人,恶血归肝,郁而化火或伤后外感湿热之人,可见:巩膜皮肤黄染,身热发痒,胸脘痞闷,右胁肋疼痛,口苦口干,纳少厌油腻,双侧腹股沟湿痒,脚气湿痒,尿少黄赤,舌红苔黄腻,脉数。

（四）肺与大肠辨证

肺主气，司呼吸，主肃降，肺朝百脉，主通调水道。肺与大肠相表里，机体损伤后，肺与大肠辨证主要如下。

1. **肺气虚**　胸胁陈伤患者可见：咳嗽气短，声低懒言，面色㿠白，畏寒自汗，咳痰稀白，舌淡苔薄，脉弱。

2. **肺阴虚**　脏腑内伤日久，虚火内炎，耗伤肺阴，可见：干咳痰少而黏，或痰中见血，五心烦热，午后颧红，潮热盗汗，口咽干燥，声音嘶哑，舌红苔少，脉细数。

3. **肺瘀热**　胸部损伤患者，早期可由瘀而化热，可见：胸痛，发热，咳喘，痰黄稠厚，舌红苔黄，脉滑而数。

4. **大肠实热**　督脉、任脉损伤之胸腰椎骨折、腹部内伤，气血瘀滞，瘀而化热，可见：烦躁，发热，口渴，腹胀，腹痛拒按，小便黄赤，大便秘结，舌红苔厚腻，脉沉实。

（五）脾与胃的辨证

脾主运化，主升清，主统血，为后天之本；胃主受纳腐熟。脾胃共同完成水谷的腐熟、运化和精微的升清、化生气血。脾胃辨证如下。

1. **脾气虚**　多见慢性损伤或伤后饮食失调之人，可见：面色萎黄，食欲不振，恶心呕吐，胃脘满闷，胃痛喜按，倦怠乏力，四肢不温等，舌淡白，脉弱。

2. **脾阳虚**　多见宿伤病损、喜冷饮伤脾阳之人，可见：脘腹胀满，绵绵作痛，喜温喜按，水谷不化，下利清谷，肢冷沉重或肢体浮肿，舌白滑，脉沉细。

3. **脾虚湿困**　可见伤后感受寒湿或过食生冷之人，可见：恶心呕吐，食欲不振，头重如裹，脘腹胀满，肢困浮肿，便溏腹泻，舌苔白腻，脉濡缓。

4. **脾不统血**　多见损伤后出血不止或脾胃虚弱之人，可见：面色萎黄，食欲不振，神疲乏力，气短眩晕，可见皮下瘀斑，鼻衄，牙龈出血，尿血，便血，妇女崩漏等，舌质淡，脉细弱。

四、经络辨证

经络系统是人体内部气血运行、表里内外沟通、脏腑间相互联系的内在特殊系统。经为干，络为支，联系脏腑、四肢百骸。经络系统把人体各部的器官组织联系成为一个不可分割的总体。经络与伤患的发生和传变有密切关系，经络辨证就是根据经络学说辨别证候的方法。经络系统能有规律地反映相关证候，临床上可以根据患者的自觉症状或他觉症状，来确定病变的部位与某经有关，诊断某经的病变。《灵枢·经别》有云："夫十二经脉者，人之所以生，病之所以成，人之所以治，病之所以起。学之所始，工之所止也。"骨伤科临床常见的颈肩腰腿痛、扭伤等均可采用循经取穴治疗。

（一）手太阴肺经

手太阴肺经起于中焦，下络大肠，还循胃口，通过膈肌上行，属肺。从肺系横行至胸部外上方，出腋下，沿上肢内侧前缘下行，过肘窝，入寸口，上鱼际，直出拇指桡侧端。肺经证候：咳嗽，气喘，胸骨上凹疼痛，严重咳嗽者双手交捧胸前，心中闷乱，称为"臂厥"。

（二）手阳明大肠经

手阳明大肠经起于示指桡侧端，经过手背行于上肢伸侧（外侧）前缘，上肩，至肩关节前缘，向后到第七颈椎棘突下，再向前下行入缺盆，进入胸腔，络肺，向下通过膈肌下行，属大肠。大肠经证候：眼睛发黄，口干，鼻衄，齿痛，喉间肿闭等；还有类似正中神经损伤的证候：肩前臑内作痛，拇指、示指痛，不能动。

（三）足阳明胃经

足阳明胃经起于鼻翼旁，挟鼻上行，左右交会于鼻根部，旁行入目内眦，与足太阳膀胱经相交，向下沿鼻柱外侧，入上齿中，退出挟口两旁，环绕口唇，在颏唇沟承浆穴处左右相交，退回沿下颌骨后下缘到大迎穴处，沿下颌角上行过耳前，经过上关穴，沿发际，到额前。胃经证候：高热狂乱，自汗，鼻衄，口角㖞斜，喉痹，腹部水肿，膝髌肿痛，沿胸部、乳房、大腿、小腿外侧及足背疼痛，足中趾麻木。

（四）足太阴脾经

足太阴脾经起于足大趾内侧端，沿内侧赤白肉际，上行过内踝的前缘，沿小腿内侧正中线上行，在内踝上八寸处，交出足厥阴肝经之前，沿大腿内侧前缘上行，进入腹部，属脾，络胃。向上穿过膈肌，沿食道两旁上行，连舌本，散舌下。脾经证候：舌根疼痛，食物难下，身体不能摇动，心烦，心下掣痛，大便稀薄下利，小便不利，一身发黄，不能安睡，股膝内侧发肿或厥冷，站立不稳，蹈趾不能动等。

（五）手少阴心经

手少阴心经起于心中，走出后属心系，向下穿过膈肌，络小肠；支脉从心沿食管上行，联系目；直行的脉从心上行于肺，经腋下，沿上肢内侧到达小指末端。心经证候：咽干，目黄，心痛，口渴欲饮，胁肋疼痛，臑臂内侧后缘疼痛，厥冷，掌心热痛，小指麻木，屈伸不利等。

（六）手太阳小肠经

手太阳小肠经起于小指外侧端，沿手背、上肢外侧后缘，过肘部，到肩关节后面，绕肩胛部，交肩上，会于大椎穴，折向前行入缺盆，深入胸腔，络心，沿食道，向下穿过膈肌，到达胃部，下行，属小肠。小肠经证候：喉痛，下颊肿，颈部活动不利，肩痛似拔，臑痛似折，颈、下颌、肩、臑、肘、臂部外侧后缘疼痛，类似颈椎病或尺神经通路刺激的疼痛。

（七）足太阳膀胱经

足太阳膀胱经起于目内眦，向上到达额部，左右交会于头顶部。支脉从巅顶入里络脑，后分两支，挟着脊柱，到达腰部，络肾脏，属膀胱。从腰脊而下过臀部，入腘窝，再下至小腿外侧，经足踝后面，至小趾外侧末端。膀胱经证候：头痛，脊柱疼痛，腰痛如折，屈髋受限，膝腘部筋似结扎，足跟似开裂，称为"踝厥"；项、背、腰、骶、腘、踝、足等皆痛，小趾不能动，类似于腰椎间盘突出症或坐骨神经痛等。

（八）足少阴肾经

足少阴肾经起于足小趾下，斜行于足心，出行于舟骨粗隆之下，沿内踝后分出进入足跟部，向上沿小腿内侧后缘，至腘内侧，上股内侧后缘入脊内，穿过脊柱，属肾，络膀胱。足少阴肾经证候：口舌干热，咽喉肿痛，心烦而痛，脊股内后缘疼痛，痿废厥冷，嗜卧，足心热痛等。

（九）手厥阴心包经

手厥阴心包经起于胸中，出属心包，向下穿过膈肌，依次络于上、中、下三焦。支脉从心出胁，上行腋窝，走上臂内侧，过肘窝，下行于前臂掌侧中间，过掌达中指尖。心包经证候：手心发热，臂肘拘挛，腋下肿；甚至胸胁胀满，心烦心痛等。

（十）手少阳三焦经

手少阳三焦经起于环指尺侧端，向上沿环指尺侧至手腕背面，上行前臂外侧尺骨、桡骨之间，过肘尖，沿上臂外侧向上至肩部，向前行入缺盆，布于膻中，散络心包，穿过膈肌，依次属上、中、下三焦。三焦经证候：听觉不灵，喉咙肿痛，自汗，眼外角痛，颊痛连及耳后；肩、臂、肘、臑外缘痛，环指、小指失用等。

（十一）足少阳胆经

足少阳胆经起于目外眦，上至头角，再向下到耳后，再折向上行，经额部至眉上，又向后折至风池穴，沿颈下行至肩上，左右交会于大椎穴，分开前行入缺盆。胆经证候：头痛，下颌痛，眼外眦痛，缺盆肿痛，腋肿，自汗，振寒如疟，胸、胁、肋、髀、膝等部外侧至胫骨、外踝前等诸关节疼痛，足四趾失用等。

（十二）足厥阴肝经

足厥阴肝经起于足大趾爪甲后丛毛处，向上沿足背至内踝前一寸处，向上沿胫骨内缘，在内踝上八寸处交出足太阴脾经之后，上行过膝内侧，沿大腿内侧中线进入阴毛中，绕阴器，至小腹，挟胃两旁，属肝，络胆，向上穿过膈肌，分布于胁肋部，沿喉咙之后，向上进入鼻咽部，上行连接目系，出于额，上行与督脉会于头顶部。肝经证候：腰痛不能俯仰。胸胁内伤者见胸满气短，痛在胁肋，并反射至小腹及生殖器；同样，生殖器及小腹损伤，疼痛放射至胁肋。

（十三）督脉

督脉起于胞中，下出会阴，沿脊柱内上行，至项后风府穴处进入颅内，络脑，并由项沿头部正中线，经头顶、额部、鼻部、上唇等部位，循行到上唇系带处。督脉证候：颅脑损伤后的脊柱强直，角弓反张等。

（十四）任脉

任脉起于胞中，下出会阴，经阴阜，沿腹部和胸部正中线上行，至咽喉，上行至下颌部，环绕口唇，沿面颊，分行至两目眶下。任脉证候：多见小腹内脏器，如男子疝气，女子赤白带下、癥瘕结聚等。

十二经脉的分布，有一定的循行规律。手三阴经都由胸部向手部走行，手三阳经由手部走向头面部；足三阳经由头部走向足部，足三阴经由足部走向胸腹部。手足三阳脉和三阴脉互为表里。这些经脉在四肢末端衔接，卫气营血在经络中运行，周而复始，循环流注。人体经络除了十二经脉外，还有奇经八脉和十五络。奇经八脉包括：督脉、任脉、冲脉、带脉、阴蹻、阳蹻、阴维、阳维等。这些经脉不和脏腑相连，彼此没有表里关系，除督脉、任脉有自己的腧穴外，其他六经的穴位都是十二经脉穴位中的一部分。十二经脉、督脉、任脉各有络脉，加上脾之大络，共十五络脉。十五络脉的病候偏重于四肢体表，包括在经脉证候内，而督脉、任脉较为重要。经络辨证在临床上有重要作用，对于针灸与推拿循经取穴，药物处方按经选药，具有指导作用。

第二节　痛症辨证论治

疼痛，是骨伤科疾病最常见的症状，在骨折脱位、骨伤内伤、筋伤等病症，甚至某些骨与软组织肿瘤，患者最主要的主诉就是疼痛。中医学很早就有对疼痛症状的专门论述。《黄帝内经》首开先河，如《素问·举痛论》对痛证进行了一定的分类；《素问·痹论》对痹证致疼痛的病因病机进行了论述。医圣张仲景在著作《伤寒杂病论》中，有70余条文述及疼痛，在《金匮要略》中，又具体论述了身痛、腰痛、四肢痛、骨节痛、项背痛、胸痛、胁痛等多种痛证，并创建了乌头汤等多种治痛专方。巢元方在《诸病源候论》中，曾专门对疼痛进行分析论述，对67种痛症的病因病机及脉证作了总结。概括起来，其病机主要有"不通则痛""不荣则痛"等。

一、理气止痛

1. 适应证　胸胁部损伤之胀痛,胁肋疼痛,胸闷不舒等。
2. 立法组方　治予疏肝理气止痛,方选:柴胡疏肝散、加味乌药散、金铃子散等。

二、活血止痛

1. 适应证　各种跌打损伤之瘀血疼痛等。
2. 立法组方　治予活血化瘀、消肿止痛,方选:桃红四物汤、活血止痛汤、复元活血汤等。

三、通下止痛

1. 适应证　脊柱骨折脱位致督脉损伤后瘀蓄痛证、便秘等。
2. 立法组方　治予泄下通便止痛,方选:桃核承气汤、大承气汤、大成汤等。

四、清热止痛

1. 适应证　损伤后热毒瘀积疼痛等。
2. 立法组方　治予清热解毒、消肿止痛,方选:五味消毒饮、仙方活命饮等。

五、祛风止痛

1. 适应证　损伤后感受外风之头痛、四肢痛;损伤后血虚、肝阴虚内动风之拘挛疼痛等。
2. 立法组方　外风治予疏风解表止痛,方选:川芎茶调散、大秦艽汤等;内风治予滋阴补血、息风止痉,方选当归补血汤、四物汤、镇肝熄风汤、天麻钩藤饮等。

六、祛湿止痛

1. 适应证　湿邪停聚致筋伤疼痛,重著、沉重如裹,如腰腿痛、骨节痛、风湿痛等。
2. 立法组方　治予健脾利湿止痛,方选:五苓散、苓桂术甘汤、羌活胜湿汤等。

七、温经止痛

1. 适应证　寒邪致痛或损伤后感受寒邪等。
2. 立法组方　治予温肾散寒止痛,方选:乌头汤、四逆汤、附子理中汤等。

八、化痰止痛

1. 适应证　痰饮、流痰所致痛证等。
2. 立法组方　治予燥湿化痰或温补化痰,方选:温胆汤、阳和汤等。

九、补虚止痛

1. 适应证　气血阴阳亏虚、脏腑亏虚等。
2. 立法组方　治予大补阴阳气血、安五脏,补气选方补中益气汤、四君子汤;补血选方四物汤、归脾汤;滋阴选方六味地黄丸、右归丸、大补阴丸;壮阳选方金贵肾气丸、左归丸等。

第三节　内　治　方　药

　　骨伤科内治法,主要针对骨折脱位等损伤病,疮疡痈肿等骨病,骨伤兼夹病等。从历史沿革来看,到明清时期,骨伤科内治法已分为两大流派,即强调辨证论治的内治学派和武术伤科学派。内治学派强调八纲、脏腑、卫气营血、三焦等辨证方法,总结出汗、吐、下、和、温、清、消、补、开窍、固涩、镇纳、利湿、化痰等治疗方法,并根据病因病机,辨证综合使用攻和补的艺术,即只攻不补,只补不攻,先攻后补,攻补兼施,先补后攻等。武术伤科学派主要有少林寺伤科、武当伤科学派等称谓,主要强调部位辨穴施治和抓住主症,以主方或通用方再辨证加减,或根据不同部位加不同引经药。上述两种方法,各有特点,临床上应互相补充,相互渗透。

一、骨折之损伤后三期辨证用药

　　清代王清任的《医林改错》、唐容川的《血证论》、钱秀昌的《伤科补要》均对骨折等损伤后的治疗作了辨证论述,把伤损后的发病、愈合过程分为初、中、后期,并明确三期不同的治则治法,并确定损伤1~2周内为初期,3~6周内为中期,7周以后为后期。

　　(一) 损伤初期

　　以攻为主,包括攻下、活血行气、凉血、通窍等治法。老年患者,正气已虚,应慎用攻法,一般在胸腰椎急性损伤致便秘时偶用,中病即止。其他四肢损伤时,活血消肿可兼顾补养气血。

　　1. 攻下逐瘀法　桃仁承气汤、大成汤、黎洞丸等。

　　2. 行气活血法　柴胡疏肝散、桃红四物汤、复元活血汤、活血止痛汤等。

　　3. 凉血止血法　四生丸、犀角地黄汤、十灰散等。

　　4. 开窍通气法　安宫牛黄丸、苏合香丸等。

　　(二) 损伤中期

　　损伤中期,肿胀渐消,治以和营生新,接骨续筋。

　　1. 和营止痛法　和营止痛汤、定痛活血汤、七厘散等。

　　2. 接骨续筋法　新伤续断汤、续骨活血汤、接骨紫金丹等。

　　3. 舒筋活络法　舒筋活血汤、活血舒筋汤、独活寄生汤等。

　　(三) 损伤后期

　　当以补益为主,补阴阳气血,补益脾胃,补五脏,疏通经络等。老年患者,补法可使用平补,忌燥热及滋腻之品。

　　1. 补益气血　四君子汤、四物汤、八珍汤、十全大补汤等。

　　2. 补益脾胃　补中益气汤、参苓白术散、归脾丸、健脾益胃汤等。

　　3. 补益肝肾　左归丸、右归丸、壮筋续骨丹、健步虎潜丸等。

　　4. 温筋通络　麻桂温经汤、大红丸、大活络丹、小活络丹等。

二、骨病内治法

　　疮疡痈肿、骨结核之类的骨病,治疗上有特殊性,即不仅强调辨证论治之内治,由于酿腐成脓,必须结合外治法。内治法,把疮疡病程分为三期,即初期(未成脓期)、中期(成脓期)、后期(溃疡期),分别采用消、托、补法三法治疗。

（一）消法

肿疡初起，尚未成脓，或癥瘕结聚，当以消为主，包括凉消、温消。

1. 清热解毒法　五味消毒饮、黄连解毒汤、仙方活命饮、安宫牛黄丸、紫雪丹等。

2. 温经通阳法　阳和汤等。

3. 祛痰散结法　二陈汤、温胆汤、苓桂术甘汤等。

（二）托法

又称为内托法，通过补益，扶正祛邪，达邪外出。于疮疡中期，邪盛正实则透脓溃肿；邪盛正虚，无力托毒外泄则补益托毒。

1. 透脓溃肿法　透脓散等。

2. 补益托毒法　托里消毒散、神功内托散等。

（三）补法

溃疡后期，毒势已去，脓水清稀，疮口难敛；或大手术后、大溃疡后，气血虚弱，纳少神疲等，可参照骨折损伤后三期辨证补益用药。

第四节　外治方药

外治法在骨伤科中的使用非常广泛，包括外用药物、手法、理疗、外固定、牵引、针灸、练功等。吴师机在外科专书《理瀹骈文》中有述"犯病多从外入，故医有外治法，经文内取外取并列，未尝教人专用内治也"，又有"外治之理即内治之理，外治之药亦即内治之药，所异者法耳"。目前，各家医院一般均有自制外用药物，临床疗效也值得肯定。下面主要记述外用药物，其他外治方法在以后篇章论述。

一、敷贴药

敷贴药主要包括药膏和膏药，其主要功能包括"拔"和"截"，拔病邪外出，截断病邪内陷入深。

（一）药膏

药膏的制作，先将药材研成细末，再加佐剂，如水、蜜糖、饴糖、酒、醋、油或凡士林，调成匀糊状，摊在纸上，外敷患处。其种类较丰富。

1. 消瘀退肿止痛类　定痛膏、双柏膏、消肿散等。

2. 舒筋活血类　三色敷药、舒筋活络药膏、活血散等。

3. 接骨续筋类　接骨续筋膏、驳骨散等。

4. 祛风散寒除湿与温经通络类　温经通络膏等。

5. 清热解毒类　金黄膏、四黄膏等。

6. 生肌拔毒长肉类　橡皮膏、生肌玉红膏等。

（二）膏药

膏药是中医学外用药中的特色剂型，现已广泛运用于内、外各科。膏药的熬制主要是将药材先研成细末，浸入香油、铅丹或蜂蜡等基质炼制而成，分为3个步骤：一是熬药肉成膏，二是摊膏药，三是膏药内掺特殊药物。骨伤科使用膏药，主要用于跌打损伤和风寒湿痹及疮疡等。

1. 治损伤与寒湿类　万灵膏、万应膏、损伤风湿膏、狗皮膏、伤湿宝珍膏、化坚膏等。

2. 提腐拔毒生肌类　太乙膏、陀僧膏、九一丹、生肌散等。

（三）药粉

药粉也称为散剂、掺药，制作时将药物研成极细的粉状物贮存，使用时将药粉撒于伤口或掺于药膏上使用。

1. 止血收口类　云南白药、金枪铁扇散、花蕊石散等。
2. 祛腐拔毒类　九一丹、三七丹、各半丹、红升丹、白降丹等。
3. 生肌长肉类　生肌八宝丹等。
4. 温经散寒类　丁桂散、桂麝散等。
5. 散血止痛类　四生散等。
6. 取嚏通经类　通关散等。

二、搽擦药

将药材浸泡于液体（如高度白酒、醋）中，浸泡一段时间后可制成药酒、药水；将药材浸泡于香油中煎熬去渣滤油，或酌加黄蜡、白蜡收膏精炼，可制成油剂或油膏。常将搽擦药配合理筋手法运用，以增强疗效。

（一）酒剂

药酒、药水包括活血酒、正骨水等。

（二）油膏与油剂

包括万花油、松节油、活络油膏等。

三、熏洗湿敷药

这种外治法，是将药材和较多量的水一同煮沸，置于盆中，先进行蒸汽熏蒸，水温降到适度（50℃左右）后，再进行泡洗，或将棉帛蘸药汁湿敷患处。这种治疗方法可以很好地舒松关节经络、疏导腠理、运行气血、消肿止痛。对于风寒湿痹、四肢损伤中后期、骨节肿痛具有很好的疗效。

（一）热敷熏洗

包括散瘀和伤汤、海桐皮汤、舒筋活血方、八仙逍遥汤、上肢损伤洗方、下肢损伤洗方等。这种外治法对于手足部位的筋伤病，尤其寒湿型陈伤、肌腱炎、腱鞘炎、滑囊炎等效果较好。热水可以扩张血管，促进气血运行，促进药物透皮吸收，更好布散药物等。

（二）湿敷洗涤

包括甘葱煎、黄柏溶液、蒲公英鲜药捣汁等。

四、热熨药

将一些温经散寒、疏经通络药材加热后装入小袋中，对局部进行治疗，适合于躯干部不便熏洗之处或免于弄湿衣物。我国北方地区较推崇这种疗法。另外，由于空调的普及，骤热骤冷及暑天汗腺长时紧闭、血管收缩，很多患者患有空调病，如出现颈项畏寒酸痛、腰背冷痛、四肢倦怠乏力、脘腹冷痛便溏等，这类患者使用热熨法，可以较好解决问题。

（一）砍离砂

将铁砂加热后与醋水煎成的药汁搅拌制成，运用时加少量醋拌匀，置于小袋中，自然发热。

（二）熨药、腾药

包括正骨熨药等。将药材置于布袋中蒸热后烫熨患处。

（三）其他

将粗盐、黄沙、米糠、麸皮和吴茱萸种子炒热入布袋热敷，也有使用葱姜豉和盐炒热装袋热熨。

五、拔火罐疗法

拔罐疗法在我国有悠久历史，晋代家葛洪在《肘后备急方》及唐代王焘在《外台秘要》中均有记载，俗称"针刺拔罐子，病好一半子"。拔罐疗法的操作方法是倒握罐形物（杯形物），后将95％酒精棉等燃烧物送入罐中，1～2 s后抽出燃烧物，并迅速将罐（杯形物）倒扣状置于体表皮肤（勿使漏气），利用负压形成的抽吸力，吸住体表，留罐10～15 min。这种方法可以达到扩张皮肤和血管，促使微循环破裂渗血，加强炎症自身修复的作用，现已被广泛接受。尤其适应于肌肉经络的寒湿痛证，如肌筋膜炎、肌腱炎等。但临床需注意，老年患者体型常见两种，即肥胖型和消瘦型，消瘦老年患者及凝血功能不良者不宜使用拔罐疗法。

（一）点火拔罐法

将罐、杯（竹木材质佳）悬空倒扣，点燃95％酒精棉送入罐中，再进行治疗。

（二）推罐法

也称移罐法，即在治疗的部位涂抹油状物或凡士林，点火拔罐后，手推罐体向各个方向推移，以增大作用范围，可以形成条状或片状皮肤瘀青区。适用于大面积的寒湿疼痛。

（三）刺络拔罐放血法

为了增加拔罐法的作用强度，增强拔罐法的治疗效果，特别对于一些疼痛明显、其他治疗效果不明显的寒湿痹证，可以采用放血和拔罐相结合的方法进行治疗，放血的方式为针刺放血，包括轻刺激的梅花针或七星针、中刺激的三棱针、强刺激的小眉刀或小针刀。梅花针或七星针可以导致表浅皮肤微量渗血；三棱针及小眉刀或小针刀可以达到放血的治疗作用，但必须注意避免损伤较大的血管神经。此法对于老年患者慎用。

第四章 老年骨伤疾病常用中西医治疗技术与理念

　　传统的中医骨伤科治疗学具有手法、内外用药、小夹板外固定、针灸等特色,至近现代,手术治疗并没有得到很好的传承和发扬。现代医学则利用日新月异的科学技术发展成就,不断深入地对人体的解剖结构、生理病理以及药理等全方位的微观化研究,同时,面对日益工业化大生产的市场经济社会的高速发展,在疾病的快速诊断、精准治疗、微创治疗、快速康复等方面,治疗手段、技术与方法不断创新,特别在手术治疗、微创手术治疗等方面,已经取得了飞速发展。面对新的经济和社会发展形势,面对患者的疾病形式和治疗要求的不断变化,当今骨伤科临床治疗也应该兼收并蓄,不断传承和发扬前人先贤的优秀思想和技术,同时大胆学习和采用现代医学的发展成果,包括不断更新换代的手术方法和技巧,不断微创化的治疗理念,去适应当代中国的巨大变化和社会发展,迎接人类疾病防治和康复问题的新挑战。可喜的是,一些大的综合性中医医院,中医骨伤科已经朝着中西医结合的方向,在骨伤科治疗学的领域迈开了坚实的步伐,在创建中国接骨学"CO"学派的道路上不断前行。

第一节　手　法　治　疗

　　手法治疗在骨伤科治疗学中具有重要地位,常见的骨折脱位、筋伤、损伤后康复及骨节肌肉疼痛等都可进行手法治疗。《医宗金鉴·正骨心法要旨》有"手法者,诚正骨之首务哉",在蔺道人《仙授理伤续断秘方》中,已经有"拔伸、捺正"等手法分类,《医宗金鉴·正骨心法要旨》已经总结一套正骨八法,即"摸、接、端、提、按、摩、推、拿"。不光在骨折脱位等损伤初始,手法治疗为第1步,在损伤后期或术后康复期,手法治疗也同样疗效卓著,而且,手术过程中,手法整复也是重要的复位手段之一。

一、骨折的手法整复方法及注意事项

　　(一) 手法整复方法

　　1. 手摸心会　　近代没有引进 X 线机等影像设备时,常须先触摸伤患处,以了解伤损类型,如明确是骨折还是脱位、骨折的类型、脱位的方向等。现在,虽然有了齐备的检测设备,也还需要施术前仔细触摸患处,结合影像资料,做到伤处立体解剖形态结构了然于胸,骨折脱位状态心中有数,合并神经血管损伤与否鉴别明确,设计手法施术方案清晰准确。

　　2. 拔伸牵引　　由施术者单独或助手帮助完成。施术时,牵住患肢远端或两端,对抗用力,力量由小到大,均匀持续,以对抗骨折后肌肉等软组织的痉挛及收缩力,牵引到位时,骨干可以恢复其原有长度,骨干周围软组织恢复原有解剖位置。见图 4-1-1。

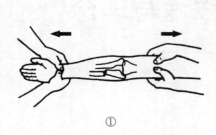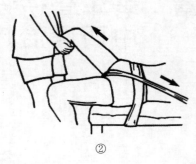

①   ②

图 4-1-1　拔伸牵引

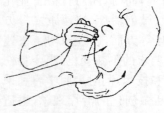

图 4-1-2　旋转复位

3. 旋转屈伸　骨折后,附着于两断端的肌腱等软组织的牵拉收缩,骨折端可能发生旋转等移位,通过触摸,结合影像资料,判断骨折端可能的旋转方向或成角状态,在拔伸到位后,通过旋转或屈伸远折端来纠正;伸直型骨折,予屈曲用力,屈曲型,予伸直位用力。见图4-1-2。

4. 提按端挤　也称捺正手法,主要纠正侧方移位。施术时,助手维持牵引到位状态,施术者按照"陷者复起,突者复平"原则,双手持握骨折处,通过按压或端提用力来纠正前后或上下侧方移位;通过两手内外反向按压来纠正内外侧方移位。见图4-1-3。

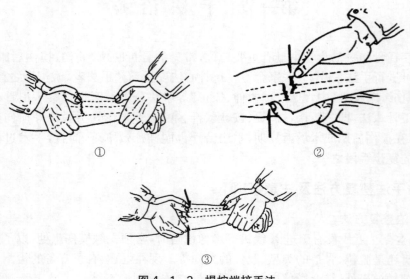

①   ②

③

图 4-1-3　提按端挤手法

5. 摇摆触碰　主要适用于横形、锯齿形骨折。在使用相关手法治疗后,骨折基本对位,但可能存在骨折断面未嵌合紧密。这时,在维持持续牵引状态下,施术者牵引远端患肢作上下和左右摇摆,可使骨折断面紧密吻合。见图4-1-4。

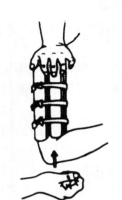

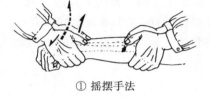

① 摇摆手法　　　　　　② 触碰手法

图 4-1-4　摇摆、触碰手法

6. **夹挤分骨**　此手法主要适用于两骨干并列的骨折,如尺桡骨、胫腓骨骨折等。骨干之间存在骨间膜或骨间肌,骨折后,由于骨间软组织的收缩,两骨干均靠拢,复位时,术者用双手挤捏,使两骨干分开,以达到良好复位。见图 4-1-5。

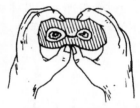
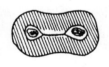

图 4-1-5　夹挤分骨手法

7. **折顶回旋**　包括成角折顶手法和回旋手法两种。在肌肉丰厚牵引不能完全纠正重叠移位时,可使用折顶手法:助手进行牵引,施术者双手环抱骨折处,两拇指压于骨折处,加大成角,当感知两断端骨折面已接触时,双手环抱骤然用力反折,这样可使骨折达到良好对位。而回旋手法主要适用于存在背向移位的斜形骨折、螺旋骨折,或骨折端间夹软组织。施术时,实际上与旋转手法相似。在维持牵引下,通过旋转远折端,可使间夹的软组织离开骨折断面;螺旋形骨折,也可通过骨折端的旋转达到复位。见图 4-1-6。

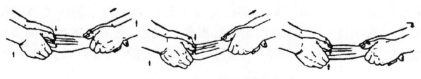

图 4-1-6　成角折顶手法

8. **按摩推拿**　这是骨折整复后的理筋手法。主要使骨折周围的肌肉肌腱等软组织舒展顺达,恢复肌肉肌腱的解剖位置。

（二）注意事项

（1）诊断明确，重视患者基础疾病。年老体弱患者、局部软组织弹性差、基础疾病较多者，施力应谨慎。

（2）抓住有利时机，及时整复，把握复位标准。准确把握骨折移位情况，做到心中有数，同时，对骨折的解剖复位和功能复位要有正确的估计，把骨折良好复位和功能康复结合起来。

（3）防止诱发严重并发症，适当采用麻醉方法。防止施力复位时诱发严重心脑血管病变，对适合手法整复，又不能耐受疼痛者，可采取局部麻醉或手术室麻醉的方法。

（4）持续和缓用力，避免暴力导致再发骨折。施术者应注意用力持续、和缓，以免加重损伤和增加骨折，对于老年患者，尤其应注意。

二、脱位的手法整复方法与注意事项

（一）手法整复方法

1. 拔伸牵引　关节脱位后，关节头移位，在软组织痉挛收缩下处于一个弹性固定状态，通过牵拉、拔伸，使异位的关节头回到正常位置，回纳关节窝。

2. 屈伸回旋　对于肢体关节脱位，可能存在肢体短缩，或关节头被关节囊及周围肌肉肌腱卡住等可能，则通过牵引下屈伸关节来进行复位，如肘关节后脱位可通过牵引加屈曲肘关节来复位；而对于关节头被卡住的情况，通过牵引加远端肢体旋转来解脱。

3. 拔伸托入　可使用端、提、捺正的一种或几种手法运用，适用于颞下颌关节脱位、肩关节脱位等。见图 4-1-7。

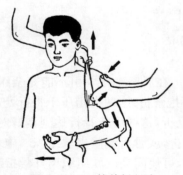 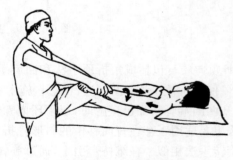

图 4-1-7　拔伸托入法　　　　　　图 4-1-8　手牵足蹬法

4. 手牵足蹬法（膝顶）　对于肩关节脱位或下肢肌力不强大的髋关节脱位，可使用此法，可单人完成。在维持牵引下，使用足或膝做杠杆支点，把关节头撬入关节窝，使肩关节复位。对于髋关节后脱位，在维持牵引下，利用足抵住腹股沟，通过摇晃患肢达到复位。见图 4-1-8。

5. 杠杆支撑　利用杠杆原理，支点离患肢末端越远，杠杆作用力越大，可很好整复肩关节的新鲜和陈旧性脱位，如杠杆上髃、椅背复位、挂门复位等。

（二）注意事项

（1）注意脱位发生机制，检查有无血管神经损伤。

（2）持续和缓用力，逆向施术，医患配合，助手配合。

（3）防止疼痛诱发严重并发症，采用适当的麻醉。

（4）手法轻巧，力争一次整复成功。

（5）脱位合并骨折者，先整复脱位，再整复骨折。

三、理筋手法

作为骨伤科重要的特色治疗方法，理筋手法历代各家均极为重视，也称推拿按摩手法。各地名家百花齐放，各有所长。通过手法治疗，可以活血化瘀，消肿止痛，使伤损处肿痛渐消；可以舒筋活络、理筋顺筋，治疗筋脉等软组织拘挛、筋错位；可以松解粘连、调养气血、散寒除痹，治疗筋脉肿痛，尤其是屈肌腱狭窄性腱鞘炎等软组织慢性炎症。

（一）按摩

1. 浅表按摩　使用手掌或指腹对患处及周围作弧形或直线的反复来回抚摸，可达到消肿止痛安神的作用。适用于体弱、低龄、肌肉瘦小之人。

2. 深度按摩　使用手指、手掌、掌根用力推磨，使力达深部，包括一指禅推法、捋顺法，可以达到解除痉挛、祛瘀生新、松解粘连等作用，适用于陈伤、粘连、慢性劳损及风寒湿痹等。

（二）揉法

用手指或手掌在患处作弧形揉动的一种手法，可以做单纯的揉法，也可作拇指的弹筋拨络法，以拇指用力作筋的横向反复多次拨动，似弹琴弦。揉法可以起到散瘀消肿、缓解疼痛作用；拨络法可以起到解除痉挛、消除粘连作用。揉法适应于颈项、胸腹等不宜大力施术之处；拨络法适用于颈肩、四肢等处。

（三）擦法

使用手掌、手指在患处来回摩擦的手法。可以达到温经通络、散瘀止痛、松解粘连等作用，适用于肌肉丰厚之处，如胸腹、腰背、大腿等处之风寒湿痹、慢性劳损。

（四）㨰法

使用掌指关节在患处来回按压滚动的手法，施术时紧贴患部，不能跳动。可以调和营卫、舒筋通络、调达气血，适用于肌肉丰厚之处。

（五）点穴法

需要了解人体经络，按照循经取穴的方法进行操作。通过手指对穴位进行按压，刺激气血经络运行不畅，也称穴道按摩。可以起到针刺穴位的作用，有条畅气血经络、调和阴阳平衡、调理脏腑等功效，适用于胸腹部内伤、腰背劳损等。

（六）搓法

是使两手掌相对放置患部两侧，朝上下前后搓动的手法。特点是两手掌相对相向用力，动作连贯平衡。可以调和气血、舒松脉络多用于四肢，常于手法结束时使用。

（七）抖法

握住患肢远端抖动患肢、活动关节的一种手法，常用于理筋结束时，可以放松肌肉、松解粘连、滑利关节筋脉。适用于四肢关节僵硬、筋脉拘挛等。

四、关节活动手法

主要适用于关节错缝或骨折脱位后遗症，通过手法治疗，达到舒筋通络、通利关节、矫正骨节错缝等症状。

（一）屈伸收展

关节的主要功能是以屈伸活动为主，包括外展、内收、旋转等功能。因此，通过被动屈伸收展患处关节，可以松解挛缩、解除粘连、滑利关节，适用于四肢关节的僵硬、活动受限等。

（二）旋转摇晃

对于关节存在旋转活动障碍者，可使用旋转摇晃手法。主要是四肢关节活动不利者，对于年老体弱、骨质疏松患者，谨慎使用颈部、腰部的旋转手法，以防医源性损伤。

（三）拔伸牵引

与整复脱位的手法操作一样，由施术者一人或助手协助完成操作。可以调节关节、松解痉挛、舒筋通络，适用于小骨节错缝、关节僵硬、筋脉挛缩等。

第二节 针 灸 疗 法

针灸学是中医学的重要组成部分，针是针刺，灸是利用火热之物在体表烧灼或烫熨。两种治法均需循经取穴、辨证论治，可以取到调和阴阳脏腑、扶正祛邪、行气活血、疏通经络等重要作用。古人很早就运用针灸进行骨伤疾病的治疗，《素问·缪刺论》中有："人有所堕坠，恶血留内，腹中胀满，不得前后，先饮利药。此上伤厥阴之脉，下伤少阴之络，刺足内踝下，然骨之前血脉出血，刺足跗上动脉，不已，刺三毛各一痏，见血立已。左刺右，右刺左。"针灸方法运用得当，不失为骨伤科临床的一大治疗手段。

一、骨伤科针灸适应证

1. **针刺适应证** 筋伤包括颈肩部疼痛疾病，腰背部疼痛，腰腿痛，四肢关节扭伤，慢性劳损和关节炎等。

2. **灸法适应证** 风寒湿痹，慢性劳损，寒邪凝滞痉挛等。

3. **针灸治疗严重病症** 包括严重创伤后脱证、外伤后截瘫等。

二、针灸种类

（一）普通针刺

以针刺穴位来治疗病痛的方法，通过刺入穴位或增加提插、捻转等运针而得气，治疗机制为通过补泻调整人体或局部气血阴阳。新伤、急性伤痛采用"以痛为俞"结合邻近取穴针刺；陈伤以循经取穴结合邻近取穴针刺；陈伤间夹风寒湿邪时先针刺再结合拔火罐治疗。

（二）电针

针刺得气后，连接针柄和电针仪的输出导线，通过微电流加强持续地刺激，治疗以连续波、疏密波为主。

（三）穴位注射

穴位注射是将针灸与注射疗法结合，将药物注射到机体某一部位（穴位）来治病的一种方法。具有良好的活血化瘀、消肿止痛作用，能达到针刺和药物治疗的双重效果。使用时注意无菌操作和注射剂量。

（四）耳针

人体产生疾病时，在耳郭的相应部位出现反应点，对这些反应点进行针刺来治疗疾病的方法，称为耳针法。反应点主要有压痛、丘疹、硬结、水泡、皮屑等异常点。

（五）头针

头针又称头皮针，是将传统的针灸学结合现代解剖学、神经生理学及生物全息论，通过针刺头部的特定部位，以治疗疾病的一种新的方法。其理论依据主要有两种：一种是中医脏腑经络理论，二是大脑皮层的功能定位在头皮的投影，以指导选取头穴线。头针已成为世界一些国家临床医生常用的治疗方法之一。中国针灸学会按分区定经，经上选穴，并结合古代透刺穴位的方法，拟定了《头皮针穴名标准化国际方案》，并于1984年在日本召开的世界卫生组织西太区会议上正式颁布。

（六）灸法

将灸火的热量传于机体，通过温热和药物作用来刺激经络腧穴，以达到治病防病的一种方法。灸法可以弥补针刺的不足。常见灸法有艾炷灸、艾卷灸、温灸器灸等。骨伤科常用灸法有艾条灸、隔姜灸和温灸器灸。灸法有较好的温经散寒、行气活血、舒筋通络、消肿止痛、回阳救逆及防病保健作用。

三、骨伤科常用针灸穴位及作用

见表4-2-1。

表4-2-1　骨伤科常用针灸穴位位置及主治病症

部位	穴位名称	位置	主治
头部	承浆	面部，颏唇沟的正中凹陷中	头项强痛、面神经麻痹
	水沟	人中沟的上1/3与下2/3交界处	休克、晕厥、腰扭伤、痛经等
	印堂	两眉毛内侧端中点的凹陷中	头痛眩晕、鼻衄、鼻渊、小儿惊风、产妇血晕
	百会	头部，前发际正中直上5寸，或耳尖直上头顶正中	头痛目眩、鼻塞耳鸣、中风失语、癫狂
	风府	颈后区，枕外隆凸直下，两侧斜方肌之间的凹陷中	头痛、眩晕、项强、咽喉肿痛
	太阳	眉梢与目外眦之间，向后约一横指凹陷中	头痛、目疾、面瘫
	天柱	横平第2颈椎棘突上际，斜方肌外缘凹陷中	头项强痛、感冒、咽喉肿痛、目赤痛
	肩井	大椎穴与肩峰最外侧点连线的中点	颈项痛、肩背痛、臂不举、瘰疬
肩臂部	肩髃	肩峰外侧缘前端与肱骨大结节两骨间凹陷中	肩关节痛、上肢疼痛麻木、瘫痪等
	臂臑	曲池上7寸，三角肌前缘	肩臂酸痛、上肢瘫痪
	肩髎	肩峰后下方，肩峰角与肱骨大结节两骨间凹陷中	肩关节痛、上肢疾病

（续　表）

部位	穴位名称	位置	主治
肩臂部	肩前	肩前区，正坐垂肩，腋前皱襞顶端与肩髃连线的中点	肩臂痛、臂不能举
	肩中俞	第7颈椎棘突下，大椎旁开2寸	肩背痛、气喘、咳嗽
	肩外俞	第1胸椎棘突下旁开3寸	肩背部疼痛、颈项强急
	曲垣	冈上窝内侧端，当臑俞与第2胸椎棘突连线的中点	肩胛疼痛
	天宗	肩胛冈的中点与肩胛骨下角连线的上1/3与下2/3的交点凹陷中	肩胛疼痛、肩背部损伤、气喘
	臑俞	腋后纹头直上，肩胛冈下缘凹陷中	肩关节痛、上肢疾病
	巨骨	锁骨肩峰端与肩胛冈之间的凹陷中	肩臂痛不得屈伸
	肘髎	肱骨外上髁上缘，髁上嵴的前缘	肱骨外上髁炎、肘关节痛
上肢部	曲池	尺泽与肱骨外上髁连线的中点	上肢疼痛、麻木、瘫痪、感冒发热、高血压
	手三里	曲池下2寸，阳溪与曲池的连线上	上肢病症、腰背痛、腹泻
	合谷	第1、2掌骨间，第2掌骨桡侧中点	发热恶寒、感冒、头面五官诸疾、经闭滞产等妇产科疾病
	支沟	前臂后区，腕背侧远端横纹上3寸，尺骨与桡骨间隙中点	耳聋、耳鸣、暴喑、胁肋痛、便秘、瘰疬、热病
	内关	腕掌侧远端横纹上2寸，掌长肌腱与桡侧腕屈肌腱之间	胸闷、胸痛、胃痛、呕恶、心悸、虚烦等
	外关	腕背侧远端横纹上2寸，桡骨与尺骨两骨间凹陷中	头痛发热、胁痛、手指麻木、便秘、耳聋
	养老	腕背侧远端横纹上1寸，尺骨头桡侧凹陷中	项强、落枕、肩臂痛、腰脊痛、视力模糊
	列缺	腕掌侧远端横纹上1.5寸，拇短伸肌腱和拇长展肌腱之间，拇长展肌腱沟的凹陷中	咳嗽、气喘、头痛、颈项强、咽喉痛、牙痛
	大陵	腕掌侧远端横纹中，掌长肌腱与桡侧腕屈肌腱之间	胸痛、手指麻木、心悸等
	落枕	手背第2、3掌骨间的1/3与后2/3交界处	落枕，颈项强通、急性腰扭伤、手指麻木
	腰腿点	手背第2指伸肌腱桡侧及第4伸肌腱尺侧	急性腰扭伤、手指麻木
	八邪	1～5指指间，指蹼缘后方赤白肉际处	肩背痛、手指麻木
	后溪	手内侧，第5掌指关节尺侧近端赤白肉际凹陷中	头项强痛、落枕、耳聋、目赤、癫狂、疟疾

（续 表）

部位	穴位名称	位置	主治
上肢部	腕骨	腕区，第5掌骨底与三角骨之间的赤白肉际凹陷中	头项强痛、指挛强痛、目翳、黄疸、热病、疟疾
	命门	脊柱区，第2腰椎棘突下凹陷中，后正中线上	腰脊强痛、下肢痿痹、月经不调、赤白带下、小腹冷痛、腹泻
	腰阳关	脊柱区，第4腰椎棘突下凹陷中，后正中线上	腰骶疼痛、下肢痿痹、月经不调、赤白带下、遗精、阳痿
腰腹部	风门	脊柱区，第2胸椎棘突下，后正中线旁开1.5寸	项强、胸背痛、感冒、咳嗽、发热、头痛等外感症状
	膈俞	脊柱区，第7胸椎棘突下，后正中线旁开1.5寸	血瘀诸症、呕吐、呃逆、气喘、吐血等上逆之证，皮肤瘙痒、贫血、潮热盗汗
	肝俞	脊柱区，第9胸椎棘突下，后正中线旁开1.5寸	胁痛、黄疸、各种目疾、癫狂病、脊背痛
	肾俞	脊柱区，第2腰椎棘突下，后正中线旁开1.5寸	各种肾虚病症、泌尿生殖系统疾患、月经不调、带下、消渴
	气海俞	脊柱区，第3腰椎棘突下，后正中线旁开1.5寸	肠鸣腹胀、痛经、腰痛
	大肠俞	脊柱区，第4腰椎棘突下，后正中线旁开1.5寸	腰腿痛、腹胀腹泻
	小肠俞	脊柱区，横平第1骶后孔，后正中线旁开1.5寸	泌尿系生殖系统疾病、腹泻、痢疾、疝气、腰骶痛
	志室	腰区，第2腰椎棘突下，后正中线旁开3寸	遗精、阳痿、小便不利、水肿、腰脊强痛
	腰眼	腰区，横平第4腰椎棘突下，后正中线旁开3.5寸	腰痛、月经不调、带下、虚劳
	夹脊	脊柱区，第1胸椎至第5腰椎棘突下两侧，后正中线旁开0.5寸，一侧17穴	上胸部治疗心肺上肢疾病、下胸部治疗胃肠疾病、腰骶部治疗腰腹及下肢疾病
	期门	胸部，第6肋间隙，前正中线旁开4寸	胸胁胀痛、呕吐、吞酸、呃逆、腹胀、腹泻、奔豚气、乳痈
	膻中	胸部，横平第4肋间隙，前正中线上	胸中气机不畅的病症、产后乳少、乳痈
	气海	下腹部，脐中下1.5寸，前正中线上	妇科病症、泌尿系统病症
	关元	下腹部，脐中下3寸，前正中线上	元气虚损病症、少腹疼痛、疝气、肠腑病症、泌尿系病症、男科疾病
	云门	前正中线旁开6寸，锁骨下缘	咳嗽气喘、胸中烦满、肩臂痛
	章门	侧腹部，第11肋游离端的下际	腹胀、肠鸣、胁痛、痞块
	居髎	髂前上棘与股骨大转子连线的中线	腰腿痛、瘫痪、疝气、少腹痛

（续　表）

部位	穴位名称	位置	主治
腰腹部	环跳	臀部，股骨大转子最凸点与骶管裂孔的外 1/3 与内 2/3 交点处	腰胯疼痛、下肢痿痹、半身不遂、风疹
	秩边	腰骶部，横平第 4 骶后孔，骶正中嵴旁开 3 寸	腰骶痛、下肢痛、小便不利、便秘、痔疮、阴痛
	殷门	臀横纹中点直下 2 寸	急性腰扭伤、坐骨神经痛、麻木、瘫痪
	委中	腘横纹中点	腰膝痛、小腿腓肠肌痉挛
下肢部	承山	小腿后区，腓肠肌两肌腹与肌腱的交角处	腰腿拘急、疼痛、痔疮、便秘、腹痛、疝气
	昆仑	踝区，外踝尖与跟腱之间的凹陷中	后头痛、项强、目眩、腰骶疼痛、足踝疼痛、癫痫、滞产
	京骨	跖区，第 5 跖骨粗隆下方，赤白肉际处	头痛、项强、腰腿痛、癫痫、目翳
	阳陵泉	小腿外侧，腓骨头前下方凹陷中	肝胆犯胃病症、膝肿痛、下肢痿痹麻木、小儿惊风
	悬钟	小腿外侧，外踝尖上 3 寸，腓骨前缘	痴呆、中风、颈项强痛、胸胁满痛、下肢痿痹
	丘墟	踝区，外踝的前下方，趾长伸肌腱的外侧凹陷中	目赤肿痛、目翳、颈项痛、腋下肿、胁肋痛、外踝肿痛、足内翻、足下垂
	伏兔	股前区，髌底上 6 寸，髂前上棘与髌底外侧端的连线上	下肢痿痹、腰痛、膝冷疝气、脚气
	梁丘	股前区，髌底上 2 寸，骨外侧肌与股直肌肌腱之间	急性胃痛、膝肿痛、下肢不遂、乳痈、乳痛
	膝眼	髌韧带两侧凹陷中	膝关节扭伤、劳损、酸痛
	足三里	小腿外侧，犊鼻下 3 寸，胫骨前嵴外 1 横指处，犊鼻与解溪的连线上	胃肠病症、下肢痿痹、癫狂、乳痈、肠痈、虚劳
	条口	小腿外侧，犊鼻下 8 寸，犊鼻与解溪的连线上	下肢痿痹、转筋、肩臂痛、脘腹疼痛
	解溪	踝区，踝关节前面中央凹陷中，跨长伸肌腱与趾长伸肌腱之间	下肢痿痹、踝关节病、足下垂、头痛、眩晕、癫狂、腹胀、便秘
	血海	股前区，髌底内侧端上 2 寸，股内侧肌隆起处	妇科病、热性皮肤病、膝股内侧疼痛
	三阴交	小腿内侧，内踝尖上 3 寸，胫骨内侧缘后际	大腿内侧及阴部疼痛、遗精、失眠、妇科病
	太冲	足背，第 1、2 跖骨间，跖骨底结合部前方凹陷中，或触及动脉搏动处	肝经风热、妇科病、肝胃病、癃闭遗尿、下肢痿痹

第三节　封 闭 疗 法

封闭疗法是将药物注射到痛点或特定部位以达到消炎止痛等作用的一种疗法。

一、作用

（1）抗炎作用：利用激素或其他药物达到消炎作用。糖皮质激素可稳定溶酶体膜，减少各种水解酶的释放，减轻软组织及周围神经的炎性反应。

（2）利用局部注射液隆起达到抑制纤维结缔组织再生，分离粘连，防止瘢痕形成。

（3）激素还可增强机体对病理损害的适应性和抵抗能力。

（4）某些中药注射剂可以活血化瘀、消肿止痛、补益气血等作用；维生素 B 族可以营养神经等。

二、适应证

封闭疗法临床使用较广，包括机体各部位的软组织的急慢性损伤、退变性疾患、缺血性炎症等，均可适用。

（1）腱鞘炎：如屈指肌腱狭窄性腱鞘炎等。

（2）肌腱炎：肌腱起止点的慢性无菌性炎症，如肱骨外上髁炎、鹅足炎等。

（3）外伤性关节炎、骨性关节炎、风湿性关节炎。

（4）滑囊炎：如肩峰下滑囊炎、跟底滑囊炎等。

（5）滑膜炎软骨炎：关节损伤或手指滑膜炎、软骨炎、跖底腱膜炎。

（6）韧带损伤：踝关节、膝关节扭伤之韧带损伤。

（7）风湿性肌纤维织炎、肌筋膜炎、肩周炎。

（8）周围神经痛：脊神经根受压之腰腿痛、尺神经沟处神经炎、梨状肌综合征之坐骨神经痛等。

三、禁忌证

（1）局部皮肤破损或存在感染灶。

（2）有消化道溃疡病史。

（3）存在软组织与关节结核活动性病灶。

（4）有严重的全身性疾病，如严重的骨质疏松、恶性肿瘤、血友病、糖尿病、结核病等。

（5）肝肾功能损害较重者。

（6）孕妇、哺乳期妇女。

（7）诊断不明者。

四、操作要点

（1）局部消毒，严格无菌操作。注射点保持干洁至少 3 日。

（2）封闭部位准确，注入炎症病灶内，如腱鞘内、肌止点、痛点等。

（3）防止误入血管。注射前先回抽，无回血则开始注射。

（4）常用封闭部位：腱鞘、肌止点、关节内、穴位、神经干周围、椎管内及痛点等。

（5）封闭 1～3 次为 1 个疗程，一般情况下每周 1 次。

（6）封闭时严格核对患者姓名、诊断、病灶、药物等，防止治疗错误。

（7）封闭药液量 2～6 ml，不宜太多。

五、常用药物

（1）局麻药：2％利多卡因。

（2）激素：醋酸泼尼松龙、醋酸氢化可的松等。

（3）透明质酸酶：玻璃酸酶、玻糖酸酶。

（4）中药注射剂：红花注射液、当归注射液、丹参注射液等。

（5）维生素注射液：维生素 B_1、B_6、B_{12} 等注射液。

第四节　物　理　疗　法

物理疗法简称理疗，是利用各种物理方法作用机体，促进机体产生生物学效应，从而增强功能、抵抗疾病、加速康复的一种疗法。常用的治疗媒介有电、磁、热、冷、光、声等。

一、作用

（1）促进局部和全身的气血运行，改善局部组织的血液循环，消炎消肿。

（2）镇痛作用。疼痛产生的机制常见的有缺血、代谢废物刺激、炎症刺激、致痛介质以及情绪精神等因素，而合适的理疗可以提高痛阈，中断致痛途径等。

（3）减少瘢痕和粘连作用。合适的理疗也可以减轻伤口及瘢痕组织胶原纤维的生成和玻璃样变性，改善局部血液循环和营养供应，减少瘢痕组织形成和粘连的产生。

（4）避免和减轻并发症和后遗症。减轻各种原因导致的关节功能障碍和肌肉萎缩，减轻关节的后遗症。

二、种类

（一）电疗法

1. 直流电疗法　安全范围的直流电经过机体可引起组织内正负离子的定向移动、带电胶粒的电泳和水分子的电渗，继而引起组织兴奋、细胞膜结构与通透性、酸碱度和组织含水量的变化，产生止痛镇静、消炎、调节肌张力、促进神经再生和骨折愈合，以及调节神经系统和内脏功能的作用。常见的如中药离子导入疗法。

2. 低频电疗法　指运用低于 100 Hz 频率的各种波形的脉冲电流来治疗机体的方法。低频电疗法常见的有：电刺激疗法、感应电疗法和间动电疗法，具有良好的镇痛、调节肌张力作用，可以较好地促进神经系统和内脏系统的功能恢复。

3. 中频电疗法　指运用 100 Hz～1 000 Hz 之间频率的正弦电流来治疗机体疾病的方法。中频电疗法常见的有：等幅中频正弦电疗法、调制中频电疗法和干扰电疗法，具有良好的镇痛、促进血液循环和淋巴回流、调节肌张力、松解粘连、治疗瘢痕组织的作用。

4. 高频电疗法　指运用高于 10 000 Hz 频率的电磁振荡电流来治疗机体的方法。高频电疗法常见的有长波疗法、中波疗法和短波疗法、超短波疗法、微波疗法、射频疗法等，具有良好的热效应和非热效应,如镇痛、消炎作用;促进白细胞吞噬能力、促进神经纤维再生、控制急性炎症的发展等功能。

(二) 光疗法

光疗法是使用阳光或人造光源来作用机体的疗法。临床常用可见光、红外线、紫外线、激光等作为光源。

1. 红外线　红外线具有良好的温热效应,但效应作用较表浅。可促进局部血液循环,缓解痉挛、止痛较好;还可干燥组织,促进伤口愈合等功能。

2. 紫外线　为一种光化学辐射线,分为 A、B、C 三种波长。A 波波长 320～400 nm,生物作用弱,可造成皮肤色素沉着、产生荧光反应,用于治疗过敏与佝偻病。B 波波长 280～320 nm,可调节机体代谢,增强免疫能力,促进组织愈合。C 波波长 180～280 nm,可产生光聚合作用,用于杀灭细菌和病毒,或抑制其生长和繁殖。

(三) 超声波疗法

超声波是一种机械弹性振动波,振动频率超过 20 kHz,作用机体时,产生机械振动作用,促进炎症消散、瘢痕软化和组织修复。

(四) 磁疗法

是利用磁性物质或人造电磁场,来调节细胞膜生物电位、离子交换及生物高分子的磁矩取向,达到消炎消肿、镇痛镇静等作用。

(五) 温热疗法

指各种利用热介质来进行治病保健的疗法,常见有水、沙、铁砂、醋、泥类、蒸汽等热媒介,以及桑拿浴、石蜡疗法、温泉疗法、沙浴疗法等形式,具有良好的温热散寒、温经通络、舒筋发汗、祛湿除痹等功效。

(六) 冷疗法

指各种利用冷媒介来进行治病保健的疗法,常见有冷水、冰水等冷媒,以及冷敷毛巾、冰块按摩、冰水袋冷敷等形式,具有良好的降低组织代谢率、降低神经传导速度、抑制神经冲动传入、降低疼痛感觉等功效。但对于年高体弱的老年人应慎用。

第五节　夹板外固定

夹板固定是中医骨伤科治疗的特色之一。早在晋代葛洪就在《肘后备急方》中记载了竹片绑缚固定骨折。随着时代的发展,目前临床上夹板的种类和材质均有所变化发展,由最初的竹片、杉树皮、小树棍、小木板到现代的玻璃纤维板、高分子塑形板、树脂板、铝合金板等。由于小夹板体现中医骨伤科的骨折治疗四大原则,尤其贯彻"动静结合"的思想,因此在临床上具有长盛不衰的生命力。

一、原理

(1) 夹板、扎带、软垫共同绑缚作用,产生向心作用力,通过夹板两端的扎带与中间扎带三点产生的杠杆作用,以抵抗骨折的成角畸形、侧方移位等。见图 4-5-1。

(2) 绑缚的向心力与肌肉的收缩力协同作用,产生摇摆触碰的整复效果,使骨折对位更为紧密。

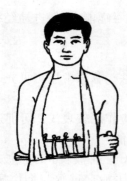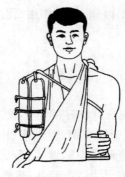

图 4-5-1　前臂、上臂小夹板固定

（3）通过夹板的绑缚固定，使伤肢处于对抗骨折移位倾向的位置，防止固定后再移位。如某些屈曲型骨折采用中立位或伸直型固定。

二、适应证

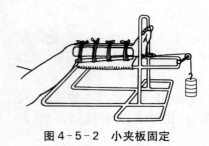

图 4-5-2　小夹板固定

（1）四肢闭合性骨折通过手法整复能达到功能复位标准及以上者。肌肉丰厚处骨折可结合牵引固定。见图 4-5-2。

（2）关节内或邻近关节骨折，手法整复后能达到满意复位者。

（3）四肢开放性骨折，创口较小，经严格消毒清创后，可采用小夹板固定者。

（4）四肢陈旧性骨折，经手法整复能达到功能复位标准及以上者。

三、禁忌证

（1）难于手法整复和固定的关节内骨折。

（2）创面较大的开放性骨折。

（3）伴有较严重的皮肤肌肉等软组织损伤的骨折。

（4）伴有明显神经和血管损伤的骨折。

四、注意事项

（1）抬高患肢，促进静脉回流以消肿。

（2）密切观察，及时了解患肢血液循环及色泽、感觉、肿胀、末端肢体活动等内容，防止过紧导致血液循环障碍及压迫神经、肌肉等。

（3）及时调整扎带的松紧度。开始绑扎时，以扎带打结能在甲板上下滑动 1 cm 为度。当发现肢体明显肿胀影响血液循环时，及时调整。当发现肢体远端异常感觉、被动牵拉痛等血循环障碍时更应及时检查、松解、调整。

（4）当夹板内放置固定垫、压垫，或位于骨突部位时，应及时检查，防止压疮。

（5）及时复查 X 片，防止骨折再移位。

（6）开放性骨折，应及时检查小夹板内伤口状况，防止感染。

（7）当骨折处覆盖有外用药（膏药、散药等）时，密切观察，防止皮肤过敏及溃烂。

（8）小夹板固定后，及时进行患肢的功能康复锻炼。

（9）注意不同部位小夹板外固定的时间，防止超期固定导致肢体关节功能障碍。

第六节　石膏固定术

石膏绷带固定由俄国外科医生彼洛戈夫于 1851 年创立，一经问世，便使用至今，仍在临床固定中起重要作用，并以其固定的原理和方法，激发其他外固定材料（玻璃纤维、高分子树脂等）、固定方法的创新和发展。

一、原理

（1）熟石膏泡水后变软，可以很好地贴附患肢塑形。

（2）石膏绷带干燥后，极为坚硬，固定强度较大，固定可靠。

（3）同样可以利用杠杆原理，利用两端及中部，采用加压塑形方式，对骨折起到矫正畸形、维持固定作用。见图 4-6-1。

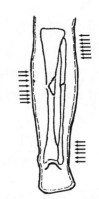

图 4-6-1　管型石膏的三点挤压法

二、适应证

（1）需要大范围固定的骨折或脱位，如脊柱骨折、股骨干骨折、髋关节脱位等。

（2）合并较严重的软组织损伤的骨折脱位，不宜夹板固定者。

（3）某些骨折或脱位，需跨关节固定，不宜小夹板固定者。

（4）某些骨折或脱位术后，固定力量不足，需要外固定加强者。

（5）含有炎性变病灶的肢体，采用石膏固定，以局部制动。

三、类型

（1）石膏托：以能达到包围肢体外围 2/3 左右为度。一般用于骨折的术前临时固定，或不需要坚强固定、肿胀明显者。见图 4-6-2。

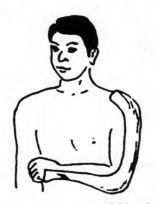

图 4-6-2　长臂石膏托固定

（2）石膏夹：或称前后托。适用于四肢骨折脱位的保守治疗者。见图4-6-3。

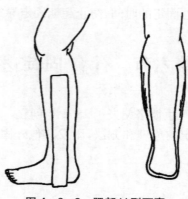

图4-6-3　踝部U型石膏

（3）石膏管型：四肢全包围的石膏外固定，可达到极佳的石膏塑形。一般适用于肿胀变化较小、需长期维持管型固定的患者。见图4-6-4、图4-6-5。

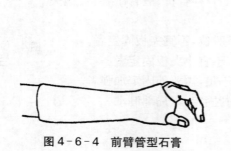
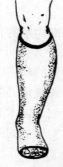

图4-6-4　前臂管型石膏　　　　图4-6-5　小腿管型石膏

（4）躯干石膏：如需大范围固定的躯干及躯干肢体移行部的固定：头颈胸石膏、石膏围领、胸臂石膏、石膏背心、石膏围腰及髋"人"字石膏等。见图4-6-6。

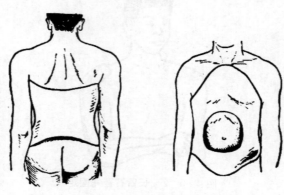

图4-6-6　石膏背心

（5）特殊类型的石膏：小儿先天髋脱位的蛙式石膏，下肢交互皮瓣外固定的铰链石膏、石膏床等。见图 4-6-7、4-6-8。

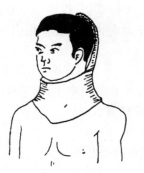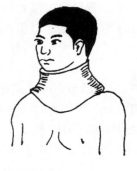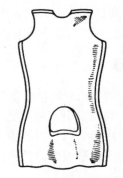

图 4-6-7　石膏围领　　　　　　　　图 4-6-8　仰卧式石膏床

四、并发症

（1）压疮：石膏与皮肤间未放置绵纸，长期持续地局部压迫造成皮肤及皮下坏死。

（2）缺血性肌挛缩等。如肢体肿胀严重，石膏外固定阻断远端血液循环，可造成肢体缺血性肌挛缩。

（3）石膏压迫造成局部神经或血管的严重损伤，甚至形成坏疽或肌肉瘫痪。

（4）较封闭的石膏外固定可能造成肢体伤口或术瘢感染。

（5）长期固定造成肌肉萎缩、骨质脱钙、关节僵硬、肢体活动功能差。

（6）躯干石膏造成泌尿系结石、肺部感染。

（7）拆除石膏时，尤其石膏管型，易造成二次损伤。

五、注意事项

（1）做石膏固定时，应多人协作、医患合作，维持合适的肢体位置。

（2）注意维持石膏固定到彻底干燥，可使用电吹风、吹风机等，防止变形、松垮，禁止挤捏、指头压迫石膏。

（3）在某些特殊部位应加强软垫，防止压迫。

（4）密切观察肢体肿胀情况，及远端肢体的色泽、感觉、活动、血运等情况。

（5）及时复查 X 片，防止骨折再移位。

（6）肢体肿胀消退后，及时更换石膏外固定，保持外固定妥帖。

（7）防止石膏两端及骨突部位的压迫。

（8）注意石膏的修整，保持边缘钝圆光滑、某些特殊部位的开窗等。

（9）注意不同部位石膏外固定的时限，防止超期固定导致肢体关节功能障碍。

第七节　牵　引　术

牵引术是骨伤科治疗骨折脱位及维持肢体固定的一种重要方法。在我国，很早以前就有利用牵引装置来进行骨折脱位的整复和治疗。元代危亦林在《世医得效方》中记载脊柱骨折采用悬吊牵引复位的方法;《证治准绳》中有颈椎骨折脱位的整复记录:"用手巾一条,绳一根,系在枋上,垂下来,以手巾兜缚颏下,系于后脑,杀缚结绳头。却以瓦坛一个,五六寸高,看捺入深浅,斟酌高低。令患人端正坐于坛上,令伸腿坐定。医者用手掣捺平正,说话令不知觉,以脚一踢,踢去坛子。"目前,牵引疗法仍是临床常用方法。牵引术分为**皮肤牵引**和**骨牵引**两大类。

一、原理

(1) 利用适当的牵引重量与身体(肢体)的重力或机械支撑力作对抗牵引,纠正骨折的移位。
(2) 利用牵引重量对抗肌肉收缩力,来进行骨折或脱位的整复。
(3) 当牵引力与对抗力平衡时,维持固定肢体、放松关节。
(4) 术前牵引以方便手术操作;术后牵引以利固定、制动和方便护理。

二、皮肤牵引

是指使用两面胶布黏贴皮肤做牵引带或带搭扣牵引套,挂载重量牵引肢体的方法。皮肤牵引具有无创、操作简单的特点。见图4-7-1。

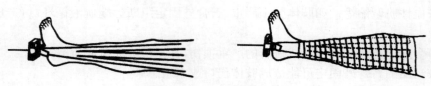

图4-7-1　下肢皮肤牵引

(一) 适应证
(1) 老年人骨折移位较小、只需维持适度牵引者。
(2) 小儿股骨干骨折。
(3) 伤前患肢已失去大部功能者。
(4) 体弱多病患者,不能耐受骨牵引治疗者。
(二) 注意事项
(1) 注意观察皮肤是否对黏胶布过敏。
(2) 注意牵引重量一般不超过5 kg,以防止损伤皮肤和影响血供。
(3) 皮肤牵引一般不超过3周。
(4) 采用皮牵引套牵引时,注意垫毛巾防止皮肤刺激。
(5) 及时复查X片,防止牵引不足或过牵。
(6) 患肢存在皮肤病时一般不采用皮牵引。
(7) 经常检查牵引装置,防止牵引松垮或压疮。

三、骨牵引

是使用骨圆针穿透骨质挂载重量进行牵引的方法。骨牵引具有牵引重量大、牵引作用强、方便局部治疗与护理、对骨折脱位具有良好的整复作用的优点。同时,也具有有创、感染的风险,一般不适合儿童青少年。临床上,老年患者骨牵引术多使用下肢牵引,上肢牵引术使用较少。

(一) 适应证

（1）肌肉收缩力量较强部位的骨折脱位，以及开放性骨折、骨盆骨折、不稳定性骨折、髋关节中心型脱位等。

（2）颈椎的骨折脱位。

（3）不适合皮肤牵引的短管状骨折。

（4）某些手术的术前准备，如陈旧性股骨颈骨折人工关节置换术术前准备、某些先天性髋关节发育不良伴严重骨性关节炎行人工关节置换术的术前准备等。

（5）某些开放性骨折或软组织损伤严重的骨折。

(二) 禁忌证

（1）牵引部位存在感染灶或皮肤等软组织损伤污染严重。

（2）牵引部位存在特殊病变，如肿瘤、结核、骨髓炎等。

（3）牵引部位需要切开手术。

(三) 骨牵引的种类

1. *尺骨鹰嘴骨牵引*　见图 4-7-2。

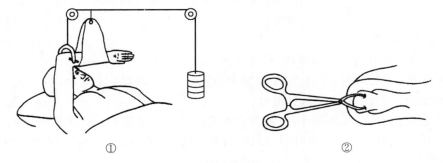

图 4-7-2　尺骨鹰嘴骨牵引

（1）适应证：肱骨外科颈骨折、肱骨干骨折、肱骨髁上骨折等。

（2）操作要点：定好进、出针点，即尺骨鹰嘴顶下 2 cm 旁开各一横指。先做局麻，手摇钻进针。

（3）注意事项：注意无菌操作，进针方向由内向外以免损伤尺神经。牵引重量 2～5 kg，牵引时间 4 周左右。注意针眼的及时消毒。

2. *股骨髁上牵引*　见图 4-7-3。

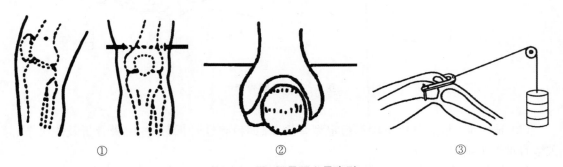

图 4-7-3　股骨髁上骨牵引

（1）适应证：髋关节脱位、骶髂关节脱位、髋部骨折、股骨干骨折、骨盆骨折有垂直性损伤向上移位的等。

（2）操作要点：定位好进、出针点，患肢置于布朗架上，于髌骨上一横指之横线与通过腓骨小头、股骨内髁隆起各引一条垂线与之相交点。先做局麻，手摇钻进针。

（3）注意事项：注意无菌操作，进针方向由内向外以免损伤股动脉。牵引重量 $1/11\sim1/7$ 体重，牵引时间根据损伤部位和类型确定。注意针眼应及时消毒，防止牵引针内外滑动导致感染。远端床脚可适当垫高以对抗牵引。

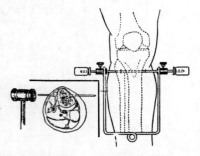

图 4-7-4　胫骨结节牵引

3. 胫骨结节牵引　见图 4-7-4。

（1）适应证：老年人股骨干骨折、股骨髁上伸直型骨折、髋部骨折、髋关节脱位等。

（2）操作要点：定好进、出针点，即胫骨结节顶下 2 cm 旁开各二横指。先做局麻，手摇钻进针。

（3）注意事项：注意无菌操作，进针方向由外向内以免损伤胫前动脉。牵引重量 $1/10\sim1/8$ 体重，牵引时间根据损伤部位和类型确定。注意针眼的及时消毒，防止牵引针内外滑动。

4. 胫腓骨远端牵引

（1）适应证：胫腓骨中上段骨折、膝部骨折等。

（2）操作要点：定好进、出针点，患肢置于布朗架上，于内踝尖上 3 cm 引一横线与胫腓骨垂直线之相交点。先做局麻，手摇钻进针。

（3）注意事项：注意无菌操作，进针方向由内向外穿透胫腓骨。牵引重 4～6 kg，牵引时间根据损伤部位和类型确定。注意针眼的及时消毒。远端床脚可适当垫高以对抗牵引。

5. 跟骨牵引　见图 4-7-5。

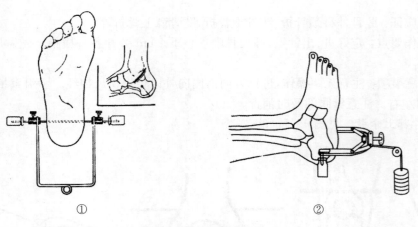

① 　　　　　　　　　　　　　　　②

图 4-7-5　跟骨牵引

（1）适应证：胫腓骨中下段不稳定型骨折、踝部粉碎性骨折、某些跟骨骨折及髋关节、膝关节轻度挛缩的早期治疗等。

（2）操作要点：定好进、出针点，即内踝尖与跟部后下缘连线中点，垂直跟骨面进针并穿透对侧皮质。先做局麻,手摇钻进针。

(3) 注意事项:注意无菌操作,进针方向由内向外。牵引重量4~6kg,牵引时间根据损伤部位和类型确定。注意针眼的及时消毒,防止牵引针内外滑动。

6. *颅骨牵引* 见图4-7-6。

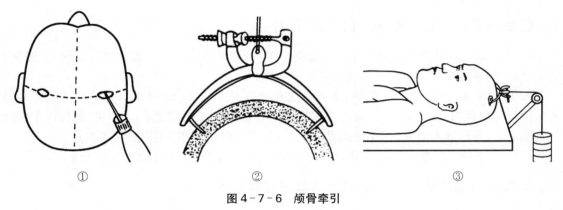

①   ②   ③

图4-7-6 颅骨牵引

(1) 适应证:颈椎骨折脱位,尤其合并颈髓损伤者。

(2) 操作要点:定好进、出针点,即先通过两耳后乳突画一冠状线,再通过两侧眉外端各引一条垂线于上述线相交。先做局麻,尖刀切开交点1cm。手摇钻钻入带安全隔板的钻头(成人颅骨外板厚约4mm,儿童外板厚约3mm)。冰钳牵引,头侧床脚垫高。

(3) 注意事项:注意无菌操作,钻头钻入颅骨外板的深度不可超过安全线。牵引重量:第1颈椎4kg,每下一椎体增加1kg。复位后维持重量为3~4kg。注意针眼应及时消毒,防止牵引针滑脱。

第八节 骨科微创手术方法

一、椎间盘髓核溶解术

1. *适应证* 病史较短、CT或MRI可见椎间盘膨出或轻度突出的腰椎间盘突出症患者。

2. *操作要点* 使用木瓜凝乳酶时注意术前皮试。确保穿刺通道不进入椎管,确保穿刺位置准确,针尖位于椎间盘中央位置。注射药物前先进行造影,确保椎间盘突出与蛛网膜下腔无相连交通。

3. *注意事项* 注意剂量;严格把握适应证,对于髓核脱出或游离、突出钙化者不适应;术后少数患者存在侧隐窝或神经根管狭窄;少数患者药物过敏;术后有椎间盘炎的风险。

二、显微内镜腰椎间盘突出切除术(MED)

1. *适应证* 坐骨神经根性症状明显患者;侧方突出的腰椎间盘突出症、椎间盘膨出患者;侧隐窝、神经根管狭窄患者。

2. 操作要点　选准麻醉方式,局麻或腰麻、全麻;患者俯卧位,使用腹垫,腹部悬空;切口、扩张管等工作通道对准椎间盘突出位置;保持镜头清晰;避免损伤椎管静脉丛,备好双极电凝;打开椎管后,注意将神经根牵向内侧保护。

3. 注意事项　对于髓核脱出或游离、突出钙化者不适应;术中有损伤静脉丛大出血的风险;术后有椎间隙感染的风险。

三、经皮椎间盘半导体激光汽化术(PLDD)

1. 适应证　根性症状明显的腰椎间盘突出症、颈椎间盘突出症。排除椎间盘脱出、游离、钙化患者,排除腰椎管狭窄症及神经根管狭窄患者。

2. 操作要点　局麻操作;腰部穿刺点位于棘突旁开 8～12 cm(视腰部胖瘦具体定旁开距离);穿刺针与背部成 45°角穿入;在透视引导下,穿刺针尖正位位于椎间盘中央,侧位位于椎间盘后 1/3 处;开启脉冲激光,汽化椎间盘以减压;每个腰椎间盘作用能量 800 J 左右。

3. 注意事项　选准适应证和穿刺点;高髂嵴的患者、L5/S1 椎间隙穿刺较困难。

四、等离子消融髓核成形术或射频消融髓核成形术

1. 适应证　椎间源性腰痛及某些腰椎间盘突出症。排除椎间盘脱出、游离、钙化患者,排除腰椎管狭窄症及神经根管狭窄患者。

2. 操作要点　局麻操作;腰部穿刺点位于棘突旁开 8 cm;可术前造影明确责任椎间盘;等离子刀头一般从穿入侧纤维环内层开启,逐步治疗到对侧纤维环内层;消融位置主要位于椎间盘中央,可靠近后纵韧带。

3. 注意事项　选准适应证、穿刺点、责任椎;高髂嵴的患者、L5/S1 椎间隙穿刺较困难。

五、经皮椎体成形术(PVP)

1. 适应证　胸腰椎急性骨质疏松性压缩性骨折、胸腰椎椎体肿瘤破坏且周缘完整者。排除胸腰椎爆裂性骨折后壁不完整者、非骨质疏松性胸腰椎压缩骨折、陈旧性胸腰椎压缩骨折者。

2. 操作要点　术前练习俯卧位呼吸;局麻操作;透视机头垂直责任椎;穿刺针找准胸腰椎椎弓根穿刺点;工作通道建立后,直接注入拉丝期骨水泥,边注射边透视,防止骨水泥危险渗漏;每个椎体骨水泥注入量为 3～6 ml。

3. 注意事项　术前俯卧练习呼吸,调整血压;穿刺时进入椎弓根通道,避免进入椎管;术中密切观察骨水泥渗漏情况;椎体的骨水泥注入量不与其强度、效果成正比;骨水泥注入采用间断注入较为安全;基础疾病较多较重的患者可适量注射止痛剂;单纯胸腰椎压缩性骨折,可在俯卧位下术前使用过伸复位手法治疗。

六、经皮椎体后凸成形术(PKP)

1. 适应证　胸腰椎急性和陈旧性骨质疏松性压缩性骨折、胸腰椎椎体肿瘤破坏且周缘完整者(尤其上下终板及后壁完整)。排除胸腰椎爆裂性骨折且骨折片突入椎管者,非骨质疏松性胸腰椎压缩骨折。

2. 操作要点　操作程序与椎体成形术相似;术前练习俯卧位呼吸;局麻操作;透视机头垂直责任椎;穿刺针找准胸腰椎椎弓根穿刺点;工作通道建立后,骨钻扩开通道,置入球囊加压扩

张,压缩椎体恢复一定的高度后,再注入拉丝期骨水泥,边注射边透视,防止骨水泥渗漏。

3. **注意事项** 术前俯卧练习呼吸;穿刺时进入椎弓根通道,避免进入椎管;球囊加压不可超过极限值,术中密切观察骨水泥渗漏情况。

第九节 关节镜手术

四肢关节结构复杂,精细结构较多,功能活动要求较高,开放性手术损伤大,瘢痕挛缩,康复缓慢,这对四肢关节的手术器械、手术方式提出了要求。日本的高木宪次于1919年最早使用7.3 mm直径的膀胱镜对膝关节做了内镜检查。随后陆续有专家学者使用关节镜器械进行关节检查、手术。而现代关节镜的里程碑,则由日本的渡边正毅(Masaki Watanabe)建立,他研制了独特的关节镜,并于1953年首次进行了真正意义上的现代关节镜手术。Cassell认为,膝关节镜是20世纪以来膝关节外科的最重要的成就。我国也于1983年举办了第1届全国关节镜学习班,参会专家后来成为了关节外科的重要支撑力量。

一、关节镜的主要器械设备

1. 关节镜部分 镜头,光源,套管,套芯等。
2. 监视与记录设备 闭路电视系统,照相系统。
3. 手术器械部分 手术关节镜,探针,剪刀,手术刀,各种样式钳,刮匙,电动刨削系统等。
4. 进出水套管 有不同规格。

二、关节镜手术适应证

(1) 关节损伤。
(2) 滑膜疾病。
(3) 软骨疾病。
(4) 关节腔内疾病。
(5) 关节疾病检查。
(6) 关节术后评价。

三、膝关节镜手术适应证

(1) 半月板边缘损伤和各种破裂的相关手术。
(2) 滑膜切除术。
(3) 关节内异物、病灶摘除术。
(4) 交叉韧带重建和移植术。
(5) 剥脱性软骨炎的软骨修整术和钻孔术。
(6) 关节内骨折的复位固定术。
(7) 关节内粘连松解术。
(8) 骨性关节炎清理术。
(9) 化脓性关节炎的清创和引流术。

四、膝关节镜手术入路

（1）内侧髌下入路：便于观察内侧半月板后角和外侧半月板前角。

（2）中央入路：可进入髌上囊、膝后内及外侧关节间隙。

（3）髌上入路：进入髌股关节面

（4）膝后内侧入路：可观察膝后内侧关节间隙、内侧半月板后角、后十字韧带及游离体等。

（5）膝后外侧入路：可观察外侧半月板后角、前十字韧带外侧等。

（6）髌旁入路：可较好观察髌下脂肪垫、内外侧半月板前角。

五、部分关节镜手术

1. 半月板切除术

半月板破裂类型：纵行破裂（如桶柄破裂），水平破裂（如盘状半月板），斜形破裂，横行破裂，多发型破裂，退行性破裂。

手术方式：包括半月板部分切除术、次全切除术、全切除术。

咬除半月板应弧向内侧缘，不可弧向边缘；不能咬断边缘；遗留半月板边缘部，以利关节稳定和减震。

2. 游离体摘除　检查关节各方向、间隙，钳夹或负压吸除。

3. 交叉韧带重建　重建移植物包括自体、异体、非生物材料等。

4. 滑膜切除术　类风湿关节炎、慢性滑膜炎等导致滑膜慢性炎性变。骨软骨瘤病、色素沉着绒毛结节滑膜炎不宜关节镜手术，因术后易复发。利用切削器完整切除，避免遗漏。

5. 骨性关节炎清理术

骨性关节炎镜下所见：关节腔大量浑浊悬浮颗粒物和软骨碎屑，髁间窝狭窄，软骨龟裂、斑片脱落、软骨裸露；半月板变性，毛糙，绒毛增生，游离缘残缺、撕裂等滑膜增生、水肿、血管纤曲等。

手术内容：切除、刨削增生的滑膜，清除髁间窝骨赘，清除关节内软骨碎片，软骨小范围缺损区钻孔术等。

6. 肩袖损伤

临床表现：肩关节疼痛、活动障碍、活动性杂音、疼痛弧征阳性、撞击试验阳性；MRI 可显示肩袖损伤的大小、程度和残余等。

手术方式：肩峰下减压成形并肩袖修复术、病灶清创加小切口辅助肩袖修复术、单纯清创术。

肩袖缝合法：冈上肌腱缝合法和铆钉固定缝合法，如肩关节 Bankart 损伤。

第十节　清　创　术

清创术是指对开放性损伤的污染伤口进行相关处理，恢复组织的连续性，以达到使其转变为无菌或接近无菌伤口的一种手术，可分为小清创术和大清创术。清创术的主要目的是通过对污染伤口进行清洗、消毒、清除部分严重损伤或污染组织，以达到清除污染源、对合组织、改善血供、增强抗感染能力、加强组织修复的目的。

一、术前相关准备

（1）仔细检查，术前评估，抢救生命为主。

（2）必要的相关化验检查：血液化验如血型、传染病检查、血常规、血糖等；X片、B超、CT等，紧急情况下，全身CT扫描可节省时间。

（3）判断是否需要特殊手术：大的血管断裂，脏器破裂等。

（4）输液（按比例的晶体、胶体）、输人血白蛋白、输血等。

（5）相关专科会诊等。

二、麻醉的选择

（1）小清创可选择局部麻醉。

（2）上肢可选择颈丛、臂丛麻醉或全麻。

（3）下肢可选腰麻、连续硬膜外麻醉或全麻。

三、止血带的正确使用

（1）小创面或预计出血较少的可不用止血带。

（2）对于失血较多的或大的血管破裂的，可短时间使用止血带，并在大的出血部位处理好后予及时松开。

四、清创操作步骤

（1）无菌敷料盖住创面，予无菌肥皂水清洗伤口周围及污染区。大量生理盐水冲洗，重复3次。创面区再按正常手术使用1%聚维酮碘消毒肢（躯）体。注意可使用手指带好无菌手套去检查、探测创面及腔道，防止遗漏死腔。

（2）切除创面边缘挫死、碎毁皮肤，清除游离组织。缝合破裂、离断的肌腱、血管、神经等。

（3）对于开放性骨折，处理好污染的骨端，消毒保留骨碎片，选择正确的固定方式，包括内固定或外固定。

（4）涉及关节的开放性损伤，应注意加压冲洗，视污染程度予一期闭合或二期闭合，酌情作关节引流。

（5）皮肤的缝合：①创面较小，伤后6～8 h内清创的，可一期缝合。皮肤缺损较大的，可减张缝合。注意使用各种皮瓣技术，如转移皮瓣、推进皮瓣、V-Y皮瓣、A-T皮瓣等。②创面较大，污染较重的，虽在伤后6～8 h内清创的，须延期缝合。③创面较大，污染较重的，在伤后10 h后清创的，须待伤口炎症消退，新鲜肉芽生长后予二期缝合。

（6）伤口引流：①创面较小，可皮片引流。②清创后轻度感染，渗出多，可油纱引流。③存在死腔或低位创口的，可负压引流。④创面皮肤及皮下软组织缺损，或严重的软组织损伤的，可酌情使用VSD技术。

五、术后处理

（1）必要的固定：夹板、石膏、外固定支架、骨牵引等。

（2）对症及支持治疗，包括预防感染、输血补液、营养支持等。

（3）及时（24 h内）皮试肌注破伤风抗毒素（需皮试阴性后）或破伤风免疫球蛋白。

（4）及时换药，一般24～48 h内拔除引流。

（5）酌情进行血培养＋药敏试验。

第十一节　不愈合创面修复 VSD 技术

封闭式负压引流技术（VSD），是由德国 Ulm 大学的 Fleischman 于 1992 年首创，是一种利用负压吸引结构持续或间断保持创面处于负压状态，从而吸出渗出液和坏死组织，以形成创伤区减压、促进肉芽生长、达到创面愈合的技术。国内由裘华德等专家于 1994 年引进这一技术，目前 VSD 技术在创面的修复上和移植皮肤的成活上均取得了丰富成果。

一、VSD 的相关原理

（1）增加创面血供，改善微循环，促进肉芽生长。

（2）调节创面中明胶酶的活性，抑制胶原和明胶的降解。

（3）减轻创面水肿，降低创面血管的通透性。

（4）增加神经末梢在创面中分泌的神经肽类 SP 和 P 物质等。

（5）促进创面愈合，抑制感染创面继发坏死等。

二、VSD 的特点和优势

（1）形成一个引流回路，有利增加创面血供。

（2）避免死腔形成，促进肉芽生长，缩小创面。

（3）负压区与外界隔离，避免交叉感染和污染。

（4）缩短创面愈合时间，减轻工作量，方便护理，减轻患者痛苦。

（5）引流侧孔不易堵塞，可以全创面引流。

（6）可广泛使用在临床多专科：骨科、矫形外科、美容医学科、烧伤医学科、普通外科等。

三、VSD 适应证

（1）严重的软组织损伤和缺损。

（2）开放性骨折可能导致感染者。

（3）骨筋膜室综合征创面开放者。

（4）大的血肿和积液。

（5）急慢性骨髓炎需开窗引流者。

（6）关节腔感染须切开引流者。

（7）手术后切口感染者。

（8）骨科术后软组织坏死并缺损者。

（9）体表脓肿或化脓性感染。

四、VSD 的禁忌证

（1）活动性出血创面。

（2）凝血功能异常及处于抗凝治疗阶段。

（3）血管吻合术及血管移植术早期。

（4）癌性创面及恶性肿瘤患者

五、VSD 的构件

（1）医用泡沫材料：为合成材料，泡沫微孔径 0.2～1 mm，泡沫可任意剪裁。

（2）多侧孔引流器：多为硬质硅塑管，有多种型号供选。

（3）生物透性粘贴薄膜。

（4）电动负压装置：可产生一定范围的负压。

六、VSD 的操作要点

（1）清理创面：清除坏死组织和异物，清理死腔，清理深筋膜及纤维隔。刮除创口周围的体毛及突起皮屑等，防止漏气。

（2）修剪泡沫材料：按创面形状和大小修剪材料。

（3）置管：使用置管针在修剪好的泡沫材料上钻孔，插入多孔段引流管，每 2 cm 宽即插入一引流管，使引流管的多侧孔段完全被泡沫包裹。

（4）填塞和负压引流：把泡沫材料和所带插管一起填入创面，确保泡沫材料覆盖所有创面，再把引流管从创面引出或从邻近正常皮肤穿出，再擦干周围皮肤，使用薄膜粘贴覆盖好整个创面，不能遗留缝隙。

（5）开动电机使创面内产生负压，形成引流回路。引流管较多时，可使用三通接头。

七、VSD 的术后观察与护理

（1）术后观察：观察创面引流是否通畅，边缘是否漏气，皮肤颜色、血供情况，引流管是否堵塞。

（2）负压的参数：－450～－125 mmHg，负压过大导致引流管瘪塌不通。

（3）严格记录引流液的量、颜色、浑浊度、沉淀、凝块等。

（4）薄膜粘贴一般每 3～5 日揭开，酌情行植皮术。

（5）加强营养，增加饮食。

（6）逐步加强功能康复锻炼。

第十二节　损伤急救技术

创伤骨科是损伤急救学科中的一个重要分支。急救的首要目标是延续伤者生命，解除危及生命的加害因素和隐患，并为后续的系统诊治创造有利因素和条件。随着大工业化时代的到来，高能损伤和频发自然灾害，使得现代医学在损伤急救方面取得了巨大的进步，得到了迅猛的发展。

一、前期急救措施

（1）确保呼吸道通畅，气道开放性损伤的闭合，接通氧气。

（2）初步的外固定，防止肢体继发损伤。

（3）采用多种措施止血，建立静脉双通道，尽快确定血型，做血交叉，输晶体液、输胶体液、输同型血。

（4）防治休克，尽快复苏，心电血氧监测。

（5）迅速进行多专科会诊，完善必要检查，尤其影像学检查、动脉血气分析等。

二、全面检查方案

（1）初步观察：观察伤员面色、神志、呼吸、出血情况。

（2）按英文字母表顺序检查方案：A、B、C、D、E、F 顺序。A 指 Air Way（气道），B 指 Breathing（呼吸），C 指 Cardiac（心脏），D 指 Digestion System（消化系统），E 指 Excretion（泌尿系统），F 指 Fracture（骨折）

（3）也可按 Crash Plan 字母顺序检查方案：C 指 Cardiac（心脏），R 指 Respiration（呼吸），A 指 Abdomen（腹部），S 指 Spinal（脊柱），H 指 Head（头部），P 指 Pelvic（骨盆），L 指 Limb（肢体），A 指 Arteria（血管），N 指 Nerve（周围神经）。

三、伤情评估

准确的伤情评估有利于指导和修正抢救和治疗过程，有利伤情日后愈合预测。由于损伤类型的复杂性、综合环境的复杂性、损伤机制的复杂性、伤员个体体质的多样性，目前临床还没有一个完整全面的综合评估标准。

（1）AIS（Abbreviated injury Scale，AIS）评分：将躯体分为面、颈、胸、腹、盆腔、四肢、骨盆和体表 6 个部位，不同部位，不同积分，将所有受伤部位积分相加为 AIS 总分。

（2）ISS（injury severity score，ISS）评分：AIS 中，受伤最重的 3 个部位积分的平方和，为 ISS 总分，ISS<30 分，表示伤病预后较好；ISS>60 分，表示病情危重，应重视抢救生命。

四、急诊清创

（1）合适的麻醉选择。

（2）创面创口的处理。

（3）严密的全方位正规消毒程序。

（4）损伤神经、肌腱、血管的处理。

具体内容详见本章第十节"清创术"。

五、伤害控制外科学及损伤控制骨科学的原则

损伤控制外科学（DCS）的概念最早由 Stone 于 1983 年正式提出，其核心理念为：将外科手术视作急救复苏的一个部分，先通过简单有效的急救措施，来控制大出血、呼吸障碍、颅脑损伤、腹腔感染等，转 ICU 进一步处理，防止致死性三联征的恶性循环，恢复机体应急储备，提高耐受进一步手术的能力，为明确的必要的外科治疗创造条件。而损伤控制骨科学（DCO）则由学者 Pape 随后提出。其核心理念为：创伤急救的应急分期手术处理。其目标为：抢救生命、止血、保全肢体、控制污染，避免生理潜能进行性耗竭，为确定性的计划手术争取时间。

（1）院前急救：保持气道通畅，活动性大出血的急救处理，肢体、躯体的正确固定，呼吸、

心跳骤停的抢救,尽快送急救医院。

（2）急诊室的紧急处理：吸氧、建立静脉双通道,补液,抽血化验及输血,快速检查,初步评估,专科会诊,抗休克处理,必要的影像检查。

（3）重要部位创伤处理：颈部、胸部、颅脑、腹部是否存在致命伤,决定是否急诊手术抢救生命,包括血管栓塞治疗（DSA）。评估暂无致命伤,急诊清创手术：彻底消毒清洗,防治感染,尽可能一期修复伤裂的神经、肌腱、血管等,骨折行简单有效的外固定或外固定支架术。

（4）送 EICU 进一步复苏处理：保温,维持酸碱平衡,维持水电解质平衡,纠正缺血缺氧状态,纠正低蛋白血症,防治多脏器功能衰竭、DIC、全身炎症反应综合征（SIRS）等致命损伤并发症。

（5）EICU 监护,二次手术的时机：血液动力学稳定,纠正酸碱失调、水电解质紊乱,解决血氧饱和度稳定问题,凝血功能正常,肝肾功能大致正常。手术一般安排在清创术后 1 周左右进行。

（6）骨折等损伤的进一步康复治疗,包括截肢后的义肢装配。

（7）必要的二期手术治疗。

（8）必要的心理康复治疗。

六、相关急症的处理原则

（1）创伤性休克的处理原则。

（2）创伤性呼吸窘迫综合征（ARDS）的处理原则。

（3）血管内播散性凝血（DIC）的处理原则。

（4）深静脉血栓（DVT）和肺栓塞（PE）的处理原则。

（5）脂肪栓塞综合征（FES）的处理原则。

（6）开放性血气胸的处理原则。

（7）腹腔脏器破裂的处理原则。

（8）重要的神经血管损伤的处理原则。

（9）挤压综合征的处理原则。

（10）筋膜室综合征的处理原则。

（11）多脏器功能衰竭的处理原则。

具体内容详见本书第五章。

第十三节　关节穿刺术及关节闭合灌洗吸引术

在关节疾病的诊断和治疗方面,关节穿刺术和关节闭合灌洗引流术是较常用的方法和技术。

一、关节穿刺术

（一）适应证

（1）关节腔注射行关节造影。

（2）关节腔抽液化验或减压。

（3）关节感染后抽液化验、培养和注射药物治疗。

（二）术前准备

（1）器械准备：18 号穿刺针，清创包，生理盐水和 2% 利多卡因。

（2）严格消毒，无菌操作。

（3）了解各关节的穿刺途径。

（三）各关节穿刺操作要点

（1）肩关节穿刺术：患肢轻度屈肘，外展外旋位。于喙突和肱骨小结节之间垂直刺入关节腔；或从喙突尖下外侧三角肌前缘进针，刺向后外侧进入关节腔。

（2）肘关节穿刺术：屈肘 90°，摸及桡骨小头近端，横刺入关节腔；或于尺骨鹰嘴和肱骨外上髁之间刺入关节腔；也可于尺骨鹰嘴顶端经肱三头肌腱向下刺入关节腔。

（3）腕关节穿刺术：可由尺骨茎突处直接穿入关节腔；也可由桡骨茎突处刺入关节腔（注意勿伤及桡动脉）。

（4）髋关节穿刺术：可于髂前上棘和耻骨结节之间中点、股动脉外侧向下刺入关节腔；或患肢内收，经股骨大转子沿股骨颈方向刺入关节腔。

（5）膝关节穿刺术：于髌骨上缘之横线与髌骨两旁的垂线之交点为穿刺点，向内下方刺入髌股关节；或从髌骨下缘之髌韧带两侧为穿刺点刺入关节腔。

（6）踝关节穿刺术：紧贴外踝尖或内踝尖经踝距间隙向上刺入关节腔。

（四）注意事项

（1）注意穿刺过程严格无菌操作。

（2）进针后不断回抽，确保无回血，并注意无伤及关节软骨。

（3）对关节抽出液注意仔细观察，及时送检化验。

（4）关节腔内注射类固醇药物一般不超过 3 次，每周 1 次。抽液后注意加压包扎。

二、关节闭合灌洗吸引术

（一）适应证

四肢大关节化脓性关节炎穿刺治疗后未能控制感染者；关节化脓性感染切开引流后需持续引流者；骨髓炎死骨摘除术后死腔形成者。

（二）禁忌证

化脓性关节炎未成脓液者；非化脓性关节炎。

（三）操作要点

（1）选好灌洗口和引流口：一般选择灌洗口在上，引流口在下；或者灌洗口和引流口并列。

（2）严格无菌操作，注意开小切口时，勿损伤大的神经和血管。插入一管时，先做脓液引流，并送镜检和培养。缝线固定导管。依次插入另一管。做抗生素（庆大霉素或头孢类抗生素）盐水冲洗引流。

（3）持续引流 1～3 周，每日冲洗液量 3 000～5 000 ml。感染急性期冲洗速度加大。

（四）注意事项

（1）两根导管均需缝线固定。

（2）两根导管的管口距离应拉大，以利全关节腔冲洗。

（3）前期引流速度应加大，防止管口堵塞。

（4）两根管口周缘可做 3～4 个卵圆形小孔，利于引流，防止堵塞。

第十四节　骨科动脉栓塞术

血管介入手术属于微创外科的一个分支，近年来，动脉栓塞术在急诊创伤患者的救治和肿瘤手术中的运用日益发挥独特优势和重要作用。

一、适应证

（1）严重的外伤性内出血，尤其骨盆骨折大出血，一般的内科外科止血措施无效。

（2）骨与软组织肿瘤患者，切断肿瘤血供，缩小肿瘤体积，方便外科手术操作。

（3）骶骨等骨盆手术时的临时血供阻断。

二、禁忌证

（1）栓塞动脉所供应的为重要的组织和器官，且无交通支。

（2）小肠和结肠的动脉。

三、术前准备

（1）术前使用抗生素、抗凝剂，术后连续使用 3～5 日。

（2）术前使用镇痛剂和镇静剂。

（3）术前相关影像检查，包括急诊动脉造影。

（4）术前重要的化验检查：肝肾功能、凝血四项、乳酸脱氢酶、碱性磷酸酶等。

（5）术前栓子的准备：吸水性明胶海绵、硅胶、胶原纤维止血药等。

四、动脉栓塞术操作要点

（1）严格的无菌操作。

（2）先进行动脉造影以再次确认。

（3）在 DSA 透视引导下，将导管放置正确位置。

（4）进行栓塞：骨科多用吸水性明胶海绵做栓塞，较少使用永久性线扎。

（5）术后再次造影检查以确认。

五、注意事项

（1）动脉栓塞术后的相关并发症：疼痛，恶心呕吐，过敏等。

（2）可能需要使用大剂量镇痛剂。

（3）明胶海绵可能成为致热源。

（4）防止非目的脏器的梗塞或淤血。

（5）大剂量使用造影剂后的肾功能损伤。

第十五节　中西医结合老年骨伤疾病康复医学

随着时代的发展,很多疾病并不能达到治愈的目标,由于疾病的产生涉及环境、心理、社会、行为、衰老及遗传等众多方面,其最终目标是以后期康复,完全或部分恢复生物学功能和社会功能为治疗目标。现代骨科奠基人之一的 Robert Jones 爵士说过:"功能是矫形外科医生的目标,他的专业是了解并运用最好的方法去获得功能,手法或手术是治疗的开端,最卓越的功绩只能从它功能上的成功来衡量。"因此,骨科临床中的康复医学得以较快发展。中医学在创立之初,就有了针砭、导引、按摩等康复医学的最早体现。康复医学是指以团队合作为基本工作模式的独立医学学科,是医学体系的基本组成部分。目前,在骨伤科临床中,康复医疗已经伴随着患者治疗的全过程,对于老年患者的伤病康复,更显得尤为重要。

一、老年康复医学

(一) 老年康复医学的概念

世界卫生组织(WHO)1981 年对康复下的定义是:"康复是指应用各种有用的措施,以减轻残疾的影响和促使残疾人融入社会,康复不仅是指训练残疾人使之能适用周围的环境和社会条件,以利于他们融入社会。"医学上采取有关的技术、方法和措施促进康复的过程称之为"医疗康复"。康复医学是一门医学与残疾学、心理学、社会学、工程学相互渗透而成的边缘学科。或者说,康复医学是一门关于残疾和功能障碍的预防、评估诊断、治疗和处理的医学学科。其目标为减轻或消除功能障碍,帮助伤残者根据自身实际需要和自身潜力,最大限度恢复其生理、心理、职业和生活中的功能,提高其独立生活、学习和工作的能力,改善生活质量,促进其重返社会。老年康复医学是指对具有老年病合并功能障碍的老年人进行康复治疗,使其能尽量得到全面康复,重返社会的一门医学学科。广义地讲,除包含对老年人常见的疾病进行预防、医疗、恢复性功能训练或补偿、调节和适应性的处理,还包括对患者和其家人进行有关康复的教育。我国从 20 世纪 80 年代开始,采用中西医结合的康复医学和现代康复医学的潮流结合,兼收并蓄,使康复医学得以迅速发展。

(二) 老年康复医疗的特点及原则

老年人凡身患残疾或功能障碍、慢性病及年迈体衰者,原则上均可适应康复医疗,但年迈体衰者大部分只适合预防性康复处置,而非系统康复治疗。老年康复医疗分为预防性康复处置、一般性医疗措施和有目的的恢复丧失的功能三种类别。康复医学的原则包括四大方面:功能训练、全面康复、重返社会和提高生活质量。

二、骨伤科临床中康复医疗的基本技术

(一) 心理康复

(1) 精神支持疗法:同情、劝导、鼓励、支持、说服、消除患者疑虑等,设身处地,站在患者角度去理解患者,再施予精神支持疗法,获效更明显,尤其对于老年患者,心理康复是医疗的一个重要部分。

(2) 认知疗法:医患人员或家属应提供给患者对某些疾病的正确知识,杜绝旁人或其他媒介的错误信息,避免误导患者,使患者配合医护人员,完成治疗。

（3）理智—情绪疗法：心理障碍的根本原因，是非理性思维，因此，医护方面应诱导老年患者形成理性思维，防止极端思维，去分析问题、制定计划、解决问题。

（4）咨客中心疗法：医护应设身处地了解患者的世界观，鼓励患者自信，以人本主义为中心，营造宽松有利的环境，使患者放松，形成健康的情绪和心理。

（二）关节运动功能康复

（1）关节运动疗法：包括主动、助力、被动活动。

（2）手法、固定装置牵伸方法：以消除粘连、拉伸挛缩组织、恢复关节软组织的弹性等。

（3）器械疗法：如 CPM、康复机器人等。

（4）矫形器的运用：维持肢体关节在某一固定位置，进行塑形，代替石膏。

（三）骨科平衡功能康复

骨科平衡功能主要是指患者站立或行走时运动系统的稳定和协调。

（1）把卧床状态尽可能缩到最短。

（2）把关节固定时间尽可能减到最短。

（3）肌力的训练：肌肉的等张及等长训练。

（4）器械的训练：如 CPM、助步器等。

（5）拐杖的使用。

（四）步态康复

包括支撑相和摆动相的障碍康复。

（1）站立能力的训练：久卧患者，先训练半卧位，再床边平坐，再助步器扶持下站立，能站立 2 min 以上，扶助下挪步；关节固定结束后，先练习床边平坐、踢腿训练。

（2）练习下肢摆动：包括床边踢腿、助步器扶助下摆腿训练。

（3）各种常用器械的使用：各种拐杖、助步器、手推车、轮椅等。

（4）智能仪器的训练：康复机器人、电传感器和刺激器等。

（五）手部功能康复

（1）手法、针灸、外用中药、理疗等方法的使用。

（2）支具的使用。

（3）CPM 的使用。

（4）手的各种康复作业：包括精密操作功能训练和非精密操作功能训练，如握力器运动、按钮扣、持针线、夹纸、抓放沙袋等。

（六）各种假肢及支具康复

（1）四肢各种假肢：训练患者克服心理障碍，自觉适应假肢。

（2）上下肢各种支具：中立鞋、矫形鞋、踝足支具、膝踝足支具、髋膝足支具、肩肘支具、手腕支具及脊柱支具等。

（3）助步器等。

（七）器械康复

器械康复已经进入了一个大发展时代，各种康复器械种类繁多，疗效确定。

（1）关节外科的重要康复器械：CPM(Continuous Passive Motion)训练。

（2）康复机器人辅助训练。

（3）神经损伤及某些骨病的高压氧治疗。

（4）脉冲电刺激仪刺激骨愈合。

（5）中药熏蒸舱、泡洗用电动手足盆。

（八）社会功能康复

（1）亲情的温暖、家庭的快乐。

（2）社会关心：包括同事、邻里、社区等方面的关心。

（3）积极对外交往，参与各种社区、小区、老年协会等组织活动。

（4）关心时事新闻。

（5）有条件的老年志愿者服务。

三、中医学中康复的理念与技术

中医学自创立之初就对疾病康复非常重视，并相继发明了针砭、手法、外用中药等多种方法，公元 1 世纪，华佗创立导引康复——五禽戏；公元 618 年，中国诞生了世界上第 1 所官方康复机构——养疾坊。明末清代以来，中医康复没有得到很好的继承和发展。

（一）康复理念

（1）整体观：天人合一，形神一体，人与社会相和谐等理念。

（2）顾护正气，调养精气神。

（3）辨证论治的治疗观，包括八纲辨证、六经辨证、气血辨证等。

（4）杂合而治：如标本兼治，内治外治结合，治疗和调养结合

（5）伤科中的康复理念：医患合作观、动静结合观、筋骨并重观、内外结合观；导引锻炼结合、针灸及手法结合等。

（二）康复方法和技术

（1）针刺康复：多疾病康复，如脑中风后、腰腿痛康复、顾护脾胃等；多方法康复：水针、电针、蜂蜇刺、埋针、皮针、火针、小针刀等。

（2）手法、导引、练功等康复。

（3）器械康复：拐杖、超关节夹板等。

（4）心理康复：鼓励亲情、倡导和谐、杜绝妄念；老年人应减少对成年子女的干涉，适应时代变化。

四、软组织损伤患者康复的方法与技术

（一）肌力恢复的康复方法

（1）常规康复疗法：被动训练和主动训练。被动训练包括手法、牵引等；主动训练包括肌肉等张训练、等长训练及等速训练。还有一种训练肌肉瞬间爆发力的方法，称为超等长训练，不适于老年人。

（2）肌肉训练的新方法：包括运动想象、低频电刺激等。

（二）单一神经损伤的康复方法

如正中神经、尺神经、桡神经、腓总神经、胫后神经等损伤。

（1）找准康复介入时机：急性期主要是保护和防止二次损伤；稳定期后可在支具保护下逐步加强各种康复方法。

（2）各种物理疗法：热疗、冷疗、超声波疗法、电刺激、离子导入等。

（3）感觉刺激疗法等。

（4）神经支配肌的活动度及抗阻训练。

（5）各种各类支具的合理使用。

（三）运动损伤的康复方法

（1）按损伤分期的康复方法：如急性期为 PRICE(Protection、Rest、Ice、Compression、Elevation)疗法，即保护、休息、冰敷、压迫、抬高；稳定期为理疗、运动贴布、按摩、外用中药等；恢复期为肌力训练、关节活动度训练、平衡训练、柔软性训练等。

（2）踝关节扭伤的康复方法：冰敷、绷带、贴扎、石膏或夹板外固定；2 周后改为外敷、熏洗、带支具行走活动；后期加强肌力、灵活性及本体觉训练。

（3）肩袖损伤的可康复方法：早期可休息、冰敷、非甾体类抗炎药、理疗等；如有关节镜手术指征，则术后则可按肩袖修复术后康复训练计划表执行。

（4）膝扭伤的康复方法：急性期采用 PRICE 方案，如有手术指征则手术治疗，术后康复由过去的石膏固定转为本体感觉、平衡功能和术后代偿机制的恢复。

（5）肌肉拉伤的康复方法：急性期的 PRICE 方案，后期包括：蹬腿、压膝、弓箭步、跳弹力绳、平衡板等。

五、骨折患者康复的方法与技术

（一）骨折康复原则

解决固定和活动之间的矛盾；消除组织肿胀；减轻肌肉萎缩；防止关节僵硬；促进骨折愈合；恢复患肢或机体功能。

（二）骨折康复的几种技术

（1）力学方法：适当增加骨折压应力；控制剪切力、扭转力等。

（2）理疗：超声波、脉冲电磁场、低功率激光等。

（3）可调电震动等。

（4）冲击波疗法。

（三）骨折分期康复方法

（1）骨折早期：主要是缓解疼痛、消肿、防止肌萎缩，包括运动疗法、抬高消肿、理疗等。

（2）骨折中后期：主要是彻底消肿，恢复肌肉肌力与协调性，恢复肢体或机体日常生活和工作能力。包括主动运动、助力运动和被动运动，以及稳妥固定后的 CMP 训练。

（四）骨折后期关节功能障碍的康复方法

（1）加强 CPM 关节训练。

（2）手法、针灸等传统康复方法。

（3）各种理疗方法，中药熏洗、热熨等。

（4）关节松动术。

六、人工关节围手术期康复的方法与技术

（一）人工关节置换术康复的正常体制

（1）术前康复：知识宣教、患肢功能训练、体位训练、本体觉训练、术后的康复程序及方法讲解、学会使用助步器及各种手杖。

（2）术后康复宣教：在病房的康复治疗，出院后的家庭康复和社区康复。

（3）定期门诊复查、咨询与指导。

（二）人工关节置换术常用康复量表

（1）人工髋关节置换：Harris 评分表。

（2）人工膝关节置换：KSS 评分表及 HSS 评分表。

（三）人工髋关节置换术后康复方法

（1）肌力训练：静力肌肉收缩，低频肌电刺激，肌肉的等长训练、等张训练及等速训练等。

（2）肢体消肿：抬高，下肢静脉泵，促进静脉回流药物及抗凝药。

（3）各种止痛方法：术后镇痛泵（PCA），非甾体类消炎镇痛药，阿片类止痛药，中药，针灸，外用止痛药等。

（4）关节活动度训练：先被动 ROM 训练，再主动 ROM 训练；尽早 CPM 训练等。研究表明，人工关节术后早期下地较有利于多个方面的恢复，老年人人工全髋关节置换术后 2 日即允许下地活动行走。

（5）防止人工关节脱位的体位和动作：禁止坐矮凳子、跷二郎腿、盘腿、倒走等；禁止下肢极度内收及极度屈髋等动作。

（四）人工膝关节置换术后康复方法

（1）肌力训练：静力肌肉收缩，低频肌电刺激，蹬腿和伸膝训练等。

（2）肢体消肿：抬高，下肢静脉泵，促进静脉回流药物及抗凝药。

（3）各种止痛方法：术后镇痛泵（PCA），鸡尾酒止痛法，神经阻滞，非甾体类消炎镇痛药，阿片类止痛药，中医活血化瘀、消肿止痛类中成药，针灸，外用止痛药等。

（4）关节活动度训练：先被动 ROM 训练，再主动 ROM 训练；尽早 CPM 训练以及助步器保护下下地活动行走训练，老年人人工全膝表面置换术后 3 日即允许下地站立。

（5）防止人工关节受损的动作：避免极度下蹲、蹲马步、倒走、两侧受力不均、负重等。

第十六节　AO、BO、CO 及 EO 理念与技术

一、AO 的理念与技术

（一）AO 的历史

1958 年创立的 AO（ASIF/Association for the Study of Internal Fixation），是由 Müller 等几位瑞士籍专家发起，它一经成立，便结合解剖学、生物学、力学、材料学、工艺学、康复医学等学科的先进成就，树立了 AO 的基本原则，成为矫形外科医生处理骨折损伤患者的经典法则，并风靡全球，长盛不衰。

（二）最初的 AO 的理念

其核心目的是通过手术治疗，使骨折端加压固定，重建解剖结构，消除骨折端的微动，力求骨折达到无骨痂的一期愈合。其核心目标是达到骨折力学结构的绝对稳定。后来，德国的 Küntscher 创立的完整的髓内钉固定技术，也渐成为了 AO 骨折治疗原则之一。

（1）提倡骨折切开手术，解剖复位。

（2）坚强内固定。

（3）无创操作。

（4）早期无痛活动。

（5）长管状骨骨折的髓内固定。

（三）AO 常用的手术及固定技术

（1）手术入路直接显露骨折端，行骨膜下分离。

（2）利用血管钳和持骨钳的环形夹持，采用直接复位达到骨折解剖对位。

（3）利用拉力螺钉对骨折处直接加压，以绝对稳定状态下，使骨折达到一期愈合。

（4）使用较短钢板和多枚加压钉，钢板多为加压钢板。钢板安放于张力侧。

（5）髓内钉固定选择扩髓后接触面积大的以利固定稳定。

二、BO 的理念与技术

（一）BO 的兴起

随着时间的推移和病例的累积，AO 原则下处理骨折患者的瑕疵有所暴露。大量的骨折患者，坚强内固定术后骨折处存在应力遮挡、骨不连，骨折处骨质疏松，肢体长时间外固定及绝对静止后遗留关节僵硬、功能不良等严重后果，也正是在 AO 内部的正视和警醒下，Gerber、Palmar 等学者提出了 BO（Biological Osteosynthesis，生物接骨术）思想，由"AO"延续为"BO"学派，强调微创、保护血运、生物学固定的主张，成为"AO"较好的完善和发展。严格意义上讲，"BO"并不是一个独立学派。

（二）BO 的理念

其核心目标为保护骨折血供，利用间接复位以利骨痂生长而达到二期愈合。

（1）除关节内骨折外，远离骨折部位进行闭合复位和功能复位，保护骨折部位血供及软组织附着，提倡间接复位。

（2）使用生物相容性好、低弹性模量的内固定器械，缩小内固定器材与骨皮质和髓腔的接触面积，允许骨折断端间的微动以利骨痂生长。

（3）强调微创技术的使用，缩短手术时间，尽可能减小医源性损伤。

（4）强调早活动、晚负重；要求正确的长度和轴线；发明小而理想的固定物。

（三）BO 常用的几种技术

（1）生物学固定手术不显露骨折端，不剥离骨膜。

（2）通过撑开骨折端，经皮或小切口或从肌肉下插入接骨板，以间接复位技术达到骨折端的解剖对位对线。如 MIPO 技术，使用 LISS 接骨板。

（3）通过钢板张力形成，对骨折端间接加压，以达到骨折的二期愈合，是一种骨折端可微动，生物学稳定状态下的二期愈合。

（4）使用长钢板或桥接钢板，减少螺钉固定，钢板为点接触解剖钢板。

（5）髓内钉使用不扩髓，减少破坏髓腔。

三、CO 的理念与技术

（一）CO 的确立

1958 年，我国著名的骨科专家方先之、尚天裕等人虚心学习老中医苏绍三正骨经验，研制了新的夹板外固定器材，总结了正骨八法，使用中药内服外用，极大提高了骨折患者的治愈率和功能康复，提出了骨折治疗的四大原则，即动静结合、内外兼治、筋骨并重、医患合作，编著了《中西医结合治疗骨折》，被国际骨科学界誉为"CO"（Chinese Osteosynthesis，中国骨科学派），极大提高了中国接骨学派在世界上的地位。

（二）CO 的理念

其核心是：强调手法的作用，结合小夹板和中医药辨证施治的优势，体现"动静结合、内外兼治、筋骨并重、医患合作"的原则。

（1）重视保护骨折血供及局部血液循环。

（2）利用有限手术，将复杂骨折变为简单骨折。

（3）动静结合状态下的骨折二期愈合模式。

（4）使用关节外的固定，早期行功能锻炼。

（三）CO 常用的几种技术

（1）手法整复骨折脱位，包括正骨八法。

（2）小夹板固定技术。

（3）骨折脱位的三期辨证使用中医药，包括内服外用。

（4）骨折后期的功能康复，包括手法、导引、针灸、中药外用等。

四、EO 的理念与技术

（一）EO(External Osteosynthesis)的历史

准确地说，"EO"并不像 AO 那样，是一个独立的组织或协会，只是距今超过 170 年的一种接骨术，历久弥新，不断发展完善，并在临床骨折救治中发挥不可或缺的重要作用的一种技能。虽然"EO"没有确定自己的一整套核心理念，但在临床实践中，却通过外固定支架（External Fixation, EF）的使用，体现着一个亘古不变的真理：保护血供、保护软组织，为骨折愈合提供先决条件。最早在 1840 年，由 Malgaigne 在骨折两端各穿入一枚钉子并连接起来，成为外固定支架的雏形。1897 年，Parkhill 在骨折两端各插入两根"半针"并用夹子连接，以复位和固定骨折。1934 年，Roger Anderson 增加了多向调节连杆。而 Hoffman 于 1938 年开始，不断改进设计，分别设计了球形关节连杆、将单边半针改为双边全针。Charley 于 1948 年推广使用外固定支架固定融合关节。著名的俄国医学家 Ilizarov 于 1970 年发明多向全针环式架，并报道骨折双向压应力可促进骨折愈合以及骨痂牵张生长的事实，使外固定架在肢体延长、骨关节畸形及骨不连的治疗、骨搬移和骨重建等治疗中大放异彩。后外固定支架术技术进入快速发展期，包括款式、适用范围等都有了空前的进步，尤其在开放性骨折、软组织受损严重的骨折、骨骼延长术、骨搬移治疗骨缺损等方面，取得了惊人的业绩。随着 AO 外固定支架、Bastiani 支架的问世，AO 也将 EO 技术纳入其中，作为现代骨折接骨术的重要部分。国内李起鸿、孟和、张启明、夏和桃等专家也设计了适合中国人的外固定支架，并在临床运用中获得成功。

（二）EO 的作用

（1）固定作用：几乎可适用所有类型骨折的固定，尤其是不稳定型骨折。

（2）加压作用：可达到骨折断面的较好固定并维持加压作用。

（3）调整作用：适合骨折移位及患肢体位的调整，方便操作。

（4）牵开作用：适应于骨骼延长术。

（三）EO 的特点

（1）对骨骼的血供破坏少。

（2）对骨折处软组织影响小。

（3）方便急诊快速操作。

（4）特别适合开放性和污染的骨折。

（5）方便对骨折复位和固定的调整。

（6）是对于存在感染或感染风险高的骨折的较好选择。

（7）相对于切开复位手术，手术经验和技巧门槛较低。

（8）可进行骨运输和畸形矫正。

（9）相对于钢板的高刚度固定，EO 的低刚度和弹性固定有利于消除应力遮挡。

（10）去除 EO 方便，避免二次手术，节省费用、降低医源性损伤。

（四）EO 的使用原则

（1）按照生物力学原则，合理使用外固定架，如支架的选择和置入位置。

（2）注意增加支架稳定性的技术：固定针离骨折处越近越稳定；每个骨折块中固定针之间的距离越大越稳定；连接杆与骨骼距离越近越稳定；连接杆的款式以环式、半环式或三角形为稳定。

（3）应熟悉患肢解剖结构，防止损伤重要的神经、血管、肌腱等。

（4）不推荐外固定架弹性固定技术和坚强固定技术混用。

（5）固定针避免进入关节内、骨折端血肿内。

（6）钻头开辟钉道时，避免使用高速电钻，防止骨骼热损伤致固定针不稳定。

（7）注意骨质疏松区或松质骨区固定针的稳定性问题。

（五）EO 的适应证

（1）Gustilo 分型Ⅱ和Ⅲ型开放性骨折。

（2）多发骨折。

（3）骨骺未闭合的青少年骨折。

（4）软组织损伤较重的骨折。

（5）合并感染的骨折或骨折不愈合。

（6）需要重点处理软组织的骨折。

（7）需要维持骨骼长度的骨折。

（8）关节融合术。

（9）肢体延长或骨干缺损。

（10）其他特殊类型的骨折：如关节内骨折跨关节固定等。

（六）EO 的相对适应证

（1）某些骨盆骨折：前后挤压伤和侧方挤压伤骨盆骨折。

（2）断肢再植。

（3）骨折开放性感染不愈合。

（4）非坚强内固定之补充固定。

（5）某些矫形手术后固定。

（6）合并颅脑损伤之骨折固定。

（7）需要长途转运之骨折维持固定。

（8）浮膝损伤之胫骨固定。

（9）多段骨折。

（10）合并骨筋膜室综合征之骨折。

（七）EO 的可能并发症和缺点

（1）针（钉）道感染。

（2）损伤软组织：神经、血管及肌肉损伤，易形成肌肉"栓桩"效应。

（3）固定长时间后的固定松动。

（4）骨折延迟愈合。

（5）影响外观及生活。

（八）EO 目前的临床类型

1. 单边式　见图 4-16-1。

2. 双边式　见图 4-16-2。

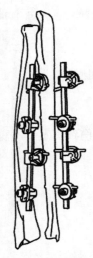 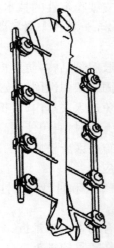

图 4-16-1　单边式外固定支架　　　　图 4-16-2　双边式外固定支架

3. 半环式　见图 4-16-3。

4. 全环式　见图 4-16-4。

5. 组合式　见图 4-16-5。

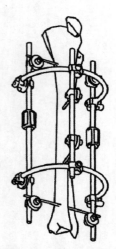 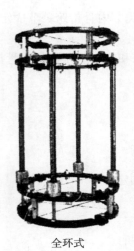 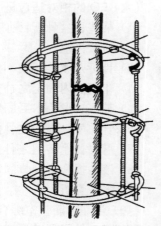

全环式

图 4-16-3　半环式外固定支架　　图 4-16-4　全环式外固定架　　图 4-16-5　组合式外固定器

第十七节　快速康复外科理念运用

快速康复外科（Enhanced recovery after surgery，ERAS）是指在术前、术中及术后应用各种循证医学的有效措施及方法以达到减少手术应激及并发症，加速患者术后的康复，是近年来欧美国家推崇的一种理念，最早由丹麦的外科医生 Kehlet 于 2001 年提出概念，后为国际外科界所倡导。快速康复外科的理念同样也适合于骨（伤）科的一些手术患者，尤其适合于人工关节置换术、某些脊柱手术的老年患者。

一、快速康复外科的主要内涵

（一）术前的患者教育

（1）包括手术的相关知识，如手术目标及手术风险、可能的并发症。

（2）术后康复阶段与划分。

（3）促进康复的各种方法与措施。

（4）术后应尽早行功能锻炼及下床站立行走。

（5）鼓励患者术前 2 h 进食葡萄糖，术后尽早口服进食。

（二）优化的麻醉方法

（1）全麻时改用时效短的麻醉剂，如七氟醚、地氟烷。短效的阿片类如瑞芬太尼。

（2）提倡局麻技术：外周神经阻滞、脊神经阻滞、硬膜外阻滞。

（3）术后使用硬膜外止痛等多模式止痛，减少阿片类止痛剂的副作用，如恶心呕吐、呼吸抑制等。

（4）术中保温，手术间空调应设定为 22 ℃，防止低温应激反应。

（5）术中及术后控制液体量进入，防止太多的快速输液。

（三）注意减少手术应激反应

（1）手术麻醉选择，宜局麻，减少全麻，防止术后认知障碍。

（2）微创的理念：包括小切口、肌间隙入路、避免损伤神经血管、肌肉骨骼，减少出血。

（3）减少各种管道：包括引流管、导尿管、消化道减压管。

（4）某些药物的使用：单次剂量的糖皮质激素、β-受体阻滞剂的使用。

（5）术前 2 h 经口或静脉补充碳水化合物，可减少胰岛素抵抗。

（四）围手术期止痛

（1）持续硬膜外止痛：镇痛泵。

（2）患者自控止痛（PCA）。

（3）NSAIDs 类止痛。

（4）多模式止痛：局部止痛如鸡尾酒疗法、神经阻滞、肌内注射或静脉用止痛剂、口服止痛剂。

（5）止痛贴剂。

（五）围手术期血液管理

（1）术后抗凝、静脉泵防治下肢深静脉血栓。

（2）纠正贫血、减少手术失血。

（3）纠正低蛋白血症。

（六）术后的康复措施

（1）CPM 被动锻炼。

（2）主动锻炼：双下肢肌肉的等长、等张收缩锻炼。

（3）助步器的使用。

（4）尽早下地、站立。

（七）ERAS 的某些优势

（1）多模式止痛。

（2）增强肌肉强度、运动能力等。

（3）增加口服摄入量和蛋白质摄入量。

（4）降低心肺疾病的发病率。

（5）缩短住院时间、加快术后康复。

（6）降低住院费用。

二、ERAS 在人工髋关节置换术的运用

（一）围手术期营养支持

（1）老年患者行人工髋关节置换术，尤其全髋置换术，失血量较大。术前应纠正营养不良、贫血及低蛋白血症，增加体重。

（2）经口或经静脉补充蛋白质（氨基酸）、脂肪（脂肪乳）、复合维生素、碳水化合物等。

（二）减轻外科刺激，椎管内麻醉优先

（1）术前 2 h 口服 50％葡萄糖液 40 ml。

（2）手术间空调设定为 22 ℃。

（3）术中控制液体入量。

（4）术后 24 h 内拔除尿管、引流管。

（5）术后使用短效胰岛素 5 U 等。

（三）微创的理念

（1）微创小切口。

（2）避免损伤外旋肌群，维持正常的偏心距（off-set）。

（3）彻底止血。

（4）防止股骨转子周围骨折。

（5）防止髋臼过度磨损。

（四）围手术期镇痛

（1）术前口服塞来昔布 0.2 g。

（2）术后连续 3 日予帕瑞昔布 40 mg 静注，每日 2 次。

（3）后口服塞来昔布 0.2 及盐酸曲马朵 50 mg，每日 2 次，1 周后停药。

（五）围手术期血液管理

（1）对于术前血红蛋白＜100 g/L 的，术前补充铁剂、术前肌注促红细胞生成素。

（2）关闭切口时，电刀彻底止血，外用止血剂止血。

（3）术后使用氨甲环酸止血。

（4）术后血红蛋白＜80 g/L 时输血。

（六）术后预防深静脉血栓

（1）术前检查双下肢血管 B 超。

（2）存在大血管堵塞风险的，术前予溶栓或安放滤网

（3）术后予口服利伐沙班片（拜瑞妥），每次 10 mg，每日 1 次，共 35 日。

（4）术后第 1 日即行双下肢静脉泵治疗。

（七）围手术期抗骨质疏松

（1）包括口服维生素 D_3、钙剂。

（2）静滴唑来磷酸钠等。

（3）加强营养，平衡饮食。

（八）预防术后感染

（1）术前消除各种感染灶。

（2）术前备皮。

（3）术前半小时及术后连续 2 日使用抗生素。

（4）防止二便污染术口。

（九）术后加强康复训练

（1）术后 2 h 即行双下肢肌肉静力收缩功能锻炼。

（2）术后 4 h 即行 CPM 机锻炼。

（3）在助步器保护下术后第 2 日练习站立。

（4）术后第 3 日练习行走。

（十）出院后管理

（1）包括约定门诊复诊时间。

（2）出院后的康复训练计划和方法。

（3）饮食宜忌：术后短时间内禁食辛辣刺激食品。

（4）日常生活的其他注意事项，尤其注意慎坐矮凳子、矮马桶，慎跷二郎腿、患侧卧等。

三、ERAS 在人工膝关节置换术的运用

（一）围手术期的营养支持

（1）补充复方氨基酸、中长链脂肪乳、输入血白蛋白等，纠正贫血、低蛋白血症。

（2）术前术后促进食欲、消化能力。

（二）麻醉的选择

（1）老年患者，椎管内麻醉优先，尽量不使用全麻

（2）防止气管插管致气道损伤。

（3）防止术后认知障碍。

（三）微创的理念

（1）缩小切口，保留髌骨的避免髌股关节面的医源性损伤。

（2）胫骨平台截骨后、上平台假体前短暂使用止血带。

（3）尽可能少量截骨。

（4）术中彻底止血。

（四）减轻外科刺激

（1）术前 2 h 口服 50% 葡萄糖液 40 ml。

（2）术中控制液体量。

（3）术后尽早拔除尿管。

（4）术后使用地塞米松 5 mg 静注。

（5）术后使用短效胰岛素 5 U 等。

（6）术后不使用引流管。

（五）血液管理

（1）对于术前血红蛋白<100 g/L 的,术前补充铁剂、术前肌注促红细胞生成素。

（2）术中关闭切口时,使用氨甲环酸外用及输液止血。

（3）术后血红蛋白<80 g/L 时输血。

（六）多模式镇痛

（1）术前静注地塞米松 10 mg,口服塞来昔布 0.2 g。

（2）关切口时予鸡尾酒注射止痛剂(布比卡因＋吗啡＋肾上腺素)。

（3）术后连续 3 日予帕瑞昔布 40 mg 静注,每日 2 次。

（4）曲马多针剂 100 mg 肌注,每日 1 次。之后可口服塞来昔布 0.2 g 及曲马多 50 mg,每日 2 次。

（5）局部冷疗止痛。

（6）出院后带药:塞来昔布 0.2 g,每日 2 次,6 周剂量。

（七）围手术期预防深静脉血栓

（1）术前检查双下肢血管 B 超。

（2）存在大血管堵塞风险的,TKA 术前予溶栓或安放滤网。

（3）术后予口服利伐沙班片(拜瑞妥),每次 10 mg,每日 1 次,共 12 日。

（4）术后第 1 日即行双下肢静脉泵治疗。

（八）预防术后感染

（1）包括术前使用抗生素,术后使用 3 日。

（2）切口每日消毒和更换敷料。

（3）防止二便污染切口周缘。

（九）术后加强康复训练

（1）术后 3 h 进行 CPM 机锻炼。

（2）术后第 1 日扶助下地站立。

（3）后助步器保护下逐步加强行走活动功能锻炼。

（十）出院后的管理

（1）约定门诊复诊时间。

（2）出院后的康复训练计划和方法。

（3）饮食宜忌:术后高营养、高蛋白饮食;禁食辛辣刺激食品。

（4）日常生活的其他注意事项:控制体重,减少下蹲和负重;不宜跑跳、快速行走。

第五章　老年骨伤疾病并发症及危急症

机体遭受暴力打击或伤害后,会产生一系列的并发症。老年患者由于身体衰弱,大多存在数种基础疾病,脏器的功能储备差,在相同的暴力打击或伤害下,会产生更为严重的并发症甚至危急症,直接威胁老年患者的生命安全。按照并发症在损伤后发生的早晚顺序,又分为早期并发症和晚期并发症。

第一节　早期并发症及危急症

一、休克(shock)

休克是指机体遭受各种强烈致病因素作用,产生神经、内分泌、循环和代谢等功能障碍,导致有效循环血量急剧减少,以致组织器官微循环灌注不足,末梢循环严重障碍,组织细胞缺氧,形成多脏器功能障碍的病理过程。当患者收缩压<90 mmHg,脉压差<20 mmHg,就可以诊断休克。老年高血压患者,只要收缩压较原水平下降30%,也可诊断。休克类型有:低血容量性休克、神经源性休克、感染性休克、过敏性休克、心源性休克。创伤外科临床常见休克为低血容量性休克和神经源性休克。

(一)创伤性休克的分期及病理机制

1. 分期

休克早期:机体遭受强烈的休克致病因素作用后,会产生一系列变化:毛细血管前后阻力增加;周围血管强烈收缩,血液重新分配,保证大脑、心脏等重要脏器的血供;心输出量下降,通过代偿,维持血压稳定。

休克中期:休克代偿前期纠正无效,周围血管持续痉挛,组织无氧代谢,机体处酸性环境;在血管有害物质作用下,毛细血管网开放,毛细血管床淤血,静脉内压增高,液体外渗,有效循环血量锐减。

休克晚期:休克继续恶化,动静脉吻合支开放,微循环扩张,毛细血管通透性增加,血浆蛋白和水等外渗,血液浓缩变黏,凝血机制紊乱,产生播散性血管内凝血,多脏器功能衰竭,严重者死亡。

2. 病理机制

内分泌及体液因子作用:儿茶酚胺大量分泌,器官微循环灌流锐减;血管紧张素Ⅱ分泌增多,冠脉收缩,心肌缺血;血管加压素增多;血栓素增多;心肌抑制因子、内皮素、血小板活化因子、白三烯等缩血管因子增多,导致微循环障碍,血管通透性增加,大量血液淤积休克肠,加重心脏损害,加重休克。

酸碱平衡失调:休克造成组织器官缺氧,形成无氧代谢,乳酸、丙酮酸等酸性物质堆积,发生代谢性酸中毒;同时,肺组织缺血缺氧,体内的 O_2 及 CO_2 不能有效交换,CO_2 潴留,形成呼吸性酸中毒,与代酸一起形成复合性酸中毒。

多脏器功能异常:肾脏缺血,肾前性少尿,肌肉损伤后释放肌红蛋白、血红蛋白堵塞肾小管,肾小管坏死,产生急性肾功能衰竭;肝脏缺血,肝细胞坏死,肝脏解毒功能下降,产生高胆红素血症,甚至急性肝功能衰竭、肝性脑病;肺脏缺血缺氧,肺动静脉短路,肺泡受损,血管通透性增加,形成肺水肿、肺出血,严重者形成成人急性呼吸窘迫综合征;微循环障碍,心肌缺血缺氧,形成急性心力衰竭;脑组织缺血缺氧,早期兴奋、烦躁,当休克不能纠正,最后导致抑制、昏迷;消化道缺血缺氧,表面糜烂、应激性溃疡;胰腺休克期,胰腺细胞溶酶体破裂,释放水解酶、胰蛋白酶等,进一步加重休克,导致多器官功能障碍、组织坏死等。

(二) 休克的临床诊断

1. 轻度休克 出血量<15%。神志清楚,烦躁,焦虑,兴奋,面色苍白,脉搏 100~120 次/min,轻度口渴,中心静脉压正常,尿量少于 50 ml/h,红细胞比积 0.4。

2. 中度休克 失血量为 25%~35%。神志淡漠,皮肤冰凉苍白,脉搏>120 次/min,中心静脉压明显降低,红细胞比积 0.33,尿量<15 ml/h,血压(8.0~12.0)kPa/(5.3~8.0)kPa。

3. 重度休克 失血量为 35%~45%。神志不清,脉搏较难触及,皮肤湿冷,唇发绀,中心静脉压难于测出,红细胞比积<0.30,无尿或尿量<5 ml/h,血压(5.3~8.0)kPa/(2.6~5.3)kPa。

(三) 休克的治疗原则和措施

1. 及时阻断出血途径 迅速查明出血的可能部位和预测出血的程度,必要时积极手术治疗。

2. 尽快输血、补液,恢复有效血容量 先输入晶体液如5%葡萄糖注射液、生理盐水、林格氏液等,液体量 2 000 ml 左右,及时输入胶体液如全血、血浆、白蛋白、低分子右旋糖酐和6%羟乙基淀粉。注意,低分子右旋糖酐和6%羟乙基淀粉用量一次不超过 1 000 ml,晶胶体比例宜 3:1 或 4:1,并及时输入血小板。

3. 谨慎使用血管活性药 休克早期和晚期都不宜使用血管收缩药。在已经补足血容量而末梢循环未见改善时,可谨慎考虑使用血管扩张剂。

4. 纠正酸中毒 如血气分析确定存在较重的酸中毒,可谨慎使用碳酸氢钠或乳酸钠治疗。

5. 激素治疗 激素可稳定溶酶体膜,抑制水解酶排出,抑制激肽作用,激活网状内皮系统,保护肺脏等。可使用激素短期冲击疗法。

6. 基本措施 选用合理体位,吸氧,保暖,镇静,应用能量合剂等。

(四) 中医药对创伤性休克的认识

人体遭受打击,由于大失血、剧烈疼痛等因素造成的创伤性休克,中医称之为"脱证"或"厥证",将休克的早期失血阶段称为"脱证",休克后期的意识不清、昏迷称为"厥证"。脱证包括气脱、血脱。"脱证"及"厥证"又可见亡阴、亡阳。对于气脱患者,可用独参汤灌服;血脱患者可用当归补血汤灌服;亡阴患者可用生脉汤灌服;亡阳患者可用参附汤灌服;此外,还可针灸治疗,常选水沟、足三里、涌泉穴为主穴,配穴取内关、百会、太冲等穴。

二、创伤性呼吸窘迫综合征(ARDS)

也称急性呼吸窘迫综合征,曾称之为"创伤性湿肺",是一种排除心源性因素的各种肺内肺外致病因素导致的急性、进行性的缺氧性呼吸衰竭。致病因素包括休克、创伤、严重感染、吸入有害气体、骨折导致脂肪栓塞、DIC、大面积烧伤等。主要的病理改变为弥漫性的肺损伤,肺泡萎陷,微循环障碍,肺内血流分流增加,通气和血流比失调,肺内血管渗出增加,形成肺水肿。临床监测可见持续性的低氧血症、氧分压下降,增加氧浓度吸氧不能改善,同时呼吸窘迫,呼吸频数。

(一) 老年人呼吸系统的改变

(1) 老年人呼吸肌群萎缩,肋软骨硬化,肺与气管的弹性下降;胸廓腱呈桶状,呼吸能力下降;慢性支气管炎发病率较高,这些均引起老年人肺活量下降。

(2) 老年人肺组织功能细胞减少,肺泡弹性蛋白变性,肺泡变性,破裂融合;肺泡弹性降低,呼气时早闭,肺泡气体潴留,形成肺气肿;肺动脉硬化,毛细血管变窄或断裂,毛细血管床变少,导致换气功能减退;脑血管硬化导致呼吸中枢微循环障碍或微血栓,出现中枢性呼吸功能紊乱如潮式呼吸或睡眠呼吸暂停综合征。

(3) 老年人肺泡管及肺泡扩大,使最大呼气量、肺活量均下降,残气量上升;肺毛细血管床数目、肺血流量、肺泡面积均减少,弥散能力下降,换气功能储备降低。

(二) ARDS 的病理和临床表现

1. 病理变化　主要体现在肺泡及肺内微循环血管的损伤方面。早期变化表现在:毒素及其激发的大量炎性介质引发明显的炎性反应,肺大量内皮细胞受损,毛细血管通透性增加,大量蛋白渗出,肺间质水肿,肺泡被渗出液填塞,肺组织黏滞,Ⅱ型细胞功能受损,表面活性物质减少,肺的顺应性下降,大量肺泡萎陷。一部分肺泡过度通气代偿维持,微小呼吸道堵塞、阻力增加,肺明显水肿,含水量大增,表现为"湿肺"。病情继续发展,进入到晚期。ARDS 发作2~3 周后,肺间质纤维化,大量渗出液被纤维组织代替,功能残气量也明显减少,肺间质弹性下降,无回缩力,变得僵硬。

2. 临床表现　ARDS 的特征性表现为进行性的低氧血症。

第 1 阶段称为损伤期,潜伏期为 6 h,无临床症状,胸片正常。

第 2 阶段称为稳定期,持续 6~48 h,呼吸困难,咳嗽发烧,PaO_2 持续性下降,提高吸氧浓度(FIO_2)仍不改善;$PaCO_2$ 因过度换气而下降。胸片可见肺纹理增粗,少量斑片状高密度阴影。

第 3 阶段称为呼吸衰竭期,12~24 h 后肺的顺应性降低,呼吸急促,焦虑不安。肺部听诊有捻发音,出现明显的肺泡和间质浸润,胸片可见较多的斑片状高密度阴影。

第 4 阶段称为终末期,PaO_2 进行性严重下降,提高吸氧浓度(FIO_2)不能改变;$PaCO_2$ 因肺泡残气量增加和顺应性下降而潴留。并发全身严重感染,肺部感染,DIC 及代谢性酸中毒,肺实质化而僵硬。胸片可见双肺透亮度增高,布满大片高密度阴影。

(三) 临床诊断

1. 1988 年我国 ARDS 专题讨论会提出的诊断标准草案　①病因:包括肺内肺外因素,如重症肺部感染、误吸、吸入有毒气体、栓塞、重大创伤、休克、DIC、急性胰腺炎、长期高浓度吸氧等。②呼吸窘迫或频数(>28 次/min)。③低氧血症,$PaO_2 < 8$ kPa, $PaO_2/FIO_2 < 40$ kPa。④X 片影像异常:纹理增粗,边缘模糊的斑片状阴影或大片阴影。⑤排出左心衰和肺的慢性

疾病。满足具备全部 5 项或前 4 项者,诊断成立。

2. 1994 年欧美联席会议确定的诊断标准　①急性起病。②氧合指数 $PaO_2/FIO_2 \leqslant 200$ mmHg [氧合指数 PaO_2/FIO_2 计算公式:鼻导管给氧下 $20+4 \times$ 气流量(L/min)%,与呼气末正压 (PEEP)无关]。③X 片正位片:双肺存在斑片状阴影。④肺动脉嵌顿压 $\leqslant 18$ mmHg,无左心房压力增高的临床证据,如氧合指数 $PaO_2/FIO_2 \leqslant 300$ kPa 且满足上述其他标准,则 ARDS 诊断成立。

3. 2012 年的柏林标准　①呼吸症状必须在已知的临床损害 1 周内出现新的症状。②X 线或 CT 扫描见双肺致密影,并且用胸腔积液、肺叶(肺)塌陷或结节不能完全解释。③患者的呼吸衰竭无法用心力衰竭或体液超负荷完全解释。对于不存在危险因素的患者,需排除高静水压相关性肺水肿。④存在轻至中重度氧合下降(定义为 PaO_2/FIO_2)。低氧的程度决定了 ARDS 的严重程度。柏林标准相对较全面,是对以前各个标准的修订和延伸。

(四) 防治措施和呼吸治疗原则

ARDS 的治疗非常困难,因为常常合并创伤和感染,是严重全身性伤害的一个环节,极易导致多脏器损伤和功能衰竭。相对来说,感染性 ARDS 比创伤性 ARDS 的治疗风险更大,预后更差。

1. 防治措施　预防 ARDS 的发生或使 ARDS 发生初期得到及时干预,显得非常重要。包括以下几项。

(1) 控制休克:迅速补充血容量,以晶体为主,限制过多胶体。

(2) 营养支持:纠正低蛋白血症。

(3) 抗生素治疗:尽早行细菌学培养,控制感染。

(4) 肺表面活性物质、自由基抑制剂、控制炎性介质的释放:早期使用肾上腺皮质激素,刺激Ⅱ型细胞产生表面活性物质;超氧化物歧化酶(SOD)、谷胱甘肽还原酶减轻肺损伤;谷氨酰胺有利保护生成胃肠黏膜屏障,控制细菌和毒素来源;东莨菪碱改善休克时微循环障碍,并有镇静、护脑、改善肺部通气和氧交换能力等。

(5) 防止 DIC:运用抗凝剂、大量输血时使用滤过器、及时补充血小板等。

(6) 注意输氧浓度:可短时高浓度给氧,长时间输氧应控制在 40% 以下浓度。

(7) 其他措施:低温疗法,更换体位,鼓励深呼吸;控制过快、过量、输液;保留气道导管防止误吸等。

2. 呼吸治疗原则　呼吸治疗是 ARDS 脏器功能治疗的重要一环。

机械通气:当血气分析提示呼吸衰竭,吸氧浓度 $>30\%$ 而 $PaO < 50$ mmHg,呼吸兴奋剂无效时考虑使用呼吸机治疗。呼吸机的使用原则一般选择定容型,不宜使用定压型;为了增加功能残气量,保护非组织灌流,目前常用加压通气,选择 PEEP(呼气末正压通气);人工呼吸机是治疗 ARDS 的重要手段,有力改善血氧合,但不能解决组织细胞氧利用。应由专业医师根据患者病情及整体状况进行专业调节运用,同时防止呼吸机的不当使用及并发症。

目前,最新的抢救技术有膜氧合和血液净化技术(ECMO)。

三、播散性血管内凝血(DIC)

DIC 是一种由特殊的病因或严重基础疾病状态下引起的机体凝血系统被激活,形成的弥散性毛细血管微血栓及继发纤溶亢进的综合征。2012 年,中国专家共识在原 DIC 定义基础上融入了"微血管体系损伤"的概念,即 DIC 是在多种疾病基础上,致病因素损伤微血管体系,导致凝血活化,全身微血管血栓形成,凝血因子大量消耗并纤溶亢进,继而引起出血及微循环障碍为特征的临床综合征。

（一）病因病理

1. 发病因素　DIC 的发病因素较多见,如医源性、肿瘤、感染、创伤等。

（1）医源性因素：生物制剂、解热镇痛药、激素等药物,及手术等医疗操作。

（2）高凝因素：各种原因导致的呼吸性酸中毒和代谢性酸中毒;某些疾病的高凝状态,如高脂血症、严重的糖尿病、妊娠高凝状态;网状内皮系统功能障碍,如肝病、内毒素中毒等。

（3）促凝因子：菌毒素可以损伤血管内皮,又刺激激活Ⅶ因子;多种外科、妇科、肿瘤手术导致组织凝血因子启动外源性凝血;溶血性疾病、输血异常反应、挤压伤、疟疾等造成红细胞和血小板破坏等。

（4）各种原因造成的血管内皮损伤：各种感染造成的内毒素;各种原因的休克、酸中毒、烧伤、冻伤等。

2. 病理及临床表现　DIC 的病理表现主要为栓塞、出血、休克、微循环病理性溶血等。

（1）栓塞：微循环弥散性的血管栓塞,如肾脏微循环栓塞,导致少尿、氮质血症;肺微循环栓塞,可见呼吸窘迫、困难、发绀等。

（2）出血：自发、持续、多部位渗血,如口腔出血、消化道出血之呕血、黑便,常规的输凝血因子及纤溶抑制药无效。

（3）休克：无明显诱因的突发休克,可并发出血和栓塞等,常规抗休克措施难于起效。

（4）微循环溶血：可检测到进行性血红蛋白下降,血涂片可见碎裂红细胞或红细胞碎片;但多数缺乏急性血管内溶血的体征,如腰痛、恶寒发热、黄疸等。

（二）临床诊断

根据 2001 年全国第 5 届血栓与止血会议制定的诊断方案,包括临床观察和实验室检查。

1. 临床表现

（1）易导致 DIC 的基础疾病。

（2）合并下列两项或以上临床症状的：严重、多发出血;难于用原发病解释的休克和微循环衰竭;多发性微血管栓塞,可见不明原因的肺肾脑等器官功能不全或皮肤、皮下、黏膜栓塞坏死;抗凝治疗有效。

2. 实验室检查

（1）血小板$<100\times10^9$/L 或进行性下降（肝病、白血病血小板$<50\times10^9$/L）。

（2）血浆纤维蛋白原含量<1.5 g/L、进行性下降或>4 g/L,肝病<1.0 g/L,白血病和其他恶性肿瘤<1.8 g/L。

（3）"3P"试验阳性或血浆 FDP>20 mg/L,肝病 FDP>60 mg/L,D-二聚体水平升高。

（4）凝血酶原时间缩短或延长 3 s 以上,呈动态变化,肝病凝血酶原时间缩短或延长 5 s 以上。

（5）疑难病或其他特殊患者,可行抗凝血酶、因子Ⅷ、凝血、纤溶、血小板活化分子标记物测定。

同时具备上述 3 项以上异常者即可诊断。

（三）治疗方案

一般包括基础疾病的治疗和 DIC 所处不同病理分期的不同治疗方案。不同病理分期的治疗原则：

（1）高凝血期：这一期可无明显 DIC 临床表现，在排除禁忌证后快速合理使用肝素治疗；其他抗凝及抗血小板药，中药如丹参制剂等。

（2）消耗性低凝血期：高凝血期如没有得到控制，则迅速进入消耗性低凝血期。这一期继续使用肝素、右旋糖酐等药物；补充凝血因子；使用纤维蛋白溶解药物，如链激酶、尿激酶、蚓激酶等。

（3）继发性纤溶亢进期（DIC 晚期）出血治疗，适当运用抗纤溶药物，如氨甲环酸、抑肽酶等。

四、脂肪栓塞综合征（FES）

FES 是指长管状骨骨折等严重创伤后，脂肪粒阻塞肺部及脑部血管腔，从而引起呼吸困难、低氧血症、皮下及内脏出血，甚至意识障碍等肺脂肪栓塞、脑脂肪栓塞的一系列综合征。

（一）病因病理及临床分型

1. 病因病理

（1）机械学说：脂肪粒或软组织脂肪粒进入破裂静脉，随体循环游走，最后堵塞毛细血管，形成脂肪栓塞。

（2）化学学说：创伤后机体应激反应，释放大量儿茶酚胺，脂肪酶活性增加，加速脂肪水解，游离成脂肪酸和甘油，脂肪酸在肺、脑等处堆积，造成低氧血症。近来，有学者认为，脂肪栓塞综合征常见于长期低血压和休克患者，推测可能是肝脏缺氧导致脂肪代谢障碍所致。

2. 临床分型

（1）爆发型：损伤后迅速昏迷，或伴痉挛，短时间内死亡，须尸检才能明确诊断。

（2）完全型：损伤后短时间内昏迷，伴高热、呼吸急促、脉搏快，体检可见皮下、眼结膜等处有出血点，常位于肩颈部和胸部。

（3）不完全型：症状较轻，损伤后可出现低热、呼吸加快、心跳加快，轻中度低氧血症。大多数可自愈。

（二）临床诊断

1. 病史　较重的损伤或长管状骨折史。

2. 症状　呼吸急促，非颅脑损伤引起的昏迷、惊厥、抽搐等。

3. 体征　呼吸脉搏较快，头、颈、胸等处皮肤或黏膜出血点。

4. 化验检查　血气分析氧分压低于 60 mmHg，X 片可见肺部弥漫性阴影，血红蛋白水平明显下降，尿液中含脂肪粒，血游离脂肪酸增加等。

（三）治疗原则

1. 呼吸支持　症状较轻者面罩给氧，重者呼吸机辅助呼吸。

2. 药物治疗　包括高渗葡萄糖和白蛋白降低脂肪酸毒性、抗生素预防感染等。激素、右旋糖酐及肝素已被证实无效。

3. 保护神经中枢　纠正低氧血症，使用低温疗法减少脑耗氧，降颅内压等。

4. 骨折及休克的治疗　及时固定骨折，纠正休克。

五、深静脉血栓（DVT）

DVT 是指各种原因导致的静脉回流障碍，血液在深静脉内凝结，由此引起的一系列症候

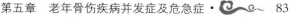

群,如由静脉或右心的血栓阻塞肺动脉及其分支引起的疾病称为肺栓塞(PE)。DVT 和 PE 总称为静脉血栓栓塞症(VTE)。

(一)病因病理

1. 病因学　各种大手术如骨盆、脊柱、人工关节置换术,常见疾病如糖尿病、肥胖症;还包括妇女围产期、长期卧床及静止体位等。

2. 病理基础　主要包括静脉内壁损伤、血液高凝状态和血流缓慢。

3. 病理分型　周围型指小腿部深静脉血栓;中央型指髂股静脉血栓形成;混合型指周围型和中央型均存在,此型临床常见。

(二)DVT 和 PE 的临床诊断

1. DVT 的临床诊断

(1)症状:发病急,短时间内整个下肢明显肿胀、疼痛、压痛;同侧下肢及腹壁浅静脉曲张。

(2)体征:患肢明显肿胀、压痛,Homans 征阳性,浅静脉怒张。

(3)仪器检查:彩色多普勒超声下肢血管,肢体静脉造影等。

2. PE 的临床诊断

(1)症状:不典型的胸痛、干咳、呼吸困难及咯血等。

(2)体征:低热、呼吸心跳均增快,肺部听诊可及干湿啰音和血管杂音。

(3)实验室检查:动脉血气可见低氧、低碳酸血症;胸部 CT 和肺动脉造影有较高的准确率。

(三)治疗原则

1. DVT 的治疗原则　抬高患肢消肿;溶栓治疗,可使用链激酶、尿激酶或纤维蛋白溶酶;抗凝治疗,常使用低分子肝素、香豆素类药物等;必要时考虑手术治疗,包括取栓和放置静脉滤网。

2. PE 的治疗原则　抗凝,主要是低分子肝素、华法林等;溶栓,注意适应证和禁忌证;手术治疗,包括外科取栓和导管取栓,放置静脉滤网,慢性 PE 可考虑肺移植。

六、骨筋膜室综合征(OCS)

OCS 是指各种损伤造成骨与筋膜之间的间隔区内的组织压升高,血管受压,血循环障碍,导致肌肉、神经等组织严重缺血缺氧,甚至坏死的一系列症候群,是一种致残率较高的损伤并发症。

(一)病因病理

1. 病因　包括各种损伤,如挤压伤、外固定过紧;暴力导致肌肉损伤肿胀、血管破裂大量出血;血运丰富的骨折等。

2. 病理　血肿、肿胀导致筋膜间隔区内组织压明显升高,动脉痉挛;当动脉内压与外界组织压压差较小时,血流中断;神经、肌肉等组织缺血缺氧,血管渗出,组织压进一步增大,血供进一步减少,由此形成恶性循环,肌肉、神经等组织严重缺血缺氧;神经组织缺血半小时,功能开始异常,缺血 12～24 h,功能永久丧失,坏死;肌肉组织缺血 2～4 h,功能异常,缺血 4～12 h,功能永久丧失,坏死、溶解。

(二)临床表现和诊断

1. 临床症状　包括缺血肢体剧烈疼痛、冰冷感、麻木感,伴发热、烦躁等。

2. 体征 脉搏增快、血压下降;局部肿胀明显,肤温异常或升高,远端动脉搏动减弱或消失;远端指(趾)主动活动障碍,被动牵拉痛。

3. 症状和体征 概括为"5P": Painless(剧痛转无痛),Paralysis(肌肉瘫痪),Pallor(潮红转苍白或发绀),Pulselessness(无脉),Paresthesia(感觉异常)。

（三）治疗原则

（1）骨筋膜室早期肿胀、血液循环障碍时,可使用中医药治疗,包括丹参注射液、当归注射液、红花注射液、血塞通注射液等制剂,有较好的活血化瘀、扩张血管等作用。

（2）当骨筋膜室综合征诊断成立,一旦发现远端指(趾)主动活动障碍、感觉异常,被动牵拉痛,即是手术切开减压的指征。减压应彻底:切口足够大,受累筋膜室全部开放。

（3）切口二期缝合,防止感染。

七、挤压综合征(Crush Syndrome，CS)伴急性肾功能衰竭

当肌肉丰满部位长时间遭受暴力挤压,造成肌肉组织缺血坏死,出现局部肿胀及肌红蛋白尿、高血钾等急性肾功能衰竭的一种损伤综合征。

（一）病因病理

1. 病因 肢体或躯干肌肉丰满部位收到暴力长时间挤压,导致肌肉组织急性坏死、溶解。

2. 病理 暴力挤压,组织受损、精神刺激、大量失血,导致休克;机体应激反应产生大量血管活性物质,微血管持续痉挛,加重肾缺血;肌肉坏死溶解,产生大量肌红蛋白、钾离子、硫酸根、磷酸根等,导致肾小管堵塞,产生肌红蛋白尿(褐色尿或血尿)、肾脏排钾障碍导致高血钾、代谢性酸中毒等。

（二）临床诊断

1. 病史 肌肉长时间受挤压病史。

2. 症状 休克表现,排出茶色尿、深褐色尿、红棕色尿。

3. 化验检查 代谢性酸中毒,高血钾,尿比重下降,血肌红蛋白升高。

（三）治疗原则

1. 现场急救 解除压迫,伤肢制动固定,防止抬高患肢,局部低温保护。在自然灾害中若长时间压迫已造成患肢坏死,为防止立即解除压迫后大量毒素吸收,应在解除压迫前立即截肢以抢救生命为主。

2. 预防处理 包括抗休克、长时间(1 h以上)受挤压者予碱化尿液(5%碳酸氢钠溶液150 ml静脉滴注)、有骨筋膜室综合征者及时切开减压、预防感染(选择低肾毒性抗生素)等。

3. 急性肾功能衰竭的处理 处理酸中毒、高血钾,营养支持,必要时肾透析治疗。

八、脊髓损伤

脊髓损伤是强大暴力导致脊柱骨折脱位等严重损伤后的一种预后很差的并发症。脊髓损伤后,会带来一系列的脊髓、神经、括约肌等组织脏器的功能紊乱,甚至终身残疾,甚至死亡。

（一）病因学

脊柱骨折脱位挤压、刺伤、扭转或挫伤脊髓;暴力造成脊髓前动脉、根动脉损伤或痉挛,导致脊髓、神经缺血缺氧;椎管静脉丛受损,脊髓内压增高、水肿;原有椎管狭窄、椎间盘突出或韧

带钙化等基础病史,脊髓钳夹、挥鞭损伤;火器弹道直接损伤等。

（二）病理学与损伤类型

1. **按损伤程度分型**　①脊髓完全性损伤（横断伤）。②不全性损伤。③圆锥及马尾损伤。④脊髓进行性上升性缺血性损伤。⑤脊髓水肿。

2. **按损伤机制分型**　①脊髓震荡,功能障碍,24 h 后开始恢,4 周左右可能完全恢复。②脊髓受压,脊髓坏死,或缺血缺氧,坏死、液化,形成瘢痕。③脊髓挫裂伤,早期出血水肿、毁损即可出现截瘫,晚期囊性变、萎缩等。④马尾损伤,下肢运动、感觉、反射功能不同程度受损,二便及性功能异常。

3. **按损伤平面分型**　①高位截瘫,第 4 颈髓以上受损,影响呼吸中枢,称为高位截瘫。②四肢瘫,颈髓膨大（C8 至 T1 脊髓）以上受损,出现上肢和下肢均截瘫。③下肢瘫,简称截瘫,出现在颈髓膨大以下受损。

4. **按损伤部位分型**　①脊髓前角受伤,表现为损伤水平以下肢体瘫痪,浅感觉如痛觉、温觉减弱或消失,肛门括约肌功能障碍,但深感觉如位置觉、震动觉存在。②脊髓后柱损伤,表现为感觉障碍和神经根刺激症状,损伤平面以下深感觉障碍。③脊髓中央性损伤,表现为上下肢不同程度瘫痪,上肢重于下肢,手功能障碍,内在肌萎缩。④脊髓半侧损伤（Brown-Sequard 综合征）,表现为损伤平面以下,同侧肢体痉挛性瘫痪、深感觉消失、深反射亢进,病理征阳性,而对侧肢体痛觉、温觉丧失。⑤神经根损伤,表现为损伤节段的 $1\sim2$ 个神经根支配区感觉和运动功能障碍。

（三）临床诊断

1. **有明确的损伤病史**　包括损伤的原因、暴力作用机制及损伤全过程等。

2. **症状和体征**　清醒的患者可描述损伤后的症状;通过脊神经根支配的肌肉活动功能的减弱或丧失及感觉平面的异常大致推断脊髓受损平面。

3. **影像学检查**　包括 X 片、CT、MRI、造影等,以及体感诱发电位检查等。

（四）治疗原则

总的原则:尽早治疗,骨折和脱位的复位和固定,激素和营养神经治疗,预防并发症,功能重建和康复。

1. **急救和转运**　发生重大创伤后,以抢救患者生命为先,对可能的骨折和脱位予相关方法固定,包括夹板、支具、颈托、围腰等;注意搬运方法,以三人平托为宜,颈椎损伤必须由专人牵引颈椎扶稳。

2. **药物治疗**　①激素冲击疗法:一般在伤后 8 h 内使用甲基泼尼松龙,第 1 小时予 30 mg/kg 剂量,15 min 内输注完;后予 5.4 mg/kg 剂量 23 h 内维持输注。②脱水利尿,使用 20％甘露醇 250 ml 输注,每日 2 次。③营养神经药物,如三磷酸胞苷二钠,维生素 B_1、B_6 及甲钴胺等。④氧自由基清除剂,如辅酶 Q,维生素 E、A、C,谷氨酰胺等。⑤神经修复药,如神经节苷脂（GM_1）等,利于脊髓神经功能的修复。⑥支持疗法。

3. **手术治疗**　手术治疗的目的在于脊柱骨折脱位的复位,恢复脊柱正常的生理轴线,解除压迫,椎管减压,稳定脊髓,固定脊柱,加强康复训练等。包括前路、侧前入路、后路、后外侧入路、经胸腔入路、经腹腔入路等手术治疗。

4. **高压氧治疗**　排除禁忌证后,选用高压氧治疗。

5. **辨证使用中药、针灸等中医药治疗手段**　包括使用补阳还五汤口服,针灸、推拿等治疗。

（五）并发症治疗

1. 褥疮的防治 ①选择水垫或气垫床，防止受压。②加强护理，勤翻身，使用身侧垫。③骨突部位的护理，如垫圈、滑石粉、中药、乙醇等的使用。④产生褥疮后，Ⅰ度、Ⅱ度褥疮可先理疗，外用中药膏等，如双柏膏、生肌玉红膏、九一丹、生肌膏等。⑤Ⅲ度褥疮可行手术治疗，行植皮、肌皮瓣修复术等。

2. 泌尿系统感染的防治 截瘫患者留置导尿后，易产生尿路感染。①导尿时严格无菌操作。7日更换一次导尿管。②尿道口护理，擦洗。③按时开启、关闭导尿管，白天每3～4 h开启一次，训练自律膀胱。④记录每日出入量，每日液体入量3 000 ml以上。⑤中药辨证论治，利水通淋，如导赤散、八正散、五苓散、猪苓汤等。⑥必要时使用抗生素治疗。

3. 脊髓损伤后膀胱的处理

（1）膀胱的主要神经支配，一是交感神经，作用较弱；二是副交感神经，控制膀胱逼尿肌和膀胱内括约肌的收缩和松弛，主导排尿动作；三是躯干神经，可随意收缩外括约肌，但不能随意松弛。

（2）膀胱的功能改变：一是无张力膀胱，脊髓休克期多见，膀胱无感觉及运动功能，无法自主排尿，有膀胱破裂的危险。二是自律性膀胱，脊髓伤后，排尿功能未恢复，胀满的膀胱由本体神经丛的冲动出现微弱收缩，在外力帮助下，可排尿，有少量尿液残留。三是反射性膀胱，胸腰以上脊髓损伤，膀胱低级中枢无受损，经训练可反射性排尿，患者不能随意启动或终止排尿，但尿液残留较少。膀胱胀满后，可触摸大腿根部、会阴部诱使排尿。

（3）严格的无菌导尿及留置导尿。

（4）预防尿路感染。

（5）拔除导尿管的时机：尿道海绵体试验阳性，自律性膀胱已建立后。

（6）必要时膀胱造瘘：尿路感染，膀胱出血不止，导尿管频繁堵塞可行耻骨上膀胱造瘘。

（7）辨证使用中药方：济生肾气丸、带抵挡丸、补中益气汤等；针灸治疗。

（六）功能训练和康复治疗

一般由专业的康复师进行治疗。

九、血气胸

胸壁损伤尤其肋骨骨折后，易产生一些严重并发症，如胸腔的完整性和密闭性遭到破坏而导致各种气胸，胸腔内血液循环的异常，继则引起呼吸和循环的障碍。

（一）气胸

气胸分为单纯性气胸、开放性气胸、张力性气胸。

1. 单纯性气胸

（1）病理机制：胸壁破裂或肺泡破裂，少量空气进入胸腔，呼吸及循环功能轻度影响。

（2）临床表现及诊断：呼吸急促，伤侧呼吸运动减弱，叩诊鼓音，X片可见气胸表现。

（3）处理原则：少量气胸可自行吸收，较多时可行胸腔穿刺和闭式引流。

2. 开放性气胸

（1）病理机制：胸壁破口与胸腔相通，吸气时空气进入胸腔，伤侧肺压缩，纵隔移向健侧，呼气时健侧肺流向伤侧肺，纵隔回位，造成纵隔摆动，导致呼吸功能严重障碍。见图5-1-1。

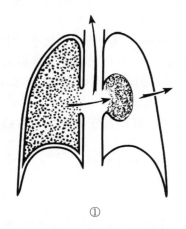
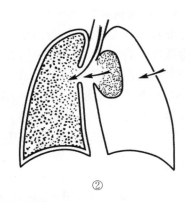

①　　　　　　　　　②

图 5‑1‑1　纵隔摆动

（2）临床表现及诊断：呼吸急促，发绀，X 片可见严重气胸表现，伤侧肺被压缩。

（3）处理：应迅速将开放性气胸变为闭合性，进行急诊清创手术；行胸腔闭式引流术。

3. 张力性气胸

（1）病理机制：胸壁破裂，裂口呈瓣状活塞，吸气时空气进入胸腔，呼气时活瓣关闭，不能呼出气体，导致胸腔压力逐次升高，伤肺萎缩，纵隔偏移；上下腔静脉受压，血液回流受阻，导致血液循环严重障碍，形成全身缺氧及休克，严重者死亡。

（2）临床表现及诊断：进行性呼吸困难，胸部叩诊鼓音，X 片可见气管偏移，伤侧肺严重压缩。

（3）处理原则：即行锁骨中线第 2 肋间隙胸腔穿刺排气减压，再行水封瓶闭式引流术；胸壁创口清创缝合术。

（二）血胸

1. 病理机制　胸部创伤后，肋骨骨折刺破肺脏，或肋间动脉破裂出血均可导致血胸。出血量大时，挤压肺脏，纵隔偏移造成严重的循环障碍和呼吸功能障碍。出血量较慢时，积血因纤维蛋白析出而成为不凝血；还常常合并气胸，极易造成胸腔感染，发展为脓胸。

2. 临床表现及诊断　出血量大时，产生休克症状；患侧肺脏呼吸功能减弱，叩诊实音，听诊时呼吸音减弱或消失；X 片可见患侧肋膈角变钝；积血超 1 000 ml 时，积液阴影达肩胛下角。

3. 处理原则　出血量较小时，可自行吸收，或中医辨证使用复元活血汤、旋覆花汤等；当肋膈角变钝时，可行胸腔穿刺抽液；但积血继续增多时，可考虑水封瓶闭式引流；当出血量较多且连续出血不止时，转胸外科手术探查止血。

（三）纵隔气肿

1. 病理机制　胸部损伤后，压力导致气体进入纵隔；张力性气胸，气体进入纵隔；其他损伤，如颈部外伤、纵隔内气道破裂等，气体进入纵隔；纵隔内气压升高，阻碍血液循环，回心血量减少。

2. 临床表现及诊断　纵隔内气体可四处扩散，如进入颈部、面部、胸臂部，甚至背部、腹部、腹股沟等处，皮下气肿可查出捻发音。

3. 处理原则　尽快予胸腔减压，于锁骨中线第 2 肋间隙穿刺减压；转心胸外科治疗。

（四）外伤性窒息

1. 病理机制　巨大的创伤或暴力挤压、撞击胸腹部，导致胸腔内压陡然升高，上腔静脉内压随之陡增，毛细血管破裂出血；气管内压升高、分泌物大增，内外气体交换障碍，机体严重缺氧；多根多段肋骨骨折造成反常呼吸，吸气时，胸壁软化下陷；呼气时，胸壁突起，使得两侧胸腔内压不同，而产生纵隔扑动，造成呼吸困难。

2. 临床表现及诊断　头面、颈鼻部、胸背部、口鼻部黏膜等多处皮下青紫瘀斑；严重者视网膜血管、颅内静脉破裂；可见创伤性湿肺。

3. 处理原则　抗休克，必要时气管切开，予肺部解痉化痰治疗。

十、应激性溃疡

应激性溃疡是指机体在遭受重大损伤后（高能量损伤、颅脑外伤等）、严重疾病状态（严重感染、休克等）、长期服用某些药物（激素类、水杨酸类等）及高度乙醇，呈急性发作的以胃十二指肠黏膜糜烂、溃疡及较大出血为主症的一种综合征。

（一）病理机制

1. 溃疡的类型

（1）病变深度不超过肌层的称糜烂，超过肌层的呈溃疡。

（2）重大创伤、手术者多位于胃体、胃底的糜烂；脑外伤者可从食管至胃十二指肠急性溃疡；大面积烧伤者多发胃十二指肠溃疡；药物性溃疡多位于胃小弯，直径多小于 1 cm。

（3）较多的应激性溃疡由于出血少，难于发现。

2. 发病机制　发病机制复杂，可能与神经和体液均有关。神经主要是迷走神经、交感神经；体液包括：肾上腺皮质激素、促肾上腺皮质激素、组织胺、乙酰胆碱等。

（1）出血性休克、烧伤等有效循环血量减少的患者，胃壁及胃黏膜快速缺血，黏膜细胞迅速死亡引起应激性溃疡。

（2）胆汁及阿司匹林返流，胃黏膜屏障损害，黏膜糜烂、出血。

（3）脑外伤患者，胃酸分泌过多，导致食管、胃十二指肠多处溃疡。

（二）临床表现与诊断

1. 临床表现　在重大创伤、烧伤、大手术后等严重状态下，突然出现上消化道大出血或穿孔；大出血概率高；大出血时一般不伴腹痛，或呈间歇性，柏油便。

2. 临床诊断

（1）存在严重疾病状态，如重大创伤、大面积烧伤、重大手术、严重感染等。

（2）突然出现上消化道大出血表现或急性腹痛。

（3）纤维胃镜检查可明确溃疡部位。

（三）防治原则

1. 预防措施　包括纠正休克，调节水电解质平衡，抗感染，运用抑酸药，运用生长抑素，避免使用肾上腺皮质激素及水杨酸类药等；插胃管抽吸胃部消化液，并观察胃部出血情况。

2. 治疗措施　一般行保守治疗。包括输血、运用抑酸药，插胃管减压，使用云南白药局部止血；必要时转外科手术治疗。

十一、腹内器官损伤

(一) 肝脏破裂

1. 病因病理

(1) 病因分为直接暴力和间接暴力打击。

(2) 肝脏破裂分为 3 种类型：中心型肝裂伤，包膜下肝表浅裂伤、肝实质及包膜裂伤。

(3) 破裂后，中心性裂伤可形成肝内血肿，甚至肝组织坏死、胆道出血；包膜下浅表裂伤，可形成浅表包膜下血肿；肝实质及包膜破裂后，大量出血，胆汁外溢，造成胆瘘及胆汁性腹膜炎。

2. 临床表现及诊断

(1) 损伤较轻时，出现腹痛，肝区叩击痛，严重者可出现面色苍白，冷汗淋漓、烦躁、脉搏快、血压下降等休克症状；腹膜刺激征，如腹肌紧张，右上腹压痛、反跳痛、移动性浊音；腹腔穿刺出不凝血等。

(2) 急诊查血常规、立位腹部平片、全腹 CT 等。

3. 治疗原则

(1) 在血流动力学稳定时，可予保守治疗。

(2) 如果肝实质破裂，出血较多或出现休克者，应转外科急诊手术治疗。

(二) 胆道破裂

1. 病因病理

(1) 病因分为直接暴力和间接暴力，如挤压、撞击、坠跌、骨折刺破等。

(2) 胆道损伤多数发生在胆囊底；胆管损伤较少见，可分为胆管撕裂和胆管断裂。

(3) 胆道破裂后，胆汁入腹腔，导致胆汁性腹膜炎，全身黄疸；胆道出血及大量渗液，产生胆汁性休克；晚期产生胆道狭窄，导致阻塞性黄疸、化脓性胆管炎、胆道性肝硬化等。

2. 临床表现及诊断

(1) 胆道破损后，即出现右上腹持续性剧烈腹痛，严重者可出现面色苍白，冷汗淋漓、烦躁、脉搏快、血压下降等休克症状；腹膜刺激征，如腹肌紧张，右上腹压痛、反跳痛、移动性浊音；腹腔穿刺出胆汁性腹水；3～4 日后出现黄疸，粪便灰白，茶褐色尿，同时伴高热、恶心呕吐等，常呈休克——恢复——阻塞性黄疸——再休克过程。

(2) 急诊查血常规可见血象升高、贫血、低蛋白血症等；黄疸指数、血胆红素升高；粪便胆红素为阴性；全腹 CT 示异常等。

3. 治疗原则

(1) 胆道未破裂、胆汁未外溢时，可予保守治疗。

(2) 一旦发现胆汁外溢征象，转外科急诊手术治疗。

(三) 胰腺损伤

1. 病因病理

(1) 病因分为直接暴力和间接暴力，如碾压、撞击、斗殴等。

(2) 胰腺损伤后，胰岛素分泌减少，血糖升高；胰液外溢，消化周围组织，出现急性腹膜炎和休克症状。

(3) 胰腺损伤可分为 4 种类型：轻度挫伤，严重挫伤，胰体部分断裂，胰腺完全断裂。

2. 临床表现及诊断

(1) 胰腺受伤较轻时，症状不典型，较长时间后可出现晚期并发症，如上腹包块，长期低热不适,肩背反射痛等;胰腺严重损伤、胰管破裂后,胰液外溢,可出现面色苍白、冷汗淋漓、烦躁、脉搏快、血压下降等休克症状;腹膜刺激征,如腹肌紧张、压痛、反跳痛,肠鸣音消失;脐周可及由小网膜囊裹积血、积液形成的包块。

(2)急诊查血常规可见血象升高、贫血;血清淀粉酶明显升高;B超可发现胰腺密度增高或降低和胰周血肿;全腹CT能显示胰腺轮廓是否整齐及周围有无积血、积液等。

3. 治疗原则

(1)胰腺轻度受损,胰液未外溢时,可予保守治疗。

(2)较重损伤时,即禁食、胃肠减压、抗休克、抗炎等处理,同时转外科急诊手术治疗。

(四)脾脏损伤

1. 病因病理

(1)病因分为直接暴力和间接暴力,如车祸、斗殴、坠跌等;某些疾病导致脾肿大,质脆,易碎裂。

(2)损伤类型:中心型脾破裂,包膜下脾裂伤,脾实质及包膜破裂。

(3)脾破裂后,较小的出血可持续至大血肿,最后破裂;大的破裂和出血可迅速导致重度休克,严重者死亡。

2. 临床表现及诊断　脾破裂后,可出现腹痛、内出血和休克症状。

(1)较小的损伤表现为小的包膜下血肿,但血肿有可能持续增大,最后破裂;大的损伤出血,可出现面色苍白、呼吸加快、四肢冰冷、冷汗淋漓、烦躁、脉搏快、血压迅速下降等休克症状;腹部压痛、反跳痛,叩及移动性浊音,腹腔穿刺抽出不凝血。

(2)急诊查血常规可见血象升高、贫血;B超、全腹CT能证实脾破裂。

3. 治疗原则

(1)包膜下血肿较小、静止的,可予保守治疗。

(2)较大的损伤或脾破裂,行抗休克治疗或外科急诊手术治疗。

(五)膀胱损伤

1. 病因病理

(1)膀胱膨胀后受到直接暴力和间接暴力打击,如车祸、撞击、斗殴、骨折刺破等,易导致破裂。

(2)损伤类型:膀胱挫伤和膀胱破裂,破裂又分为腹膜外破裂和腹膜内破裂。腹膜外破裂时尿液渗入膀胱周围组织,产生腹膜外盆腔蜂窝织炎;腹膜内破裂时尿液进入腹膜腔,导致腹膜炎。

(3)膀胱破裂后,可继发膀胱直肠瘘、膀胱阴道瘘,泌尿道继发感染等。

2. 临床表现及诊断

(1)膀胱破裂早期可见下腹疼痛、排尿困难及血尿;腹膜外破裂时尿液渗入膀胱周围组织,产生腹膜外盆腔蜂窝织炎,如下腹隆起,压痛、腹肌紧张及盆腔感染等;腹膜内破裂时尿液进入腹膜腔,导致腹膜炎,如腹膜刺激征,叩及移动性浊音,腹腔穿刺出尿液;晚期形成各种瘘,尿液自阴道、肛门排出。

(2)急诊查血常规可见血象升高;可行泌尿系造影、全腹CT、膀胱镜等检查。

3. 治疗原则

(1)膀胱未破裂时,可予保守治疗。

(2)一旦发现膀胱破裂,转外科急诊手术治疗。

（六）下消化道损伤

下消化道中，小肠占据腹腔大部，在直接、间接暴力或火器伤打击下，易导致小肠受损或从腹腔漏出；此外骨盆骨折后及医源性损伤、骶尾骨折脱位易导致直肠损伤或破裂。当肠道破裂未引起足够重视时，易导致严重后果。

1. 病理机制

（1）小肠损伤多为肠壁破裂、肠系膜血管损伤后肠段坏死等，均可造成肠壁坏死穿孔，小肠漏可造成急性弥漫性腹膜炎。

（2）结肠不全损伤，表现为浆膜层或肌层的部分裂伤，一般不会出现急性腹膜炎症状；但结肠壁薄，血供差，易破裂，大量粪便进入腹腔则出现急性腹膜炎，如破裂口位于腹膜外，可引起严重的腹膜后感染；同时，结肠含较高浓度胶原酶，均可导致破裂口或吻合口不易愈合，尤其左结肠裂口难于一期愈合。

（3）直肠损伤如位于腹膜内则引起腹膜炎；如位于腹膜外可继发引起严重的直肠周围感染，如严重的盆腔脓肿。

2. 临床表现及诊断

（1）小肠破裂，可出现恶心呕吐、腹胀腹痛，查体可及腹肌紧张、腹部压痛、反跳痛、叩及移动性浊音。腹腔穿刺抽出肠内容物。严重者可出现面色苍白、冷汗淋漓、烦躁、脉搏快、血压下降等休克症状；立位腹平片可见膈下游离气体。腹膜刺激征，腹肌紧张、压痛、反跳痛，肠鸣音消失；脐周可由小网膜囊裹积血、积液形成的包块。

（2）结肠损伤后，刺激性不强但感染力强，后期可造成败血症。查体：可出现腹膜刺激征，叩及移动性浊音，腹腔穿刺抽出肠内容物。急诊查血常规可见血象升高，立位腹平片可见膈下游离气体。结肠腹膜外损伤比腹膜内损伤往往后果更严重。

（3）直肠腹膜内损伤，出现剧痛及急性腹膜刺激体征。腹膜外损伤可引起严重的盆腔感染体征，肛门指诊染血。腹膜内损伤在立位腹平片可见膈下游离气体。急诊查血常规可见血象升高。直肠镜可明确损伤的部位及范围。

3. 治疗原则

（1）下消化道轻度受损未全层破裂、肠液未外溢、出血量较小时，可予保守治疗。

（2）一旦发现或怀疑肠壁受损严重或全层破裂，即禁食、胃肠减压、抗休克、抗炎等处理，同时转肠道外科急诊手术治疗。

十二、特异性感染

（一）病因病理

● 破伤风

1. 病因　为破伤风杆菌由破裂的黏膜或皮肤进入机体。破伤风杆菌为革兰阳性厌氧菌。

2. 病理　破伤风杆菌在局部繁殖，产生外毒素进入血液循环。外毒素分为痉挛毒素和溶血毒素，痉挛毒素造成肌肉痉挛，溶血毒素造成局部组织和心肌坏死。痉挛毒素破坏脊髓前角和脑干的运动神经核，使其不能释放抑制递质，造成全身横纹肌收缩和痉挛。

● 气性坏疽

1. 病因　为梭状芽胞杆菌由破裂的黏膜或皮肤进入机体，梭状芽胞杆菌为革兰阳性厌氧菌，种类较多，常见产气荚膜杆菌、水肿杆菌和腐败杆菌；其次为产芽胞杆菌和溶组织杆菌。常为两种以上致病菌混合感染。

2. 病理 致病菌多停留在伤口繁殖,较少进入血液。主要为分泌毒素:α毒素、胶原酶、透明质酸酶、脱氧核糖核酸酶和溶纤维酶等。α毒素引起溶血、肾组织坏死、血压下降、尿少及循环衰竭,其余的毒素引起组织的糖类和蛋白质分解,使组织液化,分解出硫化氢等大量气体,气味恶臭。大量组织坏死和外毒素吸收,造成严重的毒血症,甚至造成心、肝、肾等脏器功能减退和坏死。

(二)临床表现与诊断

● 破伤风

(1)破伤风发病前的潜伏期1周左右。

(2)有头痛头晕、烦躁、乏力、打呵欠等前驱症状;1~2日后,出现典型的肌肉强烈收缩:出现次序为嚼肌、面肌、颈部肌、腹背肌、四肢肌、肋间肌等出血,"苦笑"及角弓反张,轻微的声、光、响声可诱发痉挛和抽搐。发作时呼吸急促、面色发绀、口吐白沫、磨牙流涎等。

(3)可并发:窒息、肺部感染、酸中毒、骨折和循环衰竭。

(4)诊断:包括病史、特殊的症状和体征以及伤口检测出破伤风杆菌等。

● 气性坏疽

(1)潜伏期为1~4日。

(2)患者自觉患部沉重、扎紧感,后突然出现患部"炸裂样"剧痛,伤口周围水肿、苍白,很快变为紫红色,再变为紫黑色;肌肉失去弹性、有大量气泡溢出,散发恶臭;皮肤捻发音。

(3)患者很快出现表情淡漠、头痛头晕、恶心呕吐、高热、烦躁、出冷汗、呼吸急促、脉搏极速等中毒症状,晚期出现黄疸、昏迷、谵妄。

(4)诊断:伤口的异常"炸裂样"痛;捻发音以及伤口有较多气体溢出、恶臭;X线平片、CT、MRI检查示伤部肌群中有气体存在;伤口检测出大量革兰阳性杆菌等。细菌培养为混合型梭状芽胞杆菌类,主要为产气荚膜杆菌、水肿杆菌和腐败杆菌。

(三)防治原则

● 破伤风

(1)预防措施:普遍推行幼儿时"百-白-破"混合疫苗注射;彻底清创;24 h内使用破伤风抗毒素或破伤风免疫球蛋白。

(2)治疗措施:采取综合治疗方案,包括消除毒素来源,中和游离毒素,控制和缓解痉挛,保持呼吸道通畅和预防感染等。

● 气性坏疽

(1)预防措施:伤口彻底清创;青霉素类抗生素的预防使用。

(2)治疗措施:一旦发病,紧急救治,急诊手术清除坏死感染组织及足量青霉素治疗(每日1 000万U;如青霉素过敏,可使用红霉素每日1.5~1.8 g静滴);如患肢毁损及感染严重,出现全身感染中毒表现,应考虑截肢。

(3)高压氧治疗。

(4)综合支持疗法。

十三、重要的四肢血管损伤

(一)损伤类型

1. 血管的基本解剖

(1)动脉分为内膜(致密的半透明膜)、中间肌层(平滑肌)、外膜(胶原、弹性纤维)。

（2）静脉分为内膜（很薄的半透明膜）、中间肌层（少量平滑肌）、外膜（结缔组织多），在四肢有静脉瓣。

2. 损伤类型

（1）血管痉挛，当血管受到压迫、损伤、温度骤变等不良刺激后，动脉壁交感神经兴奋，平滑肌持续收缩导致的。时间长也可导致血栓形成。

（2）血管内膜挫伤或断裂。

（3）血管部分断裂。

（4）血管完全断裂。

（5）假性动脉瘤：动脉破裂口较小时，搏动性血肿存在时间长后形成假性动脉瘤。

（6）动静脉瘘：当动静脉有破口相通时，可发生直接交通形成动静脉瘘。

（二）临床表现与诊断

1. 出血

（1）较大的动脉损伤，即出现搏动性出血，伤口可见增大的血肿。

（2）闭合性损伤时，肢体远端动脉搏动消失、肢体麻木、进行性肿痛及远端肢体发凉、苍白等。

2. 休克或低血压

（1）较小的动脉损伤，时间长后可形成低血压。

（2）大的动脉破裂，很快导致休克。

3. 肢体远端缺血

（1）肢体远端动脉搏动消失。

（2）肢体远端肤温下降。

（3）皮肤苍白萎缩。

（4）肢体疼痛、麻木、感觉异常，活动功能障碍。

（5）毛细血管充盈时间延长。

4. 特殊检查 多普勒血管 B 超、动脉造影等。

（三）几种常见的动脉损伤

1. 腘动脉损伤

（1）解剖位置：紧贴腘窝，包绕在一个结缔组织鞘内，位置固定易受伤。

（2）侧支循环少，损伤后可导致截肢的严重后果。腘窝部的骨折脱位常常造成腘动脉损伤。

2. 锁骨下动脉损伤

（1）解剖位置：位于胸锁关节后方，锁骨后下方，连接腋动脉。

（2）损伤后即大出血，可造成肢体功能残障或坏死。锁骨的粉碎性或斜形骨折可造成锁骨下动脉损伤，破裂大出血时盲目切开易导致患者死亡。

3. 桡动脉

（1）位于桡骨远端前面桡侧，经鼻烟窝往后入手背。

（2）桡动脉损伤可形成动脉瘤及动静脉瘘，如破损较重可行桡动脉结扎（确定尺动脉无损伤后）。

4. 足背动脉

（1）位于趾伸肌腱下楔骨背侧。

（2）易被砸伤，出血较多。

（四）治疗原则

1. 急救止血　紧急止血使用指压法，还有加压包扎、钳夹止血及止血带止血等方法。

2. 休克的防治　包括急诊输血，晶体、胶体的输入，休克并发症的防治等。

3. 对合并症的处理　如急性肾功能衰竭、呼吸窘迫综合征等的防治。

4. 不同部位动脉损伤的处理原则　①第1类动脉必须修复，不能结扎，如股动脉、腘动脉、颈总动脉、髂总动脉等。②第2类动脉力争修复，如肱动脉、腋动脉、锁骨下动脉及颈内动脉等。③第3类动脉如无法修复，可以结扎，如桡动脉、尺动脉、胫前动脉、胫后动脉等。④处理血管痉挛：包括机械扩张、液压内扩张及药物松弛等。⑤动静脉瘘：予切除。⑥假性动脉瘤：切除修复。

5. 破裂血管的修复　①大血管侧壁小裂伤，可进行简单缝合。②大部分血管断裂可进行端端吻合。③对于较重要的血管毁损伤，需进行血管移植术。

6. 血管手术后续处理　①动静脉危象的预防与处理。②肢体肿胀的处理。③抗凝药物的使用。④伤口感染、出血的防治。⑤伤肢的固定与体位。

十四、周围神经损伤

临床上，周围神经损伤常见于交通事故、自然灾害、工伤，也可见于医源性损伤，包括手术损伤、外固定压迫损伤等。

（一）病因病理

1. 病因

（1）牵拉伤：被暴力拉扯、交通事故拖拽伤等。

（2）挤压伤：外固定物长期挤压，无保护措施的止血带挤压伤。

（3）切割伤：被锐器直接切割神经。

（4）摩擦伤：神经在内固定物、骨突处长期摩擦受损。

（5）高压油、水管冲击伤：高压水枪、加油枪直接冲击受伤。

（6）火器伤：子弹和弹片毁伤。

2. 病理

（1）神经纤维轻度受损，传导功能暂时消失。

（2）神经纤维断裂，点反应消失，传导功能障碍；近端神经断端短暂逆行神经变性，数日后轴突生长；远断端1~2日后，轴突和髓鞘变性碎裂，许旺细胞增生，再生成髓鞘；相同性质的两断端如对接良好，则新生轴突逐步深入远断端增生的许旺细胞带及髓鞘中。如感觉性和运动性断端对接则无法生长连接。

（3）神经纤维损伤，则支配区的肌肉逐渐萎缩，长期失神经营养，肌纤维被纤维组织代替，甚至出现溃疡。

（4）神经受损类型：传导功能障碍、神经轴突断裂和神经断裂。

（二）临床表现及诊断

1. 感觉异常　受损神经所支配的皮肤区域感觉障碍或减弱。分别检查患处的触觉、痛觉、温觉及关节的位置觉等。

2. 运动功能异常　失神经支配的肌肉主动活动功能消失。失神经、肌肉支配的关节功能异常。

3. 自主神经功能异常 交感神经兴奋致局部血管扩张,潮红,发汗;交感抑制则血管收缩,皮温下降,皮肤苍白、萎缩、发亮、无汗干燥等。

4. Tinel 征阳性 神经损伤,轴突再生,未形成髓鞘时,对其进行叩击,产生疼痛,多放射痛及过电感。

5. 其他 肌电图检查。

(三)几种常见的四肢周围神经损伤

1. 桡神经损伤

(1)解剖位置:桡神经来自臂丛后束,经过腋窝,循行肱骨后侧桡神经沟下行于肱骨外侧部,穿过外侧肌间隔,于肱肌和肱桡肌间走向前侧肘窝,后分为两支,深支绕过旋后肌和桡骨,至前臂背侧;浅支沿肱桡肌向下,经前臂前侧肌群,由桡骨下端前侧过腕部绕向腕背。

(2)沿途支配肌群及感觉区:肱三头肌、肱桡肌、肘肌、肱肌、桡侧腕长伸肌等前臂所有肌群;感觉支配为手背桡侧及桡侧两个半手指(除去末节)皮肤的背侧感觉。

(3)损伤后的主要体征:三垂征,即垂腕、垂拇、垂指,见图 5-1-2。前臂旋前畸形,虎口区麻木,见图 5-1-3。

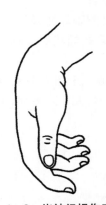
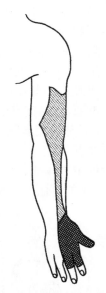

图 5-1-2 桡神经损伤三垂征　　　　图 5-1-3 桡神经损伤后皮肤异常感觉区

(4)常见受伤部位:肱骨上段桡神经沟,肱骨中下 1/3 交界区,桡骨颈周围等。

2. 尺神经损伤

(1)解剖位置:尺神经来自臂丛内侧束,在上臂内侧沿肱动脉下行,至上臂中段转向背侧,沿肱骨内上髁后之尺神经沟下行穿过尺侧腕屈肌转向前臂掌侧,继续沿尺侧腕屈肌下行,在腕部绕过豌豆骨与腕横韧带间,进入手掌。

(2)沿途支配肌群及感觉区:在肘关节以下,支配尺侧腕屈肌,第 4、第 5 指指深屈肌,手部骨间肌、小鱼际肌群、拇收肌及拇短屈肌、第 3、第 4 蚓状肌等肌群;感觉支配为手掌、手部掌背面尺侧 1 个半手指皮肤的感觉。

（3）损伤后的主要体征：爪形手，即第4、第5指掌指关节过伸，指间关节屈曲，见图5-1-4；拇指不能内收；夹纸试验阳性。手部尺侧感觉麻木，见图5-1-5。

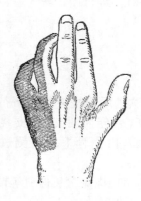

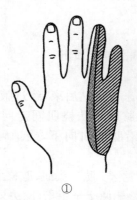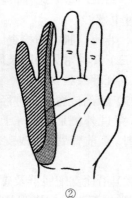

① ②

图5-1-4 尺神经损伤"爪形"手畸形　　　图5-1-5 尺神经损伤后皮肤异常感觉区

（4）常见受伤部位：尺神经沟，肱骨髁上骨折处，尺侧腕屈肌深浅头间等。尺神经支配手部小内在肌，高位受伤后，难于恢复。

3. 正中神经损伤

（1）解剖位置：正中神经由臂丛外侧束之正中神经外侧头与内侧正中神经之内侧头合成一束，经过腋窝由内下行，逐渐转至上臂下段中间，经过肘窝，穿过旋前圆肌两个头间，下前臂，经由桡侧腕长屈肌腱与掌长肌腱间过腕横韧带间的腕管，入掌部。

（2）沿途支配肌群及感觉区：旋前圆肌、前臂掌侧除外尺侧腕屈肌及第4、第5指指深屈肌的所有肌群；手掌部拇短展肌、拇对掌肌、拇短屈肌及第1、第2蚓状肌。感觉支配手掌桡侧三个半手指皮肤的感觉。

（3）损伤后的主要体征：手掌桡侧3个半手指和手背桡侧三个指末节感觉麻木，见图5-1-6；拇、示、中指不能弯曲，拇指不能外展和对掌。"猿手"畸形，大鱼际萎缩，见图5-1-7。

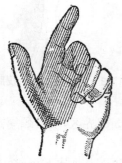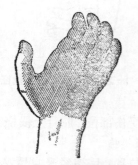

图5-1-6 正中神经损　　　图5-1-7 正中神经损伤后
　　伤后的手部麻木区　　　　　的"猿手"外观

（4）常见受伤部位：肘窝肱二头肌腱膜下，肱骨髁上骨折处，腕横韧带下等。

4. 坐骨神经（胫神经、腓总神经）

（1）解剖位置：坐骨神经来自腰4、第5神经根和骶1、2、3神经根组成的骶丛。从坐骨大孔穿出骨盆,在梨状肌下缘穿出,下行于臀大肌下缘,继续走行于大腿后方股二头肌与半膜肌、半腱肌之间,在经过腘窝前分成腓总神经和胫神经;胫神经下行于小腿后方,进踝管后入足底。腓总神经经腘窝绕过腓骨颈,进入小腿前外下行,进入足背。

（2）沿途支配肌群及感觉区:臀部肌肉群,大腿后侧肌肉群,全部小腿与足部肌肉群等;感觉支配为大腿后侧、小腿后外侧及足部皮肤的感觉。

（3）损伤后的主要体征:坐骨神经在骨盆出口处断裂或损伤,则屈膝肌群、小腿及足部肌肉均瘫痪,大腿后侧、小腿后外侧及足部感觉消失或减弱。腘窝部骨折脱位损伤胫神经,则小腿腓肠肌、比目鱼肌和屈趾肌及足底肌肉均瘫痪,足底感觉消失。腓总神经在腓骨颈处损伤,则导致小腿伸肌、腓骨长短肌均瘫痪,出现典型的"足下垂"。

（4）常见受伤部位:出骨盆处,梨状肌下缘,股骨髁上骨折处,腓骨颈处,外踝上方,踝管,足底跖腱膜等处。

（四）治疗原则

（1）某些神经的闭合损伤或不全损伤,如桡神经轻度损伤,可予保守治疗。

（2）骨折等创伤,骨折片损伤神经,应急诊手术处理;断裂的神经,应尽快处理断端,行吻合术;无法一期手术缝合的,行神经移植术或二期手术治疗。

（3）营养神经、对症处理及针灸理疗等。

第二节　损伤晚期并发症

损伤的晚期并发症是指骨折或脱位等严重外伤4周左右后出现的一些危害较明显的并发症,直接导致损伤后的康复障碍,如骨折的不良愈合或关节的功能障碍等。

一、骨折畸形愈合

骨折的畸形愈合是指骨折端在成角、旋转、重叠等异常状态下连接愈合并产生肢体功能障碍。

（一）病因

（1）骨折整复对位对线不良。

（2）固定方式方法不正确。

（3）外固定去除时间不恰当,过早或延期较长。

（4）肢体过早负重或提重物。

（5）骨折固定后无定期摄片复查。

（6）老年患者严重骨质疏松,压缩性骨折难于恢复伤前肢体长度。

（二）治疗原则

（1）加强功能康复训练,提高肢体功能。

（2）必要时手术治疗,矫正畸形,修复肌腱或移植肌腱。

二、骨折延迟愈合

骨折治疗后,超过正常同类骨折的愈合时间,仍有肿痛、异常活动、功能障碍等现象,X片见骨痂生长异常,但骨折端无硬化、髓腔还相通的现象。

（一）病因

（1）骨折端分离移位较多者，未注意纠正。

（2）骨折端多次手法整复，动作粗暴，医源性损伤较多。

（3）固定方式选择不妥当，固定不可靠，无纵向压应力刺激。

（4）局部血供差或感染。

（5）全身营养不良或基础疾病较多较重。

（二）治疗原则

（1）针对病因处理。

（2）局部处理，如注射骨肽、骨生长因子、自体骨髓移植等。

（3）理疗康复：脉冲电流刺激、纵向压应力刺激等。

（4）手术治疗，包括自体骨移植，调整内固定等。

三、骨折不愈合

骨折治疗后，超过正常同类骨折的愈合时间，仍有异常活动、功能障碍等现象，X 片见骨痂生长少，骨折线明显，且可见骨折端硬化萎缩、髓腔封闭的现象。

（一）病因

（1）骨折处严重软组织损伤，血供破坏，碎骨片缺损等。

（2）骨折端固定效果不好，有分离、扭转、成角、剪切等应力倾向。

（3）骨折端复位差，或间夹软组织。

（4）局部血供差或感染。

（5）高龄患者，全身营养不良或严重骨质疏松等多种基础疾病。

（6）内固定失败。

（二）治疗原则

（1）针对病因处理。

（2）手术治疗，包括打通髓腔、调整固定方法、植骨或骨髓移植等。

四、创伤后骨髓炎

是指骨折后，骨折端与外界接触，包括开放性骨折、骨折开放复位、骨折内固定术后引起局部感染，直至骨髓感染，甚至产生流脓、死骨、窦道的一种严重骨折并发症。

（一）病因

（1）骨折处严重软组织损伤，创口感染病菌等。

（2）机体其他部位感染，病菌随血液循环到达创口。

（3）内固定手术消毒不严格，无菌操作不规范。

（4）未规范使用抗生素。

（5）高龄患者，或有多种感染性基础疾病。

（二）临床诊断

（1）有骨折或开放性损伤病史。

（2）全身中毒症状明显：高热，局部漫肿、剧痛拒按，脉搏数。

（3）查体拒绝配合，患肢肤温明显高，邻近淋巴结肿大。

（4）化验：血象明显升高，血沉达 50～150 mm/h；C 反应蛋白、降钙素原、白细胞介素 6 水平明显升高。

（5）X 片、CT 在 2～4 周后可见局部肿胀阴影及骨膜反应；早期做 ECT、MRI 等可发现骨髓炎表现。

（三）治疗原则

（1）尽早行细菌培养加药敏，选择敏感抗生素足量、足疗程治疗，直至血象、C 反应蛋白、降钙素原、白细胞介素水平接近正常，患者无发热、患肢无红肿疼痛。

（2）中医药辨证治疗：按初期予清热凉血解毒方，成脓期予清热解毒止痛方，脓溃后予补益气血托里方治疗，配合外用中药。

（3）浅表成脓后尽早切开排脓引流，清除局部异物、坏死组织。

（4）急性骨髓炎转为慢性期后，彻底清除局部坏死软组织、坏死骨骼髓腔或皮质骨，清除死骨。

（5）局部植入自体骨、松质骨等。

（6）营养支持治疗，必要时输血、人血白蛋白等。

（7）恰当的内固定或外固定。

（8）分期、合理的康复训练计划。

五、关节僵直

骨折后，局部出血、机化、粘连，加上肢体长时间固定后，患肢未能及时加强功能锻炼，肌肉萎缩，尤其老年骨折，肢体长期固定于某一体位，导致关节僵硬、肌肉萎缩、活动功能障碍的现象。

（一）病因

（1）特殊类型的骨折和某些脱位：如临近关节或关节内的骨折，老年骨折，较大关节的脱位等。

（2）骨折和脱位没有得到较好的复位。

（3）外固定时间过长，肢体没有及时进行功能锻炼。

（4）老年患者骨折脱位，长时间外固定后，肌肉萎缩，关节粘连。

（二）治疗原则

（1）力求骨折脱位得到较好的复位和固定。

（2）及时加强功能康复训练，提高肢体功能。

（3）必要时手术治疗。

六、创伤性骨坏死

某些特殊部位的骨骼遭受严重损伤或骨折后，出现骨折端缺血坏死的现象。

（一）病因

（1）特殊类型的骨折和脱位：如腕舟骨腰部或近端骨折、距骨颈部骨折、股骨颈骨折、肱骨解剖颈骨折及髋关节脱位继发股骨头坏死、腕月骨脱位导致月骨坏死等。

（2）上述骨折和脱位没有得到较好的复位。

（3）老年患者骨折脱位，局部血供较差，尤其粉碎性骨折，骨折端易坏死。

（二）防治原则

（1）新鲜的骨折脱位得到较好的复位和固定，固定应可靠。

（2）使用中医药治疗，损伤三期辨证用药。

（3）必要时手术治疗，取出坏死骨，进行相应的植骨、重建或人工关节置换术治疗。

七、创伤性关节炎

由于骨折的畸形愈合、涉关节面骨折未达到解剖复位以及关节脱位损伤关节软骨或附属结构，导致关节面不规整或关节受力不均衡，长期活动引起关节软骨磨损破坏、加速退变，后期出现关节疼痛、肿胀、骨骼摩擦响，甚至关节僵硬、畸形、功能障碍的一种后遗症。

（一）病因

（1）特殊类型的骨折和某些脱位：如临近关节或关节内的骨折、老年骨折，较大关节的脱位等。

（2）骨折和脱位没有得到较好的复位，尤其较大的成角畸形、旋转移位、重叠移位未纠正。

（3）外固定时间过长，肢体没有及时进行功能锻炼，或固定体位不正确，导致关节内压增高。

（4）老年患者骨折脱位，外固定后，肌肉萎缩，关节粘连。

（5）特殊类型的关节损伤：膝关节半月板损伤、交叉韧带损伤等。

（二）治疗原则

（1）使骨折脱位得到较好的复位和固定。

（2）及时加强功能康复训练，提高肢体功能。

（3）必要时手术治疗，包括截骨矫形术、关节融合术、人工关节置换术等。

八、创伤性肩周炎

肩关节周围炎简称肩周炎，是指肩关节周围的肌肉肌腱、韧带、滑膜囊及关节软骨等组织的慢性非特异性炎症或病损，好发于 50 岁左右的中年人。但由上肢创伤诱发的肩周炎，年龄跨度较大，中青年到老年患者均可见，称之为"创伤性肩周炎"。

（一）病因

（1）中老年患者上肢骨折脱位等损伤，靠近肩关节的损伤。

（2）上肢骨折脱位后，一种体位固定时间较长。

（3）固定后上肢没有及时进行有效的功能锻炼。

（4）老年患者肩关节的骨折脱位，血肿机化，关节粘连，肌肉萎缩。

（二）治疗原则

（1）上肢骨折脱位后固定的时间应恰当。

（2）固定后及时加强患肢功能康复训练，提高肢体功能。

（3）口服化瘀消肿类中成药和外用药物，配合理疗、针灸等治疗措施。

（4）如合并肩袖损伤，酌情关节镜治疗或开放手术修补。

九、骨化性肌炎

严格地讲，骨化性肌炎应称作"异位骨化""损伤性骨化"，并不是肌肉组织的慢性炎症，但长期以来，已习称为"骨化性肌炎"。这是一种由骨与软组织在损伤或手术后引起的骨膜与周围血肿相通，经诱导血肿内机化、钙化并骨化，引起局部肿胀、疼痛和肌肉、肢体活动功能障碍的一种损伤后并发症。

（一）病因

（1）较严重的损伤，尤其肌肉丰厚处软组织损伤严重。

（2）软组织内血肿较大，并可能与骨膜相通。

（3）患有进行性的骨化肌炎的遗传疾病。

（4）脑部损伤或脑中风长期卧床患者。

（二）治疗原则

（1）防止加重受损组织的继发伤害。

（2）及时处理血肿。

（3）配合中医药治疗，如活血化瘀，消肿止痛等。

（4）使用消炎镇痛类药物。

（5）影响功能或较大的骨化病灶在 1～2 年成熟期后可手术摘除。

十、尿路感染和结石

脊柱、四肢等部位的严重损伤后，患者长期卧床，由于小便量少、会阴部卫生难于保证、长期留置导尿等多种原因，导致会阴不适、尿频、尿急、尿痛，甚至下腹疼痛、小便放射会阴部疼痛等症状，应考虑为损伤后尿路感染和结石。

（一）病因

（1）特殊类型的骨折和脱位等较重损伤，患者需长期卧床治疗。

（2）长期留置导尿。

（3）患者拒绝日常量饮水，进水不足，排尿少。

（4）绝经期老年女性患者，免疫力明显下降。

（5）尿排钙增加或不规范补钙剂。

（二）治疗原则

（1）保证每日正常的进水量 2 500 ml 以上。

（2）导尿注意无菌操作，经常擦洗会阴部，导尿管每周一换。

（3）合理使用抗生素，配合中医药利尿通淋治疗。

（4）必要时泌尿系结石专科治疗。

十一、坠积性肺炎

老年患者、胸部严重损伤患者、上颈椎损伤截瘫患者等由于呼吸功能减弱，咳痰、排痰能力下降，导致痰液淤堵气道，引起肺部病菌感染所产生的一种肺炎。

（一）病因

（1）上颈部严重损伤后截瘫，呼吸功能不稳定。

（2）胸部的严重损伤，导致呼吸功能障碍。

（3）老年患者损伤后，长期卧床治疗，肺活量及呼吸功能明显下降。

（4）患者损伤前已存在肺部感染病灶。

（二）治疗原则

（1）鼓励加强呼吸功能锻炼，如翻身、拍背以及加强深呼吸锻炼等。

（2）必要时加强吸痰。

（3）使用敏感抗生素和化痰药治疗。

（4）必要时呼吸机辅助呼吸。

（5）中医药辨证施治：千金苇茎汤、加味桔梗汤、定喘汤等。

十二、皮肤压疮

损伤后需长期卧床患者或截瘫患者，长时间的固定体位，可造成某些骨突部位的皮肤压疮，并可能经久不愈或坏死。

（一）病因

（1）患者长期卧床，骨突部位易受压未防护。

（2）长期卧床，没得到规范的翻身护理。

（3）患者体质差，受压部位血循环差。

（4）小范围压疮未得到及时处理，并不断扩大。

（二）治疗原则

（1）及时正规的翻身护理。

（2）骨突部位的防护。

（3）气垫床的使用。

（4）小压疮的及时处理。

（5）较大范围的压疮应行 VSD、清创手术治疗，严重的需进行植皮、皮瓣移植等手术处理。

第六章　老年骨伤疾病手术治疗基础

我国目前已步入老龄化社会,部分老年骨伤科疾病可以进行保守治疗,但随着时代发展、疾病种类及病损程度的发展,尤其是骨质疏松性骨折发病率的明显升高,手术治疗已成为大部分伤患的主要治疗手段之一。手术尤其微创手术治疗可以大为缩短患者卧床时间,防止患者功能快速衰退,减轻患者疼痛与并发症,方便患者护理,更好促进患者康复,也越来越被患者认可和接受。

第一节　手术治疗利弊及风险

一、手术治疗的利益

1. **减轻患者的长期痛苦,符合无痛病房治疗原则**　骨伤科临床就诊患者,大部分表现有疼痛症状,包括常见的骨关节及软组织损伤、颈肩腰腿痛、退变性骨关节痛、骨关节感染、骨与软组织肿瘤患者。有手术指征者,采用手术治疗可减轻疼痛和缩短痛证时长,由此减轻疼痛所带来的一系列并发症及后果,也符合无痛病房的创建原则。目前西方发达国家医疗行业对疼痛的治疗极为重视,明显的例子就是发达国家的阿片类止痛药及其他止痛药的使用量明显高于发展中国家。

2. **缩短病程,减轻看护负担,减轻子女负担与压力**　患者手术治疗后,一般不需长期卧床治疗,或者卧床也可以主动翻身侧卧,可以明显减轻护理与看护压力,也可以减轻子女的负担与压力,不影响子女日常工作与生活。

3. **缩短住院时间,加快病房周转**　老年患者骨质疏松性骨折,保守治疗则卧床时间可达2~3个月,其间突发各种心脑血管疾病的概率较高,甚至由此诱发严重内科疾病导致死亡。手术治疗也可以大为缩短住院时间,减轻或减少长期卧床并发症,也符合加快病房周转的要求。

4. **有利于疾病康复,回归较积极的生活工作状态**　手术治疗可以明显缩短卧床时间,为病痛康复创造积极条件,恢复患者积极生活的信心,为回归伤前的生活状态和适当的工作创造条件。

5. **防止长期卧床带来功能急速衰退,及其他严重内科并发症等**　中医认为,久卧伤气,是指气化、运化等功能损害。老年患者一旦长期卧床,则功能急速下降,血液循环减慢,消化能力下降,思维反应能力变慢,接触阳光少,钙丢失加快,加上原有的高血压、糖尿病、动脉粥样硬化、老年慢性支气管炎等基础疾病,很可能诱发严重的心脑血管病变。

6. 防止保守治疗导致的畸形、关节功能下降等骨科并发症 骨伤科很多的老年疾病，保守治疗难于达到较高的治疗质量，如骨关节骨折达不到较好的复位，退变性疾病达不到止痛与较好康复，感染与肿瘤等疾病达不到较彻底的治疗，而有手术指征的手术治疗则可以较好地解决上述问题。

7. 一些骨与关节畸形、感染和结核、骨肿瘤等通过手术治疗才能达到较彻底的治疗 对于老年患者罹患上述病患，手术治疗是目前公认的正确的治疗方法，延长患者的寿命。保守治疗则可能使病患加重机体损害、导致疾病不可逆转的后果。

8. 手术微创化的益处较多 随着手术治疗理念的微创化、手术器械精良化、手术技术的提高、手术时间的缩短、出血量的减少、二次（或二期）手术的免除等，手术治疗给患者带来的益处更多。

二、手术治疗的弊端

1. 老年人心理承受力弱，易导致精神紧张、恐慌等 手术治疗毕竟存在不可预知的麻醉风险、手术并发症，甚至致命的风险。老年人一般没有准确的医学相关知识，对未知的恐惧客观存在，有的还存在心理障碍。

2. 麻醉风险较大 老年气管插管全麻有呼吸道感染的风险，其他麻醉方法易导致麻醉管理困难。麻醉成功是外科医生手术治疗的先决条件和成功要素，但麻醉的选择对麻醉师也是一种权衡和风险。老年患者，尤其存在老年慢阻肺、哮喘的患者，插管全麻风险较大，易诱发气道感染；但其他麻醉方式导致麻醉管理风险提高，如患者心率、血压、呼吸等异常的处理。

3. 术中术后有突发各种心脑血管严重疾病之可能 患者术前有各种内科疾病史，术中和术后有血压飙升、大失血后诱发心脑血管疾病复发或加重等可能；术中术后脂肪栓塞，或深静脉血栓导致心、肺、脑栓塞之可能。

4. 多数老年患者手术需要输血，增加感染疾病的风险 老年骨科手术一般需要输血。尽管输血有一整套严格的程序，如血源输血前检测、交叉配血、传染病检测等多种程序，但都难于保证绝对安全，存在个别患者输血后导致传染病或输血反应、肝肾功能损害等不良事件。

5. 开放手术时，术中对周围组织的损伤较大 尽管很多骨科手术越来越推崇微创化，但不可避免的是，仍然有较多的手术创伤较大，如关节手术、脊柱开放手术等，手术过程中会损伤一部分软组织，包括肌肉、神经、血管、关节附属结构，甚至会破坏和切除一部分正常骨组织，切除之后，日后不能恢复或难于恢复，甚至影响康复或日常生活等，故老年人有思想顾虑。

6. 功能康复期是一个耐受疼痛的过程 骨科手术后一般需经过一个功能康复期，老年患者尤其如此，然而康复期的治疗或训练都是耐受痛苦的过程。惧怕疼痛的患者，不能坚持康复锻炼，虽然台上手术成功，但功能预后不一定理想，甚至不如术前或保守治疗。能否耐受康复训练时的疼痛，也应作为评估手术治疗的基本条件之一。

7. 后续手术的问题 目前临床上使用的内固定器材有钛合金材质的，有钴铬钼合金，也有记忆合金，如条件允许，一般需二次手术取出。人工关节置换术后，也有使用寿命的局限、存在手术翻修的问题，二次手术对患者是一个巨大的心理阴影和心理抗拒。

第二节　手术治疗指征和趋势

一、老年骨科手术治疗的指征

1. 急诊手术、抢救生命和防治进一步伤害　包括开放性骨折与软组织损伤,脊柱骨折脱位后进行性的脊髓、神经损伤征象,手法不能复位甚至麻醉下也不能复位的大关节脱位等,必须急诊手术。

2. 清除骨关节感染、结核、肿瘤、骨坏死　骨与关节的急性感染成脓后,或已处慢性感染期并死骨形成;骨与关节结核,破坏明显,影响骨骼的强度或支撑作用;骨肿瘤、类肿瘤破坏,影响功能或疼痛剧烈;各种原因造成的骨关节结构坏死影响支撑作用等,均需手术治疗。

3. 矫正陈旧性关节脱位、退变性畸形、骨折畸形愈合等　对于骨折畸形愈合,影响活动行走功能的;大关节陈旧性脱位,影响功能的;脊柱退变畸形,如腰椎滑脱导致神经症状的等;均需手术治疗。

4. 修复创伤与重建功能　严重创伤,导致神经、血管、韧带等重要软组织损伤,非手术修复难于功能重建的;下肢负重部位骨折,不达到接近解剖复位则易导致骨折延迟愈合、不愈合或畸形愈合,难于康复及影响负重功能。

5. 缩短病程,减少早期并发症,防止晚期并发症　手术治疗一般可以缩短病程,减少卧床时间,终止疾病的连锁反应,术后可以明显减少伤病的早期并发症,同时,加快康复,促进功能恢复,防止晚期并发症的发生。

6. 减轻痛苦,增加活动范围,增加与外界的交流与接触　手术治疗一般可以避免保守治疗所带来的长期痛苦,患者能够耐受,安全度过术后康复期,尽快恢复日常的生活与活动状态,促进与亲属、朋友、社区、社会的交流和沟通,恢复积极的生活状态。

7. 提高学习及生活质量　手术治疗同样有利于康复与恢复,提升生活信心,提高日常的生活及学习质量,发挥余热,安度晚年。

8. 方便护理与照顾　术后便于翻身侧卧、便于护工及护理日常操作,方便照顾,有利于保持患者个人卫生,减少并发症的发生,创造优良的生活环境。

9. 维护晚期恶性骨肿瘤患者的人格尊严　手术治疗可以减轻骨肿瘤患者的痛苦,早期瘤段切除的保肢疗法,可以尽可能减少肿瘤的折磨,减少止痛药的依赖,保持日常的相关功能,避免长期卧床,甚至延缓肿瘤的转移等,维持患者生前的生命尊严。

10. 有利于老年人重返社交圈与社会,防止老年心理异常　手术治疗能减轻痛苦、加快康复、促进功能恢复,更能树立患者信心,使患者愿意、能够与术前生活圈接触与交流,与亲朋好友之间分享喜怒哀乐,进行一定程度的心里发泄与疏导,防止心理异常。

二、老年骨伤科疾病手术治疗的趋势

1. 手术病种进一步扩大　老年骨伤科疾病手术治疗的选择,应按照符合手术治疗的适应证,排除手术禁忌证,经医患详细沟通,患者及其家属同意接受手术治疗为原则。由于术后康复的进一步加强,手术疗效的进一步凸显,手术治疗的病种有所扩大。

2. 麻醉技术、手术技术与围手术期管理技术的不断提高　通过中西医结合的途径,不断完善医院设备或引进技术,可迎接病种变化的挑战,目前骨伤界的手术能力与技巧、围手术期管理水平也不断提高,大型中医院、中西医结合医院已经能够更好地为患有不同骨伤科病种的患者服务,手术质量与手术能力也不断提高。

3. 手术器械的发展,有力地缩短手术时间 40 多年的改革开放,医学学术与技术的国际交流,手术治疗与器械的国际接轨,已经给国内骨科界手术水平的提高提供了极佳时机。国外大公司、老牌公司先进理念与技术的发展,手术器械的更新引进,可使手术时间明显缩短,手术损伤明显减轻。

4. 无创手术理念的进步带来微创手术的革命 随着国际骨科界由 AO 理念向 BO 理念转变,以及国内"CO"学派的建立,微创手术的理念已深入人心,由此带来的手术方式、手术器械、手术技术的革命性发展,手术治疗已大为减少了术中损伤及手术出血。

5. 内植入物与外固定器械的发展可减少手术次数 对于手术技术及手术器械的微创化、人性化发展,大多数老年骨科手术内植物可避免二次手术取出,尤其像钛合金内植物,不影响术后包括核磁共振在内的影像检查,可终身留存体内;可吸收材料半年左右开始降解吸收;外固定支架术等外固定手术技术可以避免二次切开手术等。

6. 无痛病房的创建需要缩短患者的长期痛苦 骨伤科病区无痛病房的创建,需要缩短或减轻患者的疼痛,避免保守治疗之疗程长、痛苦大、周转慢的弊端。

7. 经济收入增加及医保支付面扩大使更多的老年患者能承担手术费用 目前,城镇老年患者基本上覆盖了基本医疗保险,农村老年患者也覆盖农村合作医疗保险,再加上经济收入的增加,大多数城镇老年患者能承受一般骨伤科手术费用。

第三节 手术治疗常用入路

一、肩锁、锁骨部手术入路

(一)肩锁关节入路

1. 切口 以肩锁关节下缘为中点,作前后横形切口。后侧弧向肩峰下缘长约 4 cm,前侧沿锁骨缘向内,长约 3 cm。

2. 入路 显露肩锁关节囊,再横形切开关节囊,上下拉开关节囊,显露肩锁关节。

3. 重要的解剖结构 注意三角肌内缘与胸大肌交界处的头静脉,防止损伤。

(二)锁骨前侧入路

1. 切口 在锁骨上缘作一平行于锁骨的横形切口。酌情决定切开部位及长度。

2. 入路 与皮肤切口错开,在锁骨中线上切开肌骨膜,剥离肌起及骨膜后上下拉开,暴露锁骨。

3. 重要的解剖结构 避免损伤锁骨下后方的重要的神经血管,如臂丛及锁骨下动静脉。

二、肩关节手术入路

(一)前侧入路(Henry 入路)

1. 切口 始于肩峰外侧,再向内经肩锁关节、沿锁骨外侧端转向喙突,再弧向三角肌与胸大肌肌间隙向下,长约 13 cm。

2. **入路** 切开皮肤后,先找到并保护头静脉。分离三角肌与胸大肌肌间隙,将三角肌于锁骨附着端 0.5 cm 处切断,翻开。沿肱二头肌沟及大小结节间可做马蹄形、1 点及 3 点放射状等多种切开。切断肩胛下肌、剥离骨膜,暴露肱骨头及肱骨上段。

3. **重要的解剖结构** 注意三角肌胸大肌间隙外侧有头静脉;肩峰下 5 cm 左右腋神经横绕肱骨干,剥离三角肌时避免损伤;肩胛下肌下缘的神经血管,如腋神经、旋肱前动脉勿损伤。关闭切口时,肩袖应缝合完整。

(二) 外侧入路

1. **切口** 外侧切口有两种常用切口,包括纵形切口和马刀形切口(外侧倒"U"形切口)。以外侧纵形切口为例,切口自肩关节外侧肩峰处向下 4～5 cm。

2. **入路** 切开皮肤、皮下、深筋膜,钝性分离三角肌,但纵下不超过 5 cm,可暴露肩关节囊。如屈肩 90° 再内旋,可暴露结节间沟、肩袖肌群、大圆肌、肩峰下滑囊等。

3. **重要的解剖结构** 注意肩峰下 5 cm 左右腋神经横绕肱骨干,剥离三角肌时避免损伤。关闭切口时,肩袖应缝合完整。

(三) 后侧入路

1. **切口** 后侧切口也有两种常用切口,包括起自肩锁关节、绕肩峰再到肩胛冈至肩胛内下角切口和肩关节后方倒"U"形切口。以倒"U"形切口为例。切口自肩胛冈横形切口,内侧弧向肩胛下角 4～5 cm,外侧弧向肩峰下再沿三角肌后缘向下 7 cm 左右。

2. **入路** 切开皮肤、皮下、深筋膜。暴露肩胛冈,于附丽处 1 cm 切断三角肌肩胛冈附着部并外下翻开,可暴露肩袖肌、大圆肌。将冈上下肌、小圆肌的肌腱于附丽处切断翻开,暴露肩关节囊。纵行切开关节囊,可暴露关节腔、肱骨头后方等。

3. **重要的解剖结构** 注意肩峰下 5 cm 左右腋神经、旋肱后动脉横绕肱骨干,剥离三角肌时避免损伤。解剖冈上肌时,防止损失肩胛横韧带上下的肩胛上动脉和肩胛上神经。

三、肱骨干手术入路

(一) 前外侧入路

1. **切口** 上肢伸直外展 60° 并置于手臂托架上。切口起自喙突,走行于三角肌胸大肌间隙到达三角肌止点,再沿肱二头肌外缘继续下行到肘部皱褶上 5 cm。可以按照实际需要选取上中下部的其中一段或多段。

2. **入路** 切开皮肤、皮下、深筋膜。上段将头静脉三角肌细肌丝拉向内侧,三角肌拉向外侧,再切开胸大肌止点及骨膜,两侧拉开暴露肱骨上段。中下段则于三角肌止点下将肱二头肌外缘拉向内侧,暴露肱肌,于肱肌中线纵行切开此肌,暴露肱骨干中下段等。

3. **重要的解剖结构** 注意三角肌胸大肌间隙外侧有头静脉;肩峰下 5 cm 左右腋神经横绕肱骨干,剥离三角肌时避免损伤。桡神经在上臂上段三角肌止点处由桡神经沟从后上外侧绕向前下内侧,在中下 1/3 处穿出外侧肌间筋膜走行于肱桡肌和肱肌之间,在肘窝上外侧即分为桡神经浅支和桡神经深支(骨间背侧神经)。

(二) 后侧入路

1. **切口** 取健侧卧位,患肢屈肘贴近胸壁并垫枕。切口起自上臂中部肩峰下 8 cm(三角肌后缘中部),纵下至尺骨鹰嘴窝上部。

2. **入路** 切开皮肤、皮下、深筋膜。上段切开肱三头肌长头和外侧头之间,注意三角肌止点上方有向下外走行的桡神经沟内的桡神经。切开此处时拉开暴露肱骨干,内侧头深处有尺神经勿伤及。下段继续切开肱三头肌长头、外侧头和内侧头,暴露肱骨干下段等。

3. **重要的解剖结构** 注意三角肌止点上方有向下外走行的桡神经沟内的桡神经,切开肱三头肌长头和外侧头时勿伤及。下段切开肱三头肌内侧头时,应紧贴骨面,防止损伤桡神经。

四、肘关节入路

（一）后方入路

1. **切口** 取健侧卧位,患肢屈肘贴近胸壁并垫枕。于肘关节后方作纵行切口,酌情上下各延长适当长度。

2. **入路** 切开皮肤、皮下、深筋膜。内缘(尺侧)尺神经沟上方找到并保护好尺神经。酌情将肱三头肌作舌形肌瓣或纵行切开,并酌情将关节囊、肱骨内外上髁于附丽处剥离,可暴露肱骨后面及肘关节内部等。

3. **重要的解剖结构** 注意尺神经沟上方找到并保护好尺神经。如剥离肱三头肌腱须在肘关节微屈放松位,术后外固定时,须在屈肘 60°位,防止鹰嘴顶压术口。

（二）外侧入路

1. **切口** 取健侧卧位,患肢屈肘 30°,贴近胸壁并垫枕。于肱骨外上髁上缘开始,沿伸指肌腱后缘切向尺骨鹰嘴并延长 3 cm。

2. **入路** 切开皮肤、皮下、深筋膜,显露肱骨外上髁,找到肘后肌与尺侧腕伸肌间隙并切开,显露肱骨外上髁和尺骨上端,切开关节囊外侧,可显露桡骨小头和桡肱关节。

3. **重要的解剖结构** 注意做切口时肘关节轻度屈曲位伸直上肢。找准肘后肌与尺侧腕伸肌间隙,防止误入旋后肌致损伤骨间背侧神经。

（三）外侧扩大入路(Kocher 入路)

1. **切口** 取健侧卧位,患肢伸直,贴近胸壁并垫枕。起自肱骨外上髁上缘 3 cm,向下至桡骨小头并延长 3 cm 再弧向尺骨。

2. **入路** 切开皮肤、皮下、深筋膜,显露肱骨外上髁,再从上到下切开肱三头肌与肱桡肌间隙、肘后肌与尺侧腕伸肌间隙,显露肱骨外上髁、肘关节囊,切开肱骨外上髁骨膜、肘关节囊,可显露肱骨外上髁、肱骨小头、桡骨小头和桡肱关节及尺骨鹰嘴。

3. **重要的解剖结构** 找准肘后肌与尺侧腕伸肌间隙,防止误入旋后肌致损伤骨间背侧神经。剥离内上髁骨膜及肌腱附丽处时勿伤及尺神经。

（四）内侧入路

1. **切口** 取仰卧位,患肢举手"投降姿势"置于小手术台。以肱骨内上髁为中心,向上向下各延长 4 cm。

2. **入路** 切开皮肤、皮下、深筋膜,显露肱骨内上髁。在切口前部,肱肌和肱二头肌间找到并保护好正中神经。后以尺神经沟为界截断并拉开肱骨内上髁及附丽其上的屈肌群,并翻向下方,注意不能过度牵拉防止损伤正中神经分支。暴露肘关节囊前侧,切开关节囊,暴露尺骨喙突、肱骨外上髁。

3. **重要的解剖结构** 注意尺神经沟处找到并保护好尺神经,在肱肌和肱二头肌间找到并保护好正中神经,下翻肱骨内上髁不能过度牵拉防止损伤正中神经分支。

（五）前方入路

1. **切口** 取仰卧位,患肢旋后位外展 90°平放于小手术台。起自肘皱褶内上缘 4 cm(肱二头肌内缘),成"S"形经过皱褶,走向肱桡肌内缘向下延长 5 cm。注意"S"形弧度应呈长条状。

2. 入路　切开皮肤、皮下、深筋膜，显露上部肱二头肌内侧缘，向下切开肱二头肌腱膜，找到并保护好正中神经、肱动静脉，将肱二头肌、肘肌向内拉开，肱桡肌向外拉开，暴露旋后肌，前臂旋后，切断部分上部旋后肌，即暴露肘关节囊前部，切开关节囊，显露肘关节。

3. 重要的解剖结构　注意切口处切断结扎肘正中静脉，切口下部肱桡肌内缘找到保护前臂外侧皮神经，牵拉正中神经、肱动静脉时应小心，切开旋后肌时应外旋前臂，防止损伤骨间背侧神经。

五、前臂手术入路

(一) 桡骨干入路

● 桡骨干前侧入路（Henry 入路）

1. 切口　患肢旋后位外展平放于小手术台。切口从肱骨外上髁肱桡肌内缘开始，向下延伸直到桡骨茎突，视手术需要确定切口长短。

2. 入路　切开皮肤、皮下、深筋膜，将肱桡肌拉向桡侧，将肱二头肌和桡侧腕屈肌拉向尺侧，找到并保护好肱动脉及分支桡动脉，仔细分离桡动脉的返支，切断并结扎稳妥。上段的显露：轻度屈曲肘关节，向桡侧拉开肱桡肌，后旋前臂，紧贴桡骨干可切开旋后肌肌骨膜并一侧剥离，可显露桡骨干上段。中段则由旋前圆肌和指浅屈肌所覆盖，旋前位切开旋前圆肌肌骨膜，下延再切开指浅屈肌肌骨膜，即可显露桡骨中段。如需显露桡骨下 1/3，即前臂旋后，切开拇长屈肌、旋前方肌肌骨膜即可。

3. 重要的解剖结构　注意前臂外侧肱桡肌深面勿伤及桡动脉。切开旋后肌时勿伤及骨间背侧神经。

● 桡骨干背侧入路

1. 切口　患者仰卧，上肢屈肘位靠近胸壁。切口从肱骨外上髁延长至腕背 Lister 结节。酌情决定切口长度。

2. 入路　切开皮肤、皮下、深筋膜，找到上部的指总伸肌和桡侧腕短伸肌间隙及中下段的拇长展肌、拇短伸肌和指总伸肌间隙。上段的显露：分开指总伸肌和桡侧腕短伸肌间隙，后旋前臂显露旋后肌，紧贴桡骨干可切开旋后肌肌骨膜并一侧剥离，可显露桡骨干上段。中段则由拇长展肌、拇短伸肌所覆盖，旋前位切开拇长展肌、拇短伸肌，暴露拉开桡侧腕长短伸肌，切开旋前圆肌肌骨膜，即可显露桡骨中段。如需显露桡骨下 1/3，即前臂旋前位，拉开拇长伸肌、桡侧腕短伸肌，切开骨膜即可。

3. 重要的解剖结构　切开皮肤、深筋膜时勿伤及桡神经浅支。切开旋后肌勿伤及骨间背侧神经。

(二) 尺骨干入路

1. 切口　取仰卧位，上肢内旋轻度屈肘位贴近胸腹壁，下垫薄枕。起自尺骨鹰嘴向下至尺骨茎突。酌情决定切口长度。

2. 入路　切开皮肤、皮下、深筋膜。上段的显露：分开尺侧腕伸肌和尺侧腕屈肌间隙，纵行切开肱三头肌腱、肘肌，暴露尺骨干上段。往下再沿此间隙剥离肌骨膜，即可显露尺骨中下段。

3. 重要的解剖结构　剥离显露尺骨上端时勿伤及尺神经。

(三) 尺桡骨近端背侧入路

1. 切口　取仰卧位，上肢旋前位，肘关节微屈置于旁边小手术台上。切口起自尺骨鹰嘴外缘斜向外下,达尺骨中上 1/3 外缘。

2. 入路　切开皮肤、皮下、深筋膜。显露上部肘肌、尺侧腕伸肌与尺侧腕屈肌间隙,剥离肘后肌、尺侧腕伸肌肌骨膜,拉开并暴露旋后肌,前臂旋前,紧贴骨干切断旋后肌肌骨膜,即暴露尺骨上段,如循旋后肌向内侧走行,可找到桡骨小头。

3. 重要的解剖结构　注意切口处切断旋后肌时前臂旋前,防止损伤骨间背侧神经。

六、腕关节手术入路

(一) 背侧入路

● 直切口

1. 切口　患肢旋前位外展平放于小手术台。切口在指总伸肌腱两侧(视手术需要确定切口位置),以腕背横纹为中心,上下共长 8 cm。

2. 入路　切开皮肤、皮下、腕背侧韧带。沿拇长伸肌腱和指总伸肌腱间隙切开再紧贴桡尺骨下端骨面剥离,即可显露腕关节囊背侧。纵行切开关节囊,即可显露腕骨背侧面。

3. 重要的解剖结构　注意切开皮肤时,结扎切断腕背浅部静脉。桡动脉走行于桡骨茎突下拇长伸肌腱深面,勿伤及。

● 横切口

1. 切口　患者仰卧,患肢旋前位外展平放于小手术台。切口从桡骨茎突近侧 1 cm 始,沿腕背横纹走向尺骨茎突。酌情决定切口长度。

2. 入路　切开皮肤、皮下、深筋膜。确定沿拇长伸肌腱和指总伸肌腱间隙切开或沿指总伸肌腱和固有伸肌腱间隙切开,纵形切开腕背韧带,再紧贴桡骨或尺骨下端骨面剥离,即可显露腕关节囊背侧。

3. 重要的解剖结构　切开皮肤、深筋膜时勿伤及桡神经浅支。

● "S"形切口

1. 切口　患者仰卧,患肢旋前位外展平放于小手术台。切口从腕横纹上 5 cm 指总伸肌腱尺侧开始切开,至腕横纹时,呈"S"形走向沿指总伸肌腱桡侧直下走向手背 5 cm。可酌情决定切口长度,也可酌情从指总伸肌腱桡侧开始切开,至腕横纹时,反之"S"形走向。

2. 入路　切开皮肤、皮下、腕背侧韧带。沿拇长伸肌腱和指总伸肌腱间隙切开,再紧贴桡尺骨下端骨面剥离,即可显露腕关节囊背侧。纵行或横形切开关节囊,即可显露腕骨背侧面。

3. 重要的解剖结构　注意切开皮肤时,结扎切断腕背浅部静脉。切口桡侧勿伤及桡神经浅支。桡动脉走行于桡骨茎突下拇长伸肌腱深面,勿伤及。

(二) 掌侧入路

● 横切口

1. 切口　患者仰卧,患肢旋后位外展平放于小手术台。切口取远侧腕横纹之一段,酌情决定切口长度。

2. 入路　切开皮肤、皮下,再纵形切开腕掌侧韧带和腕横韧带,找到并保护正中神经拉开,将指浅屈肌腱、指深屈肌腱拉向尺侧,将拇指屈肌腱、桡侧腕屈肌腱、掌长肌腱、正中神经拉向桡侧,即可显露腕关节囊掌侧,切开关节囊,背伸手腕,即可显露腕骨。

3. 重要的解剖结构　切开腕掌侧韧带和腕横韧带时注意找到并保护正中神经。

● "S"形切口

1. 切口　患者仰卧,患肢旋后位外展平放于小手术台。切口从腕掌侧第 2 掌骨基底部开始切开,至腕横纹时,呈"S"形走向尺骨桡侧并上行 3 cm。可酌情决定切口长度。

2. 入路　基本同"横切口",显露腕骨后,向两侧行骨膜剥离,可显露尺桡骨下端。

3. 重要的解剖结构　切开腕掌侧韧带和腕横韧带时注意找到并保护正中神经。向两侧扩大时,注意勿伤及尺动脉、桡动脉。

(三) 桡背侧入路

1. 切口　取仰卧位,上肢旋前位置于旁边小手术台上。以鼻烟窝为中心,作纵行切口,长约 6 cm。

2. 入路　切开皮肤、皮下,显露找到桡神经浅支,勿伤及并保护好。切开深筋膜,拉开显露拇长、短伸肌腱、拇长展肌腱、桡动脉。将拇长伸肌腱拉向背侧,拇短伸肌腱、拇长展肌腱拉向掌侧,从下往上切开关节囊、腕背横韧带、桡骨远端骨膜,就可显露舟骨、桡骨茎突及远端。

3. 重要的解剖结构　注意切口皮下勿损伤桡神经浅支。显露拇长、短伸肌腱,拇长展肌腱时勿伤及桡动脉。

(四) 桡掌侧入路

1. 切口　取仰卧位,上肢旋后位置于旁边小手术台上。以腕横纹处沿桡侧腕屈肌腱外缘向上作纵行切口,长约 6 cm;必要时向下越过腕横纹 1 cm。

2. 入路　切开皮肤、皮下,显露找到桡侧腕屈肌腱外缘,拉开向深处找到拇长屈肌腱。将桡侧腕屈肌腱和拇长屈肌腱拉向尺侧,将桡动脉拉向外侧,显示旋前方肌,纵行切开旋前方肌,就可显示桡骨远端及茎突,向下还可显示舟骨。

3. 重要的解剖结构　注意桡侧腕屈肌腱外缘为桡动脉,内侧为正中神经,勿损伤。旋前方肌切断后须缝合好。

(五) 尺背侧入路

1. 切口　取仰卧位,上肢旋前位手掌平放于旁边小手术台上。切口起自尺骨茎突近端 5 cm 下,沿尺骨茎突过腕横纹,到达第 5 掌骨基底部上缘。

2. 入路　切开皮肤、皮下、腕横韧带,显露切开尺侧腕伸肌与尺侧腕屈肌间隙,剥离骨膜,即暴露尺骨茎突,切除尺骨茎突以上 3 cm,即可显露腕关节及桡骨下端,切开桡骨远端骨膜及关节囊,即可显露桡腕关节及腕骨。

3. 重要的解剖结构　注意切除尺骨茎突时勿伤及尺神经、尺动脉。

七、髋关节手术入路

(一) 前侧入路(Smith-Peterson 入路)

1. 切口　取仰卧位,患侧臀部垫一薄枕。切口起自髂嵴中点,沿髂嵴外缘至髂前上棘再折向髌骨方向,到达大腿中上 1/3 处。

2. 入路　切开皮肤、皮下、深筋膜,拉开皮瓣,先拉开显露缝匠肌与阔筋膜张肌间隙,再切断髂嵴外缘阔筋膜张肌附丽并切开阔筋膜张肌和股直肌肌膜间隙,即暴露股直肌上段的旋股外侧动脉的上升支,予结扎切断。后切开剥离髂嵴外板的阔筋膜张肌、臀中肌等的起点并一直剥离暴露至髋臼。再两侧拉开缝匠肌、股直肌与阔筋膜张肌、臀中肌、臀小肌。可显露髋关节周围囊外脂肪,予切除,暴露髋关节囊,"T"形切开关节囊,即可暴露髋关节。

3. 重要的解剖结构　注意股直肌上段的旋股外侧动脉分支需结扎再切断。剥离髂前上棘外下方肌骨膜时注意勿伤及股外侧皮神经,并注意结扎切断旋髂浅动脉分支。

（二）外侧入路

● Watson-Jones 入路

1. **切口**　取仰卧位，患侧臀部垫一薄枕。切口起自髂前上棘外下 3 cm，沿阔筋膜张肌后缘弧向大粗隆顶再顺延至大粗隆基底部 8 cm。

2. **入路**　切开皮肤、皮下、深筋膜。拉开皮瓣，先找到阔筋膜张肌，并于其后缘切开，将阔筋膜张肌拉向前方，即暴露髋关节囊、股外侧肌附丽及大转子。后纵行切开髋关节囊、再倒"L"切开股外侧肌附丽并拉向前方，可显露髋关节内、大粗隆部及股骨上端。可酌情切除部分前外侧关节囊以利手术操作。

3. **重要的解剖结构**　注意股外侧皮神经从髂前上棘外下方穿出走行于阔筋膜张肌表面，在阔筋膜张肌后缘游离操作，股外侧肌附丽部切断时应留 1 cm，以利缝合。髋关节前外侧关节囊可酌情部分切除。

● Hardinger 入路

1. **切口**　取侧卧位，患侧腋窝部垫一薄枕。切口以股骨大转子为中心，后上前下短斜形，长约 9 cm。

2. **入路**　切开皮肤、皮下、深筋膜。拉开皮瓣，先找到并前拉阔筋膜张肌，后找到臀大肌并后拉，即暴露臀中肌。中分纵行切开臀中肌及附丽、剥离股外侧肌前半附丽并向前拉开，可显露髋关节囊前外侧部。纵行切开前外侧关节囊，或切除前外侧关节囊，以利手术操作，即显露髋关节、股骨颈、大转子前外侧部。注意臀中肌及股外侧肌后半不必剥离。

3. **重要的解剖结构**　注意髋关节前方的股动静脉和股神经勿伤及。

（三）后侧入路

● Moore 入路（改良 Kocher 入路）

1. **切口**　较常使用的入路。取健侧卧位，健侧腋部垫一薄枕，前后支撑架固定耻骨联合和腰骶部。切口以大转子后缘为中心，起自髂后上棘下 10 cm，沿臀大肌弧向大粗隆顶再顺延大粗隆以下 10 cm。

2. **入路**　切开皮肤、皮下、深筋膜，拉开皮瓣，钝性分开臀大肌纤维并两侧拉开显露，可见外旋肌群及脂肪团，从上到下可于附丽 1 cm 处切断梨状肌、上孖肌、闭孔内肌、下孖肌，酌情不切断股方肌或部分切断，将外旋肌腱后拉，即可显露髋关节囊后侧。后纵行切开髋关节囊或酌情切除部分后侧关节囊以利手术操作。屈髋屈膝内旋，即可使髋关节后脱位。

3. **重要的解剖结构**　注意分开臀大肌时臀下动脉分支结扎止血，防止大血肿形成。在股外旋肌大转子止点后方 4 cm 左右有坐骨神经通过，防止损伤。切断股方肌时注意结扎旋股内侧动脉分支，防止出血。

● 后外侧入路（Gibson 入路）

1. **切口**　取侧卧位，患侧腋窝部垫一薄枕。切口起自髂后上棘前方约 7 cm，沿臀大肌前缘到大转子前缘再向下顺延 12 cm 左右。

2. **入路**　切开皮肤、皮下，拉开皮瓣，先找到臀大肌前缘与阔筋膜间隙，切开此间隙并拉开，即暴露臀中肌和髋关节后方的外旋肌群。切断臀中肌臀小肌大转子止点并向前上部拉开，可显露髋关节囊后侧部。纵行切开关节囊，或切除部分后侧关节囊，以利手术操作。屈髋屈膝内旋，即显露髋关节、股骨颈。

3. **重要的解剖结构**　注意髋关节后方的坐骨神经勿伤及。

（四）内侧入路(Ferguson 入路)

1. 切口　取仰卧位,屈髋外旋外展位。切口起耻骨结节远侧 3 cm 处,走行于股薄肌和长收肌之间,再酌情确定切口长度。

2. 入路　切开皮肤、皮下、深筋膜,拉开皮瓣,先沿股薄肌和长收肌间隙打开,向前拉开长、短收肌,向后拉开大收肌和股薄肌。显露保护闭孔神经的前后分支,并可见小转子。沿小转子向下 5 cm 可显露股骨干上段。向上即可暴露髋关节囊。

3. 重要的解剖结构　注意向前拉开长短收肌,向后拉开大收肌和股薄肌,显露并保护闭孔神经的前后分支。如切断小转子的腰大肌止点时,应游离肌腱后切断,防止损伤旋股内侧动脉分支。

八、股骨干手术入路

（一）上段(端)外侧入路

1. 切口　取仰卧位,下肢伸直。切口起自大转子顶点近侧及前侧 5 cm 处,走向大转子并向下顺延 10 cm。

2. 入路　切开皮肤、皮下、阔筋膜,拉开皮瓣,显露并切开阔筋膜张肌后缘,再向下切开剥离股外侧肌,即可显露股骨上端。

3. 重要的解剖结构　注意切开剥离股外侧肌时,旋股外侧动脉分支的彻底止血。

（二）上段后外侧入路

1. 切口　取仰卧位。切口起自股骨大转子外侧,再由股骨后外侧向下延长,酌情确定切口长度。

2. 入路　切开皮肤、皮下、深筋膜,拉开显露臀大肌、股外侧肌,沿臀大肌、股外侧肌间隙及股外侧肌外缘切开,将股外侧肌肌骨膜剥离拉向前侧,将股骨粗隆间线肌肉肌骨膜剥离拉向后侧,显露股骨上段。

3. 重要的解剖结构　注意切开阔筋膜时,大腿内旋,以更好暴露臀大肌、股外侧肌间隙及股外侧肌间隔。

（三）前侧入路(Thompson 入路)

1. 切口　取平卧位。切口以髂前上棘和髌骨外缘连线中点为中心,上下分别延长,酌情确定切口长度。

2. 入路　切开皮肤、皮下,拉开皮瓣,再切开阔筋膜拉开,显露股直肌和股外侧肌间隙,再钝性分开此间隙,注意近端有旋股外侧动脉分支和股神经分支勿伤及。拉开此间隙即可暴露白色闪亮的股间肌包绕股骨前侧。纵行切开股间肌及剥离骨膜,即可显露股骨干。

3. 重要的解剖结构　注意股直肌和股外侧肌间隙近端有旋股外侧动脉分支和股神经分支勿伤及。剥离股骨粗线附着肌肉应由上往下剥离,而剥离股间肌时应由下往上。

（四）后侧入路(Bosworth 入路)

1. 切口　取俯卧位。切口为大腿后侧中线,酌情确定切口长度。

2. 入路　切开皮肤、皮下、深筋膜,拉开皮瓣,显露半腱肌和股二头肌长头,切开股二头肌长头肌膜,向内拉开股二头肌长头。显露股二头肌短头和外侧肌间隔。再将股二头肌短头拉向内侧,股外侧肌拉向外侧,显露股骨粗线,沿粗线切开剥离骨膜,显露股骨后方。

3. 重要的解剖结构　坐骨神经位于股二头肌长头和半膜肌半腱肌间隙,勿入此间隙,防止误伤。

（五）腘窝后侧入路

1. **切口** 取俯卧位。腘窝部"S"形切口，由股骨髁内上髁上方 8 cm 开始，弧向外下方腓骨小头后内侧，酌情确定切口长度。

2. **入路** 切开皮肤、皮下、深筋膜，拉开皮瓣，显露腘绳肌和腓肠肌内外侧头，小隐静脉和腓肠神经，向深部显露保护胫神经、腓总神经和腘动静脉，将胫神经、腘动静脉、半膜肌半腱肌一并拉向内侧，将股二头肌和腓总神经一并拉向外侧，向上即可暴露股骨下端后侧、腘窝部关节囊，切开关节囊，即可显露膝关节后方。

3. **重要的解剖结构** 注意深筋膜内找到小隐静脉、腓肠肌内外侧头间隙找到腓肠神经，腘窝深部的腘动静脉、胫神经、腓总神经勿伤及。

（六）股骨下端后内侧入路（Henry 入路）

1. **切口** 取平卧位，患肢伸直外展位，上气囊止血带。切口为通过股骨内上髁的纵行切口，沿大收肌下行，酌情确定切口长度。

2. **入路** 切开皮肤、皮下，拉开皮瓣，找到并保护大隐静脉和隐神经，找到股内侧肌和缝匠肌间隙，切开缝匠肌肌膜，向后拉开缝匠肌，显露内收肌管，小心切开内收肌管前侧，即可显露内收肌管内的股动静脉和隐神经以及出管后的腘动静脉和胫神经。保护并把股动静脉和隐神经拉向后侧，将股内侧肌拉向前侧，即可暴露股骨下端内侧，此时可见膝上内动脉横过，予结扎切断，纵形切开骨膜并剥离，即显露股骨下端。

3. **重要的解剖结构** 注意切开皮肤后找到并保护大隐静脉和隐神经。小心切开内收肌管前侧，勿伤及管内的股动静脉和隐神经以及出管后的腘动静脉和胫神经。

（七）股骨下端后外侧入路

1. **切口** 取平卧位，患肢伸直外展位。切口股骨外上髁，向上至大腿中 1/3 处。

2. **入路** 切开皮肤、皮下，拉开皮瓣，切开阔筋膜，向前拉开阔筋膜和股外侧肌，可显示股外侧肌间隔。钝性分开此间隔，可显露股骨粗线外侧，此处可见数支动脉穿支，予结扎切断。再切开剥离骨膜，即可显露股骨下段外侧。

3. **重要的解剖结构** 注意股外侧肌间隔下可见数支动脉分支，需结扎切断。

九、膝关节手术入路

（一）前侧髌旁入路

1. **切口** 取平卧位，患肢伸直外展位。切口有两种：一是前正中纵行切口；二是膝前经髌内侧弧形切口。

2. **入路** 切开皮肤、皮下，拉开皮瓣，沿股四头肌腱、髌内侧和髌韧带内缘从上至下切开股四头肌腱、髌股内侧支持带、关节囊和髌韧带内缘。向外翻开髌骨，可显露膝关节腔、髌下脂肪垫及关节内结构。

3. **重要的解剖结构** 注意切开髌骨支持带时应保留 0.5 cm，以利缝合；同时注意结扎并切断膝内侧动脉分支。

（二）前外侧入路

1. **切口** 取平卧位，健肢伸直，患肢屈髋屈膝靠在健侧大腿。切口起自髌旁中点朝腓骨小头处延长（不越过外侧副韧带），长约 5 cm。

2. **入路** 切开皮肤、皮下，拉开皮瓣，切开髌骨外侧支持带并拉开，再切开关节囊并滑膜，即可显露关节内外侧结构。

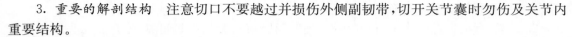

3. **重要的解剖结构**　注意切口不要越过并损伤外侧副韧带,切开关节囊时勿伤及关节内重要结构。

（三）前方弧形入路(Kocher 入路)

1. **切口**　此切口现已较少使用。取平卧位,患肢伸直位。切口为围绕髌骨下缘 2 cm 的弧形切口。

2. **入路**　切开皮肤、皮下,向上拉开皮瓣,可显示髌骨、髌韧带及髌旁支持带。必要时再于髌骨下极髌腱附着点 1 cm 处切断髌腱及两侧部分支持带后上翻,再切开关节囊,可显示膝关节内部。

3. **重要的解剖结构**　注意于髌骨下极髌腱附着点 1 cm 处切断髌腱,关切口时应对合缝合好切断之髌腱。

（四）后外侧入路

1. **切口**　取俯卧位,患肢伸直,需要时可屈曲膝关节。切口于腘窝皱褶下 1 cm,由内横向外,至接近腓骨小头时再折向下沿腓骨干下行 5 cm。

2. **入路**　切开皮肤、皮下,拉开皮瓣,切开阔筋膜并拉开,注意找到小隐静脉、腓肠神经拉向内侧,再找到腓总神经拉向外侧。再将腓肠肌外侧头、腘动静脉、胫神经拉向内侧,切断腓骨小头处的比目鱼肌止点拉向下方。再将斜向外下的腘肌拉向内侧,切开关节囊即可显露胫骨平台后方及上胫腓关节。

3. **重要的解剖结构**　腘窝后部大的神经血管较多,注意保护腓肠神经、小隐静脉、腘动静脉、胫神经、腓总神经等勿伤及。

（五）后内侧入路

1. **切口**　取俯卧位,患肢伸直。切口有两种:一是反"7"形切口,即于腘窝皱褶下 1 cm 由外横向内至内髁内缘时再折向下 6 cm;二是腘窝内侧"S"形切口,起于腘窝中线上延 2 cm 在横向内侧,至内髁内缘时再弧向内下。

2. **入路**　切开皮肤、皮下,拉开皮瓣,切开深筋膜并拉开,找到半膜肌和腓肠肌内侧头间隙,钝性分开此间隙,屈膝后,将腘动静脉、胫神经等拉向外侧,即可显露胫骨平台后侧凹陷,此为后交叉韧带止点,横形切开关节囊,即可显示膝关节后内侧结构。

3. **重要的解剖结构**　注意腘窝部的大神经血管勿伤及。

（六）后侧入路

1. **切口**　此切口与股骨下端腘窝入路相延续。取俯卧位,患肢伸直。切口有两种:一是反"S"形切口,即起于股二头肌腱内缘弧向腘窝皱褶再沿腓肠肌内侧头内缘折向下,总长约为 12 cm;二是"S"形切口,即起于半膜肌半腱肌内缘弧向腘窝皱褶再沿腓肠肌外侧头内缘折向下,总长约为 12 cm。

2. **入路**　切开皮肤、皮下,拉开皮瓣,"S"形切开阔筋膜,拉开阔筋膜,显露腘绳肌和腓肠肌内外侧头,小隐静脉和腓肠神经。向深部显露保护胫神经、腓总神经和腘动静脉。将胫神经、腘动静脉、半膜肌半腱肌一并拉向内侧,将股二头肌和腓总神经一并拉向外侧,向上即可暴露股骨下端后侧、腘窝部关节囊,切开关节囊,即可显露膝关节后方。

3. **重要的解剖结构**　注意深筋膜内找到小隐静脉、腓肠肌内外侧头间隙找到腓肠神经,腘窝深部的腘动静脉、胫神经、腓总神经勿伤及。

（七）外侧入路

1. **切口**　取平卧位,患肢伸直外展位。切口为髌旁 3 cm 的纵形切口,向下通过 Gerdy 结节下延 4 cm,总长根据需要确定。

2. 入路　切开皮肤、皮下,拉开皮瓣,切开髂胫束和股二头肌间隙,分开股二头肌和髂胫束,可显示外侧副韧带。可根据需要在外侧副韧带前方斜行切开关节囊显露前侧关节结构,也可于外侧副韧带后方纵行切开关节囊显露关节后侧结构。

3. 重要的解剖结构　注意显露外侧副韧带时有数支动脉分支,需结扎切断。另外注意腓骨小头外下方有腓总神经通过,勿伤及。切开后外侧关节囊时勿伤及腘肌。

(八)内侧入路

1. 切口　取平卧位,健肢伸直,患肢髋关节外旋、半屈膝位。切口起于收肌结节上缘 3 cm,向下越过关节间隙 6 cm。

2. 入路　切开皮肤、皮下,拉开皮瓣,显示股内侧肌和缝匠肌间隙。沿缝匠肌前缘切开肌膜,向后拉开缝匠肌、半腱肌、股薄肌,可显示内侧副韧带起止点。如切开髌旁支持带可显露膝关节髌股关节面。如将内侧副韧带拉向前侧,切开后侧关节囊即可显示膝关节后内侧结构。

3. 重要的解剖结构　注意切开皮下时勿伤及隐神经、大隐静脉。内侧副韧带深部可见数支膝下动脉分支,需结扎切断。

十、胫骨手术入路

(一)胫骨干前内侧入路

1. 切口　上好气囊止血带,取平卧位,患肢伸直,沿胫骨内侧面作一凸向前侧的长弧形切口,长度根据需要而定。

2. 入路　切开皮肤、皮下,拉开皮瓣,深筋膜内找到并保护好大隐静脉和隐神经。切开筋膜,拉开即可显露胫骨内侧面骨膜,根据需要适度切开剥离部分骨膜,显露胫骨干内侧面。

3. 重要的解剖结构　注意切开深筋膜时勿伤及隐神经、大隐静脉。胫骨干骨膜不能剥离太多,防止胫骨干血供受损。

(二)胫骨上段前外侧入路

1. 切口　上好气囊止血带,取平卧位,健肢伸直,患肢半屈膝位,腘窝垫薄枕。切口呈“S”形,起于髌旁膝关节间隙近侧 4 cm,再向下经过 Gerdy 结节,弧向胫骨干外侧缘 1 cm,长度根据需要而定。

2. 入路　切开皮肤、皮下,拉开皮瓣,显示并切开髌旁支持带和关节囊,再沿 Gerdy 结节切开,弧形切断胫前肌止点 1 cm,到达胫骨干外侧。切开关节囊时注意勿伤及外侧半月板。切口下段予剥离胫前肌及骨膜,可显露胫骨上段外侧面。

3. 重要的解剖结构　注意切开关节囊时勿伤及外侧半月板。剥离胫前肌及骨膜时勿伤及胫前肌深部的胫前动脉。

(三)胫骨干前侧

1. 切口　上好气囊止血带,取平卧位,患肢伸直,沿胫骨嵴外缘 1 cm 作纵行切口,长度根据需要而定。

2. 入路　切开皮肤、皮下,拉开皮瓣,切口上段显示并切开剥离胫前肌及骨膜,下段一起将胫前肌、踇长伸肌及趾长伸肌拉向外侧,可显露胫骨下段外侧面。

3. 重要的解剖结构　注意胫骨干中下 1/3 处血供较少,剥离骨膜时注意尽可能少剥离,以免影响骨骼血运。

（四）胫骨上段前内侧入路

1. 切口　上好气囊止血带，取平卧位，患肢伸直。切口起于内侧髌旁 3 cm 膝关节间隙近侧 4 cm，再向下经过关节间隙，过胫骨平台并下延 5 cm。

2. 入路　切开皮肤、皮下、深筋膜，拉开皮瓣，游离显示缝匠肌、半腱肌、股薄肌及三腱最后以鹅足止于内侧平台下部。于内侧平台前纵形切断拉开缝匠肌、半腱肌、股薄肌，再切开剥离内侧平台前骨膜，即可显示内侧平台及关节内侧间隙。

3. 重要的解剖结构　注意纵形切断拉开缝匠肌、半腱肌、股薄肌后，关闭切口时应仔细缝合好三肌腱。

（五）胫骨上段后内侧入路

1. 切口　上好气囊止血带。取平卧位，健肢伸直，患肢半屈膝位，腘窝垫薄枕。沿胫骨内侧后缘纵形切口，长度根据需要而定。

2. 入路　切开皮肤、皮下，拉开皮瓣，深筋膜内找到并保护好大隐静脉和隐神经。于胫骨干后缘切开筋膜，拉开即可显露胫骨内侧面及后面，根据需要适度切开剥离部分骨膜，显露胫骨干内侧面及后面。

3. 重要的解剖结构　注意切开深筋膜时勿伤及隐神经、大隐静脉。胫骨干骨膜不能剥离太多。

（六）胫骨下段后外侧入路

1. 切口　上好气囊止血带，取平卧位，健肢伸直，患肢半屈膝位靠于健肢上。切口起于跟腱前侧，于外踝水平向上延，共长 8 cm。

2. 入路　切开皮肤、皮下，拉开皮瓣，显示腓骨肌和跟腱间隙，沿跟腱前缘切开肌膜，向后拉开跟腱，可显示踇长屈肌，将踇长屈肌前缘和腓骨肌后缘的胫骨骨膜切开剥离，可显示胫骨下段后缘结构。

3. 重要的解剖结构　注意找准跟腱、踇长屈肌间隙。

十一、腓骨手术入路

（一）上段(端)外侧入路

1. 切口　上好气囊止血带，取平卧位，患肢伸直，沿腓骨小头向上 4 cm 开始作纵行切口，长度根据需要而定。

2. 入路　切开皮肤、皮下，拉开皮瓣，切口上段于股二头肌腱后缘找到并保护好腓总神经，并沿腓总神经游离过腓骨颈直至进入腓骨长肌内，将腓总神经往前拉开。于腓骨长肌和比目鱼肌间隙钝性分开，显示腓骨上段，切开并剥离骨膜，可显示腓骨上段。

3. 重要的解剖结构　注意先于股二头肌后缘找到腓总神经，游离拉开保护。

（二）外侧入路

1. 切口　上好气囊止血带，取平卧位，患肢伸直，沿腓骨小头向下作纵行切口，直到外踝。

2. 入路　切开皮肤、皮下，拉开皮瓣，切口上段显示并切开腓骨长肌和比目鱼肌间隙，下段显示并切开腓骨短肌和腓肠肌间隙，可显露腓骨干外侧全长。切开剥离骨膜，即可显示腓骨干。

3. 重要的解剖结构　注意先于股二头肌后缘找到腓总神经，游离拉开保护。

（三）下段外侧入路

1. 切口　上好气囊止血带，取平卧位，患肢伸直，于外踝尖向上作纵行切口，长度根据需要而定。

2. 入路　切开皮肤、皮下,拉开皮瓣,切口上段显示并切开剥离腓骨第 3 肌及骨膜,下段切开并剥离外踝骨膜,可显露腓骨下段及外踝。

3. 重要的解剖结构　此切口无大的神经血管。

十二、踝部手术入路

(一) 前侧入路

1. 切口　上好气囊止血带,取平卧位,患肢伸直,踝关节前方作纵行切口,踝近端约 7 cm,踝远端约 4 cm。

2. 入路　切开皮肤、皮下,拉开皮瓣,切口上段勿伤及足背内侧皮神经,再切开深筋膜、上下伸肌支持带。显露胫前肌、胫前动静脉、腓深神经、踇长伸肌腱、趾长伸肌腱,将踇长伸肌腱、胫前肌腱、胫前动静脉、腓深神经等拉向内侧,将趾长伸肌腱等拉向外侧,即可显露胫骨下段和踝关节,切开剥离骨膜、关节囊,即可显露踝关节腔、距骨等。

3. 重要的解剖结构　切口上段皮下勿伤及足背内侧皮神经,切开上下伸肌支持带后勿伤及胫前动静脉、腓深神经。注意踝关节上下伸肌支持带术中应仔细缝合好。

(二) 前外侧入路

1. 切口　上好气囊止血带,取平卧位,患肢伸直,沿腓骨下端前缘作踝关节纵行并下延切口,踝近端约 7 cm,过距骨体和跟骰关节前至第 4 跖骨基底部。

2. 入路　切开皮肤、皮下,拉开皮瓣,再切开深筋膜、上下伸肌支持带,再结扎切断外踝前动脉。将腓骨第 3 肌、趾长伸肌腱、足背动脉、腓深神经等拉向内侧,将外侧皮瓣等拉向外侧,注意勿伤及腓浅神经分支。纵行切开剥离胫骨下端骨膜、切开关节囊,即可显露踝关节。如需进一步向下扩大,将切口下段的趾短伸肌止点切断,翻向远侧,再切除距骨外侧及下方的脂肪团,即可显露跟距关节囊、距舟关节囊、跟骰关节囊,将这些关节囊切开,即可显露上述关节内结构。

3. 重要的解剖结构　注意切开皮下时,找到保护好腓浅神经足背中间皮神经。切开上下伸肌支持带后勿伤及胫前动静脉、腓深神经。注意踝关节上下伸肌支持带术中应仔细缝合好。

(三) 外侧长弧形入路(Kocher 入路)

1. 切口　上好气囊止血带,取平卧位,患肢伸直,沿腓骨后缘和跟腱之间作纵行切口,到外踝尖下 1 cm 再弧向前到达骰骨止。长度根据需要而定。

2. 入路　切开皮肤、皮下、深筋膜,拉开皮瓣,切口上段找到并保护好腓浅神经,再切断上下伸肌支持带。将腓骨长短肌腱拉向后方,将腓浅神经、第 3 腓骨肌、趾长伸肌腱等拉向前方,再切开关节囊,即可显露踝关节前外侧。如再弧形切开腓骨支持带和关节囊,可显示跟距关节内结构。

3. 重要的解剖结构　注意切开皮下时,找到保护好腓浅神经,切开上下伸肌支持带后勿伤及胫前动静脉、腓深神经。注意踝关节上下伸肌支持带术中应仔细缝合好。

(四) 外侧短弧形入路(Ollier 入路)

1. 切口　上好气囊止血带,取平卧位,患肢伸直。切口起自外踝后上方 2 cm 处,弧向外踝尖下 2 cm,再弧向足背舟楔关节处。

2. 入路　切开皮肤、皮下,拉开皮瓣,注意找到并保护好腓浅神经,再切断上下伸肌支持带、腓骨肌腱鞘。将腓骨肌腱拉向后方,将腓浅神经、第 3 腓骨肌、趾长伸肌腱等拉向前方,再切开关节囊,再切除跗骨窦脂肪团,再显露并切开跟距关节、跟骰关节、距舟关节等关节囊,便可显露此三关节内结构。

3. 重要的解剖结构 注意切开皮下时,找到保护好腓浅神经。注意踝关节上下伸肌支持带术中应仔细缝合好。

(五)内侧短弧形入路

1. 切口 上好气囊止血带,取平卧位,患肢伸直,以内踝尖为中心的短弧形切口,长约 4 cm。

2. 入路 切开皮肤、皮下、深筋膜,拉开皮瓣,可显示内踝骨膜及踝尖的三角韧带。纵行切开剥离内踝骨膜,钝性分开三角韧带,即可显示胫后肌腱,其深部为距骨内侧面。

3. 重要的解剖结构 注意切口前缘的大隐静脉勿伤及,三角韧带深部的胫后肌腱勿伤及。

(六)内侧纵弧形入路

1. 切口 上好气囊止血带,取平卧位,患肢稍屈膝,内踝超前,以内踝为顶点作凸向前的弧形切口,长约 6 cm。

2. 入路 切开皮肤、皮下,拉开皮瓣,切口前侧勿伤及大隐静脉,沿内踝后缘切开下伸肌支持带,再切开胫后肌、趾长屈肌腱鞘,将胫后肌、趾长屈肌腱鞘拉向前,并将胫后动静脉、胫后神经、踇长屈肌腱拉向后,可见内踝和后侧关节囊。切开关节囊,可显示后踝结构。

3. 重要的解剖结构 注意切口前缘的大隐静脉勿伤及,踝管内的胫后动静脉、胫后神经、踇长屈肌腱勿伤及。

(七)后侧入路

1. 切口 上好气囊止血带,取俯卧位,患肢伸直,以踝关节间隙为中点于跟腱前缘作纵弧行切口,长度 12 cm。

2. 入路 切开皮肤、皮下、深筋膜,拉开皮瓣,显露跟腱。将跟腱拉向外侧,切开骨膜、关节囊后侧可显露胫骨下端及后踝、距骨、跟骨。如仅作跟腱延长术,则不切开后踝,仅作跟腱的"Z"形切断,再进一步修复。

3. 重要的解剖结构 注意跟腱前方有胫后动静脉、胫后神经等勿伤及。

十三、跟足部手术入路

(一)跟骨内侧入路

1. 切口 上好气囊止血带,取平卧位,患肢稍屈膝,足外旋内踝朝前。切口于跖面皮肤和足背面皮肤交界处,由跟骨底切向前至足舟骨内缘下止。

2. 入路 切开皮肤、皮下、深筋膜,拉开皮瓣,将跖腱膜上的脂肪组织从跖腱膜剥离下拉,将踇展肌连同皮瓣上拉,便可显露跖腱膜和跟骨结节。可单纯做跖腱膜止点切断术。如做跟骨手术,再切开跟骨结节处骨膜并剥离即可。

3. 重要的解剖结构 注意切口前方有右足底动静脉和足底神经通过勿伤及。

(二)跟骨后侧"U"形入路

1. 切口 上好气囊止血带,取俯卧位,患肢伸直。切口于跖面皮肤和足背面皮肤交界处,以跟骨结节为中点的横"U"形切口,长约 10 cm。

2. 入路 切开皮肤、皮下、深筋膜,上下拉开皮瓣,显露跟腱、跟骨结节、跖筋膜,将跟骨横形切开骨膜,剥离部分跟腱止点,下方可切断跖筋膜附丽,并剥离跟骨底骨膜,即可很好显露跟骨后面及底面。

3. 重要的解剖结构　注意勿过多剥离跟腱止点,防止跟腱断裂。缝合时应把跟腱和跖筋膜完整缝合。

（三）跟骨后外侧"L"形入路(Kocher入路)

1. 切口　上好气囊止血带,取平卧位,患肢稍屈膝,足外旋内踝超前。切口起自内侧跟腱前缘内踝上5 cm,纵行切开至跟骨结节处再弧向横绕跟骨后方,向前至第5跖骨基底部。

2. 入路　切开皮肤、皮下、深筋膜,拉开皮瓣,显露跟腱、跟骨、腓骨上下支持带、腓骨长短肌腱鞘,再切开腓骨上下支持带,将腓骨长短肌腱拉向前侧,即可显露跟骨。

3. 重要的解剖结构　注意切开的腓骨上下支持带术后应仔细缝合。

（四）踇趾跖趾关节手术入路

1. 切口　上好气囊止血带,取平卧位,患肢伸直。切口以第1跖趾关节间隙为中点,并于内侧做横形切口,4 cm。

2. 入路　切开皮肤、皮下、深筋膜,拉开皮瓣,显露第1跖趾关节囊内侧,横形切开关节囊,即可显露第1跖趾关节内结构。

3. 重要的解剖结构　注意切开第1跖趾关节内侧皮肤时,勿伤及踇趾内侧的足背内侧皮神经分支。

十四、脊柱手术入路

（一）经口腔入路显露C1~C2前侧

1. 切口　鼻腔插管全麻,后仰位固定头颅或行颅骨牵引固定。切口以寰椎前结节上1 cm开始向下作纵形切口,至C3水平。

2. 入路　自动拉钩牵开口腔,彻底消毒口腔。切开黏膜及咽缩肌,将悬雍垂及软腭拉向两侧缝合固定,将颈长肌从寰椎前弓切断并向两侧钝性剥离,将颈长肌、头长肌向两侧拉开,可显露寰椎前弓和侧块关节。

3. 重要的解剖结构　注意勿伤及侧块关节外侧的椎动脉和舌下神经。

（二）前内侧入路显露C3~C7前侧

1. 切口　颈部后伸位,一般选择右侧切口(左侧切口勿伤及胸导管)。相关解剖标志:舌骨平对于C3,甲状软骨平对C4和C5,环状软骨平对C6,锁骨上缘平对C7。手术操作达3个颈椎的,一般选择胸锁乳突肌前缘斜形切口,3个以下的可选择横形切口。

2. 入路　以横形切口为例。术前2日,开始做气管推移训练。选准责任椎,切口起自颈中线对侧2 cm,横形走向对侧至胸锁乳突肌后缘1 cm。切开皮肤、皮下,电刀止血,横形切开颈阔肌,并上下拉开,切开胸锁乳突肌前缘筋膜,示指伸入分离此间隙,并触摸及颈动脉鞘和内脏鞘,示指剥离食管和椎前间隙,将胸锁乳突肌和颈动脉鞘拉向外侧,将肩胛舌骨肌和内脏鞘拉向对侧,显露椎前筋膜。从椎前筋膜中线切开,作颈长肌、前纵韧带、骨膜的钝性剥离(中线旁开1 cm,不超过椎体边缘),可显露颈椎前部和椎间隙。

3. 重要的解剖结构　注意示指伸入剥离胸锁乳突肌前缘间隙时,勿伤及颈动脉鞘和内脏鞘的重要内容物。甲状腺上下动脉、甲状腺上神经、喉返神经等勿伤及。

（三）颈椎后入路(C2~C7)

1. 切口　俯卧位,颈部稍前屈,头额置于头架,必要时行颈椎牵引。作颈后正中切口,C2~C7棘突,根据需要决定长度。

2. 入路 切开皮肤、皮下、项韧带,拉开暴露颈椎棘突。根据手术需要切开 C2 和 C7 其中某一段。电刀从中间开始,由下往上剥离棘突、椎板的肌肉肌骨膜,至两侧的小关节突外缘,两侧肌肉拉开暴露颈椎后面的棘突、椎板、侧块,切开椎板,可进入椎管。

3. 重要的解剖结构 注意 C2 和 C7 棘突较粗大,可定位。颈椎管内有丰富的迂曲状的静脉丛,损伤后可大量出血。

(四) 胸椎经胸(T4～L1)前入路

1. 切口 气管插管全麻,标准的左侧卧位,腋下垫枕。以伤椎平对的锁骨中线处的肋骨为切除对象,先透视定位好,沿待切肋骨作斜形切口,起自竖脊肌外缘至腋前线。

2. 入路 建议麻醉师采用插管全麻、控制性降压,术中予体感诱发电位(SEP)监测。切开肋骨表面的软组织或肌肉,剥离肋骨,后根据需要剪断一定长度的肋骨。切开骨膜、胸膜,打开胸腔,自动拉钩拉开暴露胸腔,嘱麻醉师萎缩右侧肺脏,盐水纱布保护肺脏。以病椎为中心切开上中下三个椎体的壁层胸膜,切断结扎横跨三个椎体的节段血管,并两次缝扎,后紧贴椎体剥离骨膜,可显露椎体前部、椎间隙,可施行预定手术。术后缝合好胸膜,检查确保无肺泡破裂漏气,放置胸腔闭式引流管一枚。

3. 重要的解剖结构 注意切开剥离肋骨时勿伤及肋骨后面下缘的肋间动静脉、肋间神经。打开胸腔后,勿伤及肺泡防止气胸。切断结扎横跨椎体的节段血管时,应两次缝扎,确保动脉不出血。进入椎管后,防止伤及脊髓和神经。

(五) 胸腰联合(T10～L3)前入路

1. 切口 气管插管全麻,标准的左侧卧位,腋下垫枕。选定 T10 肋骨为例:先透视定位好,沿待切肋骨棘突旁 5 cm 开始作斜形切口,可切至 T12 肋缘下。

2. 入路 建议麻醉师采用控制性降压、术中予体感诱发电位(SEP)监测。切开肋骨表面的软组织或肌肉,剥离 T10 肋骨后予切除。切开骨膜并依次切开腹壁肌,包括腹外斜肌、腹内斜肌和腹横肌,再切开肋软骨、肋骨的连接部。拉钩拉开暴露腹膜后间隙,用手指将肾脏和腹膜后脂肪从膈肌下方剥离,推向中线,显露腰大肌和腰方肌。切开肋骨床和壁层胸膜,可打开胸膜腔,将膈肌沿边缘从膈肌肋骨附着点旁 1 cm 逐步切开,留好对合缝线。在 T10～T12 椎体侧切开壁层胸膜,在 L1 椎体旁侧切开膈肌内侧弓状韧带,在 L1～L3 椎体旁侧将腰大肌从前缘剥离,切断结扎横跨 3 个椎体的节段血管,并两次缝扎,后紧贴椎体作剥离骨膜,可显露椎体前部、椎间隙,可施行预定手术。

3. 重要的解剖结构 注意切除肋骨时勿伤及肋间动静脉、肋间神经。打开胸腔后,勿伤及肺脏;切开膈肌时,一般从边缘切开,防止损伤膈肌上下动脉和膈神经。切断结扎横跨椎体的节段血管时,应两次缝扎,确保动脉不出血。进入椎管后,防止伤及脊髓和神经。

(六) 胸椎后方入路

1. 切口 气管插管全麻,俯卧位。先透视定位好病椎,切口起自病椎的上下各一椎体棘突,根据需要决定切口长度。

2. 入路 建议麻醉师采用控制性降压、术中予体感诱发电位(SEP)监测。俯卧位置于胸腹架上,腹部悬空。切开皮肤、皮下、背部筋膜,从下往上剥离棘突、椎板骨膜和肌肉至显露关节突关节外侧及横突。自动拉钩拉开暴露,可见棘突、双侧椎板、双侧关节突关节、双侧横突,酌情打开椎管,深入椎管等手术。施行 TLIF 手术时,切除一侧上下关节突大部,暴露椎间孔、椎间隙。

3. 重要的解剖结构 注意剥离棘突、椎板的竖脊肌时,纱布压迫止血 2 min,在盐水纱布保护下自动拉钩拉开显露。

（七）腰椎腹膜外斜形入路

1. *切口*　气管插管全麻，标准的左侧卧位，腋下垫枕。先透视定位好，切口起自 L1 棘突旁 5 cm 开始向前腹壁作斜形切口，可切至同侧髂前上棘前缘下。

2. *入路*　切开皮肤、皮下、筋膜，再依次切开腹外斜肌、腹内斜肌和腹横肌，拉钩拉开暴露腹膜后间隙。向前拉开腹膜、腹腔大血管，显露腰大肌，再将腰大肌剥离推向前方，切断结扎横跨椎体的节段血管，并两次缝扎，后紧贴椎体剥离骨膜，可显露椎体前部、椎间隙，可施行预定手术。

3. *重要的解剖结构*　注意拉开腹膜、腹腔大血管时勿伤及腹腔大血管。剥离腰大肌时，注意勿伤及腰动静脉和输尿管。

（八）腰椎后方入路

1. *切口*　气管插管全麻，俯卧位，腹部悬空。先透视定位好病椎，切口起自病椎的上下各一椎体棘突，根据需要决定切口长度。

2. *入路*　酌情建议麻醉师采用控制性降压，术中予体感诱发电位（SEP）监测。切开皮肤、皮下、腰部筋膜，从下往上剥离棘突、椎板骨膜和肌肉至显露关节突关节外侧及横突。自动拉钩拉开暴露，可见棘突、双侧椎板、双侧关节突关节、双侧横突，酌情切除棘突、椎板，打开椎管，施行手术，或切除部分上下关节突经椎间孔进入椎间隙等施行手术。

3. *重要的解剖结构*　注意剥离棘突、椎板的竖脊肌后纱布压迫止血，在盐水纱布保护下自动拉钩拉开显露。术前正位片或 CT 排除腰椎或骶椎隐裂，防止误伤椎管内容物。

十五、骨盆手术入路

（一）耻骨联合前入路

1. *切口*　平卧位。切口为耻骨联合上方 1 cm 的横弧形切口，根据需要决定切口长度。

2. *入路*　切开皮肤、皮下、腹直肌鞘，注意结扎切断腹壁浅动静脉。切断腹直肌，伸示指进入耻骨联合和膀胱前间隙分离，再剥离骨膜，暴露耻骨联合和耻骨支。向两侧扩大切口时，注意切断腹外斜肌腱膜。

3. *重要的解剖结构*　注意切开腹壁时结扎腹壁浅动静脉。剥离耻骨联合骨膜时，勿伤及膀胱前壁（膀胱前间隙为重要结构 Retzius 间隙）。切口向两侧扩大时，注意勿伤及精索（或女性的子宫圆韧带）。

（二）骶髂关节前入路

1. *切口*　平卧位，患侧臀部垫枕。切口起自髂前上棘内下 2 cm，沿髂嵴走行至髂嵴后部分。

2. *入路*　切开皮肤、皮下，沿髂嵴中间平台切开骨膜，向外下剥离骨膜臀肌和阔筋膜张肌附着点约 2 cm，向内下剥离骨膜及腹壁三层肌，拉向内侧，再继续向深部剥离骨膜及髂肌，将髂腰肌拉向内侧，可显露骶髂关节前部，也可先剥离髂翼外侧板附着肌，再截断髂翼，将髂翼及附着肌推向内侧，术后复位髂翼再行内固定。

3. *重要的解剖结构*　注意切开髂前上棘处皮肤时勿伤及股外侧皮神经。如骶髂关节显露范围不大时，可不截断髂翼。剥离髂翼内板骨膜和髂腰肌时，勿靠近骶孔位置，防止损伤腰骶神经，L5 神经从骶髂关节表面越过。

（三）骶髂关节后入路

1. **切口**　俯卧位,患侧前髋垫枕。切口起自髂后上棘内下3cm,沿髂嵴走行至髂嵴中部,也可作"T"形切口显露双侧骶髂关节。

2. **入路**　切开皮肤、皮下、沿髂嵴及骶骨后外缘切开深筋膜及臀大肌起点,向外下剥离拉开臀大肌,显露臀中肌。将臀中肌起点切断向外下拉开,可显露骶髂关节后面。

3. **重要的解剖结构**　注意切断并向外下剥离拉开臀大肌如过度或损伤臀下动静脉和神经;切断并向外下剥离拉开臀中肌如过度或损伤臀上动静脉和神经。

（四）髋臼的髂腹股沟入路

1. **切口**　平卧位,患侧臀部垫枕。切口起自髂前上棘外后5cm,沿髂嵴、腹股沟韧带至耻骨结节止。

2. **入路**　切开皮肤、皮下、暴露腹外斜肌腱膜,在髂前上棘和腹股沟管浅环之间切开腱膜,找到并拉开保护好精索或子宫圆韧带。此切口有3个术窗:外侧窗、髂腰肌和股血管间的中间窗、内侧窗。在切口内侧切开腹直肌鞘,再离腹直肌止点1cm处切断腹直肌,分离Retzius间隙,向外侧切开腹股沟管的后壁,此处如切断腹股沟管深环内侧的腹壁下动静脉需结扎止血;将腹膜向上内侧推开,即可显露股动静脉和神经。将股动静脉及股神经和髂腰肌分别用乳胶管保护牵开,即可暴露深部的髋臼和耻骨上支。

3. **重要的解剖结构**　注意切口由浅入深,勿伤及股外侧皮神经、精索或子宫圆韧带、淋巴管、膀胱、股动静脉和股神经。腹壁浅动静脉、腹壁下动静脉如不慎切断或损伤,需要结扎止血。

（五）髋臼的Kocher-Langenbeck入路

1. **切口**　取侧卧位,患侧腋窝部垫一薄枕。切口起自髂后上棘外下方约3cm,沿臀大肌走向到大转子再向下顺延12cm左右。

2. **入路**　切开皮肤、皮下、深筋膜,拉开皮瓣,先找到臀大肌,钝性分离臀大肌并拉开,即暴露梨状肌、上孖肌、下孖肌、闭孔内肌。内旋髋关节,于外旋肌群大转子止点1cm切断并向外侧拉开,可显露髋关节囊后侧部。如需要可切断臀大肌止点,剥离髋关节囊后部周围的肌肉,即可显露髋臼的后柱和后壁。

3. **重要的解剖结构**　注意髋关节后方的坐骨神经勿伤及,梨状肌上下缘的臀上下动静脉勿伤及。

（六）髋臼的扩大髂股入路

1. **切口**　取侧卧位,患侧腋窝部垫一薄枕。切口起自髂后上棘,沿髂嵴走向到髂前上棘再折向下顺延至股骨干上段。

2. **入路**　切开皮肤、皮下、深筋膜,拉开皮瓣,沿髂嵴中间平台切开骨膜,向外下剥离骨膜臀肌和阔筋膜张肌附着点,臀肌剥离至显露坐骨大切迹上缘,再将阔筋膜张肌和缝匠肌间隙切开,将阔筋膜张肌自起点剥离并向下切开髂胫束,并向下拉开;显露股直肌直头和反折头,将与关节囊相连的反折头切断,可见髂耻隆起。再将臀中小肌自大转子止点1cm处剥离,以显露梨状肌、上孖肌、下孖肌、闭孔内肌等,将外旋诸肌自止点切断并牵向后侧,剥离关节囊周围的肌肉,即可显露髋臼的后柱和后壁。

3. **重要的解剖结构**　注意勿伤及股外侧皮神经、臀上动静脉和坐骨神经。

（七）骨盆的Stoppa入路

1. **切口**　取仰卧位或漂浮体位,直切口一般从脐下2cm到耻骨联合上2cm。横切口则取骨折侧耻骨支上 3 cm 腹直肌横形切口。

2. 入路　以腹直肌横形切口为例。切开皮肤、皮下,纵行切开腹直肌后鞘,注意保持在腹膜外间隙。将腹直肌拉向内侧,暴露耻骨后间隙,进行腹膜外分离,注意结扎切断腹壁下动脉与闭孔动脉之吻合支。切开髂耻筋膜,将髂腰肌、髂外血管、股神经、下腹壁肌拉向外侧,用盐水纱布保护腹膜外,将内脏拉向后内侧。保护好闭孔血管神经束及腰骶干,适度剥离骨膜暴露四边体,此切口可较好暴露耻骨联合、髂耻联合至骶髂关节的真骨盆边缘。

3. 重要的解剖结构　注意切开腹壁肌时保护好或结扎切断腹壁上动脉。髋臼前柱与耻骨连接上方存在一重要结构,即由闭孔动脉和腹壁下动脉与髂外动脉之间形成的吻合支,称为死亡冠。切断腹壁下动脉时应确保先结扎好。

（八）骨盆的腹直肌外侧入路

1. 切口　取仰卧位,斜切口一般从麦氏点(脐至髂前上棘连线的外 1/3 点)到髂前上棘与耻骨联合连线的内侧 1/3 点,长约 10 cm。

2. 入路　切开皮肤、皮下,切开腹肌(腹外斜肌、腹内斜肌、腹横肌),注意保持在腹膜外间隙。将腹肌拉向两侧,暴露腹膜,进行腹膜外分离,将腹膜拉向内侧,可显露髂外血管束和精索(女性为子宫圆韧带)形成粗大的一束,用皮条将其拉向外侧予保护。腹直肌外侧入路也有 3 个窗：第 1 个窗口可显露耻骨上支、髋臼前柱和四面体；第 2 个窗口可显露骶髂关节；第 3 个窗口在髂外血管束外侧,将髂外血管束和内板肌肉拉向内侧,可显露髂骨翼内板。

3. 重要的解剖结构　注意切开通道在腹横筋膜内与腹膜之间。第 1 个窗口注意勿损伤死亡冠。耻骨上支上下勿损伤髂外血管束和精索(女性为子宫圆韧带)、闭孔神经血管。第 2 个窗口注意勿损伤第 5 腰神经和骶神经丛。第 3 个窗口注意勿损伤股神经。

第四节　手术治疗常用方法

一、创伤性软组织缺损与损伤修复术

（一）创面覆盖技术

1. 游离植皮

表层皮片移植的适应证和禁忌证：成人皮肤表层厚度 0.2～0.25 mm。适应于新鲜和肉芽创面,或暂时消灭创面,不适应头面外露部位和关节肌肉表面。

中厚皮片移植的适应证和禁忌证：成人中厚皮片分为 2 种,厚度分别为 0.28～0.5 mm、0.63～0.8 mm。中厚皮片成活后柔软,耐摩擦挤压,运用最广。中厚皮片不适于感染肉芽创面、面颈部。

全厚皮片移植的适应证和禁忌证：包含全层皮肤。成活后挛缩小,耐摩擦挤压,色泽好。不适于污染创面和肉芽创面,不适于大面积植皮。

皮片移植术要点：术前不使用碘酊消毒供植区皮肤。取皮使用取皮刀取皮或切皮机取皮,刀片要锋利,切皮用力要均匀。全厚皮片使用手术刀切取,不包含皮下组织。

2. 皮瓣的要点和原则　带蒂皮瓣适用于关节、肌腱、大的神经和血管部位的软组织覆盖。皮瓣的种类分为带皮下蒂、带血管蒂、带肌肉蒂和皮管。

设计皮瓣应按照就近、简单、安全的原则,设计面积比实际面积大 20% 左右。设计皮瓣长宽比应为 1～1.5：1，长轴应顺血供方向。设计皮瓣应试样，比较实际大小，能否有效覆盖。

3. 带蒂任意皮瓣的运用　局部皮瓣：包括推进皮瓣，有矩形推进、双蒂推进、V－Y 皮瓣等；交错皮瓣，包括 Z 形皮瓣、旋转皮瓣等。

邻位皮瓣：受区与供区有组织相隔。

远位皮瓣：主要用于四肢缺损的修复。

4. 带血管蒂皮瓣移位术　带血管的皮瓣或肌皮瓣，是指皮瓣内有较大的动脉及伴行静脉。

带血管蒂皮瓣移位术适合较大面积缺损、关节肌肉部位，以及感染、肿瘤等部位的皮肤覆盖。带血管蒂皮瓣具有修复成活率高、效果好、手术操作简单、使用最广的优点。常用带血管蒂的皮瓣和肌皮瓣：腓肠外侧岛状皮瓣、外踝上部皮瓣、足部外侧皮瓣。

5. 带筋膜蒂皮瓣移位术　带筋膜蒂皮瓣具有成活率高、长宽比可达 2～3：1。皮瓣的种类分为：随意型皮瓣和轴型皮瓣。

上肢的带筋膜蒂皮瓣：肩背筋膜蒂皮瓣、上臂内侧或外侧筋膜蒂皮瓣、前臂筋膜蒂皮瓣、示指近节背侧筋膜蒂皮瓣等。

下肢筋膜蒂皮瓣：大腿筋膜蒂皮瓣、小腿筋膜蒂皮瓣、足背岛状筋膜蒂皮瓣、足背外侧筋膜蒂皮瓣等。

6. 交腿皮瓣、肌皮瓣移位术　是以健侧下肢皮瓣修复患侧下肢皮肤软组织缺损。因为治疗时间长、操作困难、患者痛苦大，现已很少使用。

（二）肌腱损伤修复术

1. 分一期缝合、二期缝合和晚期修复　损伤 8 h 以内、污染不严重的一期缝合；损伤超过 9 h，无感染的，可在 3 周左右行二期缝合；创口感染的，在 3 个月后作晚期修复。

2. 肌腱修复程序　先清创，再暴露肌腱，再寻找肌腱远近端，再缝合。

3. 肌腱缝合法　"8"字缝合法、不锈钢丝拉出缝合法、双"十"字缝合法、编织缝合法、扣眼缝合法等。

4. 其他　缝合时注意肌腱两端对齐，关伤口时严密止血，术后石膏托固定 3～4 周。

（三）周围神经损伤修复术

1. 神经损伤的治疗原则　估计损伤严重或断裂的，尽早手术探查修复；闭合损伤或估计不全损伤，可观察 2～3 个月。

2. 周围神经断裂的手术要求　尽量限制再损伤及止血带的使用，必要时使用放大镜，由正常部分向损伤部分游离神经，神经吻合口及移植段应有较好的神经床。

3. 神经断端吻合要求　彻底清除病变或瘢痕机化组织，断端无张力吻合、神经束的对合应基本一致，先缝合外膜再缝合束膜等。

4. 神经移植术　当神经缺损达神经直径 4 倍时，应考虑神经移植术。

5. 神经嵌压症的种类　肩胛上神经嵌压症、四边孔综合征、桡神经嵌压症、肘管综合征（尺神经卡压症）、肘前神经嵌压症（正中神经卡压症）、骨间背侧神经嵌压症、骨间掌侧神经嵌压症、坐骨神经嵌压症、腓总神经嵌压症等，均可以通过手术松解减压或移位固定。

（四）四肢血管损伤手术

1. 血管损伤类型

血管痉挛：四肢动静脉在遭受钝性暴力持续作用下，易导致血管痉挛。静脉痉挛可通过丰富的静脉网来分流，但动脉持续痉挛会造成所属血供区严重缺血甚至坏死。如使用神经节阻滞术或口服盐酸罂粟碱无效，则应及时手术切开显露处理，无效则应作血管移植。

血管挫伤：动脉受到多种钝性暴力后，会发生血管挫伤，导致内膜和中膜断裂，外膜膨大形成纺锤状，由此引起血栓形成和远端血管痉挛，故应及时手术治疗，必要时行血管移植。

血管离断：指血管完全断裂分离。静脉离断通过压迫可较好止血，加压包扎即可。但动脉离断后，远侧肢体缺血，严重者产生不可逆损伤。

血管部分离断：动静脉瘘。当动静脉靠近并同时受伤后，通过侧裂可形成动静脉瘘。小的瘘管影响不明显，大的瘘管导致严重的回心血量增大，引起心脏扩大；当孤立的动脉管腔部分裂伤，则易形成动脉瘤和搏动性血肿。随着血肿机化，形成纤维囊，随动脉压搏动而逐渐增大，形成假性动脉瘤。

2. 四肢血管损伤修复术

端端缝合：常见的缝合法，如前后两定点端端缝合法、三定点端端缝合法、端盘缝合法、Y型端端缝合法、等弧端端缝合法、斜口端端缝合法、权口端端缝合法、侧裂口端端缝合法、斜坡缩口端端缝合法。

端侧缝合：主要适用于口径相差大的两条血管的缝合。

套叠缝合：将一端口径略小的血管深入另一端血管腔内进行缝合称为套叠缝合。缝合时，口径小的一端外膜应清除干净以免引起血栓。两血管端长度足够，还应注意伸入套叠方向应顺血流方向。

血管移植：当血管损伤长度较大，无法将两端拉近缝合时，应进行血管移植。由于静脉切取方便、数量充足，故临床移植较方便。切取静脉时注意应长度足够、管径合适。将移植的静脉以8个0号缝线缝合，缝合前以肝素盐水冲洗管腔。还应注意防止静脉瓣方向错误导致血流受阻。

二、植骨术

（一）移植骨的来源

1. **自体骨移植** ①自体骨移植不存在免疫排斥。②愈合率高。③切取移植骨较方便。④幼童不允许自体骨移植。

2. **同种骨移植** ①同种族间的人骨移植，免疫排斥不明显。②受体和供体需同时手术。③供体术前需进行较详细的化验检查。④异体去有机物松质骨条。

3. **骨库骨移植** ①骨库的建立经历了一个低温冷藏、化学品保存和低温深冻的历程。②实验表明不同血型的骨库骨移植对移植效果影响不明显。③带血管的骨库骨移植免疫排斥明显。

4. **异种骨移植** ①目前试验表明，异种骨移植效果差。②存在较明显的抗原性，有待继续研究。

5. **人工骨移植** ①目前用于临床的人工骨有：硫酸钙、羟基磷灰石等。②人工骨的作用在于骨细胞的"爬行替代"，起骨传导作用。

（二）自体骨移植术

1. **传统的自体骨移植**

髂骨移植：是最常使用的一种自体骨移植方法，几乎可以移植至全身的各个骨骼部位，如颈椎、胸椎、腰椎、四肢骨与关节，特别适合骨折延迟愈合、不愈合、骨感染等植骨术。

腓骨移植：适合于四肢部位长段骨缺损。

肋骨移植：适合于经胸腔的胸椎结核、骨髓炎等骨破坏后的修复。

股骨头松质骨移植：适合于髋臼存在囊腔和缺损的人工全髋关节置换术。

2. 带肌蒂骨移植 有利于受体区骨愈合、生长。临床主要用于股骨头无菌性坏死的带股方肌、阔筋膜张肌蒂等的骨瓣移植,见图 6-4-1。

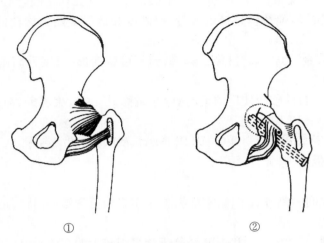

①　　　　　②

图 6-4-1　股方肌骨瓣移植术

3. 带血管蒂骨移植 吻合血管的骨移植:包括带蒂腓骨、髂骨、肋骨等移植。髋部血管蒂大转子骨瓣重建无菌性坏死股骨头。

(三) 骨植入的手术方法

1. 上盖植骨法 移植骨一般取自胫骨全厚皮质骨瓣。胫骨瓣跨越骨折或骨缺损处,放置于骨骼表面的需要加用内固定。如果把胫骨瓣镶嵌在骨槽中,不使用内固定的,需行管型石膏外固定。

2. 双侧上盖植骨法 主要适用于先天性胫骨假关节。双侧骨瓣应设计紧密,防止体积过大软组织不能缝合。

3. 嵌入植骨术 主要适用于胫骨。分为:单纯嵌入植骨术、滑移植骨术和大块滑移植骨术。大块滑移植骨也可使用于股骨骨折不愈合。

4. 骨钉植骨术 适用于内踝、腕舟骨骨折不愈合。切取或选取的骨钉修成方柱形植入的钉道应大小匹配。

5. 松质骨移植术 松质骨移植使用最广,特别适用于骨破坏、骨结核、骨感染后骨缺损的移植。常使用髂骨翼移植。

6. 带肌蒂骨移植术 常用于治疗股骨颈骨折或股骨头无菌性坏死。可使用带阔筋膜张肌蒂或股方肌蒂骨移植。

7. 带血管蒂的骨移植 一般用于显微外科,需要吻合血管并需防治吻合血管血栓形成。

三、骨折内固定方法

(一) 内植入物的材质

1. 金属材料

不锈钢系列:包括加入钛的 OCr18Ni9Ti 和 1Cr18Ni9Ti,加入钼的 OCr18Ni13Mo3 和 OOCr18Ni13Mo3,以及美国牌号的 316 与 316L 及 317 与 317L。

钴、铬、钼合金：钴的特点是硬度大、耐腐蚀，但其具有一定的细胞毒性、致敏性，目前临床使用逐渐减少。

钛合金及纯钛：钛元素活泼，极易在合金表面形成一层氧化膜，耐酸耐腐蚀，组织相容性好、细胞毒性低，质轻，弹性模量接近人骨，但硬度和抗形变能力均较低。国产的多为 Ti-6Al-4V。

镍钛形状记忆合金：也为钛合金之一。低温下可塑变形，温度升高则恢复原来形状。目前，临床有较成熟的应用。

2. 可吸收材料　目前临床使用的聚乙醇酸（简称 PLLC）、聚乳酸（简称 PLLA）及自身增强聚丙交酯（简称 SR-PLLA）。

3. 骨水泥　聚甲基丙烯酸甲酯（简称 PMMA）、硫酸钙、磷酸钙等。

（二）内植入钢板系列

1. 普通接骨板

重建钢板：钉孔间两侧各有半圆形切迹，便于多方向折弯塑形，特别适用于骨盆如髋臼等部位的内固定。

管型钢板：包括半管和 1/3 管钢板，适合于软组织较少的部位骨骼内固定。

解剖钢板：适合于骨骼不同部位的各种形态的骨骼内固定，包括钉道都有不同的方向，以适合螺钉的把持与固定。

2. 加压接骨板　最初的也称为自身加压接骨板，常见的如自动加压接骨板（简称 DCP），其设计核心在于钉孔为斜坡状，拧入螺钉时，利用钉帽的坡度在钉孔内滑移，将骨折两端起到拉拢作用，达到加压目的。其中，螺钉在长条形钉孔中拧入位置的不同，可分别取到加压、支持、中和作用。

3. 有限接触动力加压钢板（简称 LC-DCP）　钢板与骨面呈点状结合，可以减少 50% 左右的接触面，防止破坏骨骼血运。特殊的导钻有利于螺钉固定于准确的位置。

4. 梯形钢板　主要适合于股骨干的固定，特别是严重粉碎性骨折。由一长一短分置两侧的两块钢板通过多个横梁连接，侧位 X 片呈现梯形状。其不足之处是对骨骼的软组织与血运损伤较大。

5. 锁定钢板　锁定钢板是指螺钉与钢板之间依靠螺纹紧密结合，形成一个整体，由螺钉对骨骼的把持力形成对骨折的支撑体系，特别适合于松质骨骨折的固定。锁定钢板结合了钢板固定和经皮桥接技术，具有良好的抗拔出力，而且钢板不需要与骨骼紧密结合，保护了骨膜与血供。由于锁定板是按照人体各部位骨骼的解剖形态设计，所以其钉道可以相互交叉而不碰撞，可从各方向保持对骨骼的把持力。锁定板还可结合加压钢板的设计，既存在单一的锁定钉孔，又在某些部位设计了锁定孔和加压孔同存的长条形孔，方便了对骨折的复位与固定。见图 6-4-2。

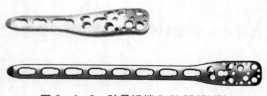

图 6-4-2　肱骨近端 3.5LCP(DHP)

6. 生物钢板与微创钢板接骨术　微创钢板接骨术（简称 MIPO），是按照"生物学接骨术（BO）"的理念与思想所创立的骨折钢板固定术，其最新代表为 LISS（limited internal stabilization system）系统。MIPO 技术要求尽量保护血供，闭合操作，间接复位，利用外固定支架的固定原理，对骨折进行固定与支撑，对不适合髓内钉固定骨折取到较好的固定作用。

MIPO 技术的操作要求是：先进行钢板塑形，后在骨折的近端做一小切口，再做皮下或肌层下隧道，跨越骨折部位，在恢复骨折的长度、旋转角度和生物力线后，将钢板固定于骨骼表面。目前临床使用的 LISS，是由骨骼特定部位的解剖锁定板和经皮外瞄准内固定装置和复位器组成，螺钉包括自攻型单皮质和双皮质螺钉。见图 6-4-3。

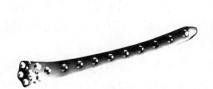
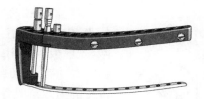

图 6-4-3　LISS 股骨远端 DF 及 LCP-DF

（三）内植入螺钉系列

1. 普通螺钉　可分为吸收和不可吸收螺钉，钉帽多为"一"或"十"起子槽。

2. AO 螺钉　其特点为钉帽有内六角凹槽。

皮质骨螺钉：皮质骨螺钉的螺纹较粗钝，螺纹高度较小，拧入前需要攻丝。在近端钉孔扩孔时，还可取到加压作用。

松质骨螺钉：松质骨螺钉的螺纹较锐利、螺纹高度较大，对骨骼把持力好，拧入时不需要攻丝。收紧加压时螺纹应越过骨折线，钉帽处加上垫片。主要用于干骺端、松质骨的固定。

自攻螺钉：钉头处没有细螺纹，以利钉头钻入自攻。其特点是钉杆螺纹有一纵形浅槽，自攻时有利于骨屑排出。

锁定螺钉：螺钉钉帽有螺纹，与钢板钉孔螺纹匹配，拧紧后钉板形成一个稳定的整体，拧紧螺钉时需要泄力起子，以听到"咔哒"声停止用力。见图 6-4-4。

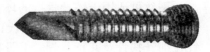

图 6-4-4　自钻（自攻）型带锁定头的螺丝钉

空心螺钉：螺钉内径中空，使其可循导针拧入。分为内踝、股骨颈、髌骨三种空心螺钉，前两种为半螺纹，钉头螺纹需要穿过骨折线，可以起到加压收紧作用。

双螺纹螺钉：主要是固定腕舟骨的设计，钉头尾均有半螺纹，钉帽隐去，变成螺纹，可以拧入舟骨内部至埋没钉帽。

（四）内植入记忆合金系列

1. 材质　为镍钛记忆合金。

2. 某些软组织较少部位的骨折　记忆合金髌骨爪固定横形髌骨骨折，记忆合金尺骨鹰嘴固定器固定尺骨鹰嘴横行骨折。见图 6-4-5。

3. 不便于螺钉固定的某些特殊骨折　人工髋关节术后的转子部、股骨上段骨折。

（五）内植入可吸收系列

1. 适应证　一般适用于不需要强大的固定作用且免于二次手术取出的骨折

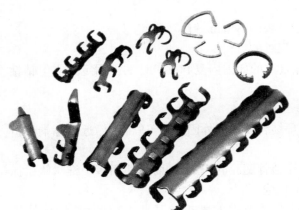

图 6-4-5　各种记忆合金器材料

固定。

2. 螺钉系列　如内踝骨折、不涉及关节面的跟骨骨折、髌骨下极骨折、髂前上棘骨折、腕舟骨骨折。

3. 颈椎前路钢板系列　较常见。

（六）内植入髓内固定系列

1. 扩髓腔的髓内钉　最早使用的髓内钉，以 Küntscher 钉为代表，中空带凹槽。由于破坏髓腔，存在深静脉栓塞、脂肪栓塞的风险，现已极少使用。

2. 不扩髓的髓内钉　由于不扩髓，操作简单，目前仍有使用。常见的为儿童股骨干、胫骨干骨折两根 ENDER 钉固定，材质为钛合金，弹性固定。

3. 带锁髓内钉　第 1 代为 Gross-Kempf 钉和 Klemm 钉；第 2 代为 Brooker 钉和 Wills 钉，以及 Zickel 钉；第 3 代的代表为 Orthofix 股骨、胫骨髓内钉。随着碳素钢瞄准架的运用，可使透视更少、形变更小、手术时间明显缩短。其中术后 1～2 个月末端锁定螺钉的动力化可使骨折更好愈合。

4. 髋部骨折使用的髓内钉系列　第 1 代为 Russel-Taylor 钉和 Zickel 钉；第 2 代为 Alta 钉及 Gamma 钉；第 3 代为 PFN、PFNA。其中 PFNA 以其良好的抗旋转、抗剪切力在临床普遍使用。见图 6-4-6。

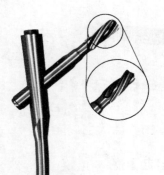

图 6-4-6　股骨近端 PFNA Ⅱ

（七）内植入钢丝、固定针

钢丝可适用于髌骨骨折的环包缝合术、人工关节置换术的肌群蒂骨块的缝扎。固定针分为克氏针（Kirschner pin）和斯氏针（Steimann pin）。斯氏针在细管状骨的髓内固定、交叉克氏针在细管状骨及儿童肱骨髁上骨折、骨骺骨折等方面目前仍在临床使用。钢针和钢丝结合可以作张力带固定。

四、骨折外固定方法

（一）外固定架的种类

1. 使用螺纹钉的外固定架

螺纹位置：位于中部的 Steimann 钉，位于钉头的 Schanz 钉。

单平面或多平面：有单边和双边、三角形，三维的。

螺纹钉是否自攻：自攻的如 Schanz 钉，非自攻的如国内夏和桃设计的外固定架需电钻钻出钉道。

2. 环形、半环形外固定架　环形的如 Ilizarov 架。

3. 混合外固定架　是指将连接杆和连接环结合使用的外固定架，适合于靠近干骺端骨折的固定。

4. 无针外固定架　其设计核心是不使用穿透骨髓腔的固定钉，而是使用多个椎状蟹钳抓持骨干表面固定，不破坏骨髓腔，降低骨髓炎的风险。

5. 跨关节外固定架　对于关节内骨折、涉及关节面的骨折及某些关节脱位，均可使用外固定架采用超关节外固定，如桡骨远端骨折、Pilion 骨折、膝关节脱位、肘关节骨折或脱位等。

（二）影响外固定架稳定的因素

（1）钉与骨折线的间距：距离越近越稳定，骨干骨折一般以 2 cm 为宜。而大的骨折块中针距应大于 5 cm。

（2）支架连接杆靠近肢体越近越稳定，一般为 1~3 cm。

（3）使用双平面比单平面支架更稳定，多向多平面穿钉更稳定，增加有限内固定更稳定。

（4）固定针（钉）固定在密质骨或骨量多的部位更稳定，如髋臼上方固定比髂嵴固定更稳定。

（5）特殊部位的支架穿针位置，如胫骨干骨折外固定支架应置于矢状位固定。

（6）固定时间长后，固定针（钉）易松动，连接螺杆的夹头累积微动后松动，影响稳定性。

（三）外固定针要求

（1）固定针或钉的规格为 1.5~6 mm，对于骨盆、股骨、胫骨，应使用 5~6 mm 针，指骨为 2 mm 针。

（2）使用非自攻针时，电钻应为低速锐利电钻，防止热能灼伤钉道，导致固定针不稳。

（3）固定针穿透对侧皮质 3 mm 为宜，尤其在指（趾）骨，穿出针尖易摩擦肌腱导致剧痛，形成"钉桩"效应，严重影响患肢功能锻炼。

（4）自攻钉比非自攻钉的近期及远期固定效果更好。

（5）固定针穿透骨皮质时注意尽量处于居中位置，防止远离中轴。

（6）固定针固定主要骨块时，应增加固定针的数目及针距。

（7）防止固定针的螺纹末端平齐进针处骨皮质，防止固定针形变处易折断。

（四）外固定架基本理论与技术

1. 外固定支架的运用形式牵引作用　如桡骨远端不稳定型骨折使用外固定支架固定，依靠其牵引作用固定骨折复位。

（1）加压作用：如开书型骨盆环骨折，使用外固定支架产生加压作用固定骨盆。

（2）中和作用：如 Pilion 骨折，使用外固定支架跨踝关节固定，于中立位固定。

（3）加压和延长同存：如股骨干或胫骨干粉碎性骨折外固定支架固定，骨折两端之间的针为牵引延长，但两端内各自的固定针却为加压紧固作用。

（4）临时固定作用：如骨盆骨折临时外固定支架固定，以减少盆腔出血及继发损伤。

2. 外固定支架的基本操作技能

（1）熟练掌握手术区立体解剖，防止误伤大的神经血管。

（2）固定骨折前先进行手法复位，以达到复位满意。

（3）皮刀切开 5 mm 左右小切口，小血管钳钝性分离，尽量让钉道行走于肌间隔，防止进入肌肉后损伤肌肉及防止"钉桩"效应。

（4）使用低速钻、锐利钻头。导轨定位起到决定性作用，导轨定位准确可防止固定针偏离中轴，防止医源性骨折。

（5）电钻钻透一侧骨皮质进入髓腔时要有一种踏空感才说明针道位置佳，未走偏。

（6）再次进行骨折的手法复位后，上紧固定针的夹头及其他连接螺丝及万向头等，使支架连成一个稳定的整体。

（7）注意固定针的消毒与止血，防止污染及感染。

五、人工关节置换术

(一) 人工股骨头置换术

1. 手术适应证

(1) 年龄大于 80 岁的老年股骨颈骨折;或年龄 60～80 岁之间,存在严重基础疾病、不能耐受全髋关节置换术的老年股骨颈骨折患者。

(2) 各种原因造成的股骨头无菌性坏死,髋臼完整的老年患者。

(3) 各种形式的创伤后股骨头缺血性坏死,平时活动行走能力不强者。

(4) 股骨头、颈部的相关肿瘤,不宜行病灶刮除,术后有利患者康复的。

(5) 病史超过 3 个月的心肌梗死、脑梗死患者合并股骨颈骨折,经围手术期处理内科疾病能保持稳定的。

2. 手术禁忌证

(1) 体内存在活动性感染灶,C-反应蛋白、血象均升高。

(2) 臀中肌肌力丧失者。

(3) 依从性差,不能配合治疗者。

(4) 严重的内科疾病,术前不能保持稳定者。

3. 手术方式

(1) 骨质疏松股骨髓腔较大者,选择骨水泥型,股骨皮质较厚者,可选择生物型。手术入路的选择:一般选择侧卧位,可选择前外侧入路:Watson-Jone 入路或 Muller 入路;或外侧入路:Hardinge 入路;或后侧入路:改良 Gibson 入路。

(2) 保证偏心距(off-set)的正常结构。骨水泥型的术中注意防止出现骨水泥中毒或过敏现象。

(3) 目前的人工股骨头假体系统一般为双动头结构,术中注意试模,应按解剖结构各层缝合。

(二) 人工全髋关节置换术

1. 手术适应证

(1) 各种非感染性髋关节炎,包括原发性或继发性骨关节炎、类风湿关节炎。

(2) 老年人股骨颈骨折、Garden Ⅲ～Ⅳ型、伤前活动能力较强者。

(3) 老年人各种形式的创伤后股骨头缺血性坏死、股骨颈骨折不愈合。

(4) 老年人股骨头、颈部的相关肿瘤,不适合刮除术,活动能力较强且预期存活时间较长的。

(5) 老年人有先天性髋关节发育不良病史,晚期并发股骨头病变,严重影响生活和活动者。

(6) 髋关节固定术后失败或愈合不良者。

2. 手术禁忌证

(1) 体内存在活动性感染灶,C-反应蛋白、血象均升高。

(2) 臀中肌肌力丧失者,或神经性髋关节病(夏科氏关节病)。

(3) 依从性差,不能配合治疗者。

(4) 严重的内科疾病,术前不能保持稳定或转佳者。

(5) 术前近段时间难于站立、腿部肌肉力量差的高龄患者。

（6）年龄小于 60 岁者。

3. 手术方式

（1）骨质疏松股骨髓腔较大者，选择骨水泥型柄、生物型髋臼或全骨水泥型；股骨皮质较厚者，可选择全生物型。见图 6-4-7。

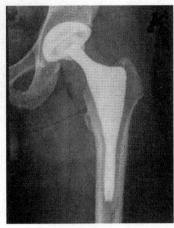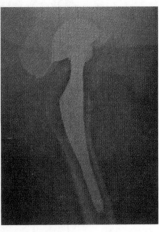

图 6-4-7 人工全髋关节置换术

（2）手术入路的选择：一般选择侧卧位，多选择外侧入路：Hardinger 入路（或改良型）；或后侧入路：改良 Gibson 入路。

（3）维持偏心距的正常结构。

（4）保证股骨柄的正常前倾角和髋臼杯的外展角及前倾角。

（5）术中注意试模。

（三）人工髋关节表面置换术

1. 手术适应证

（1）适合人工全髋关节置换术的骨性关节炎，关节面破坏较小，且年龄 60 岁左右。

（2）适合人工全髋关节置换术的类风湿关节炎，关节面破坏较轻。

（3）适合人工全髋关节置换术的其他疾病，关节面破坏较轻，且老年人要求术后康复到较高活动能力的。

2. 手术禁忌证

（1）体内存在活动性感染灶，C-反应蛋白、血象均升高。

（2）神经肌肉性髋关节病（夏氏关节病）。

（3）股骨颈各种骨折。

（4）股骨头坏死变形破坏。

（5）术前近段时间难于站立、腿部肌肉力量差的高龄患者。

3. 手术方式

（1）可选择生物型髋臼或骨水泥型髋臼。

（2）手术入路的选择：一般选择侧卧位，多选择外侧入路：Hardinger 入路；或后侧入路：改良 Gibson 入路。

（3）维持正常的偏心距结构。见图 6-4-8。

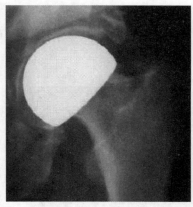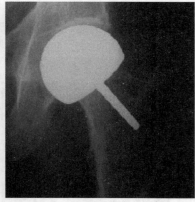

图 6 - 4 - 8　人工髋关节表面置换术

4. 目前现状　人工髋关节表面置换术是一种有潜力的关节术式,由于目前尚存在较快骨溶解、磨损、疼痛、脱位等并发症,有待于关节材料、关节设计、加工工艺等方面的进一步发展、提高。

(四) 人工髋关节翻修术

1. 手术适应证

(1) 人工假体出现的各种松动。

(2) 进行性的骨丢失或骨破坏。

(3) 反复脱位,不易复位。

(4) 假体损坏影响功能的。

(5) 人工关节术后感染、一期或分期手术的。

(6) 假体周围骨折,影响行走活动的。

2. 手术禁忌证

(1) 人工关节术后存在活动性感染灶,C - 反应蛋白、血象均明显升高者(宜先清创或spacer 旷置)。

(2) 依从性差,不能配合康复治疗者。

(3) 翻修术前患肢肌力 Ⅳ 以下者。

(4) 严重的内科疾病,术前不能保持稳定者。

3. 手术方式

(1) 可选择性翻修髋臼杯或股骨柄。

(2) 手术入路的选择:一般选择侧卧位,原来术瘢入路。

(3) 清除假体周围瘢痕组织。

(4) 清除原来骨水泥时,防止造成医源性骨折或损坏。

(5) 出现空腔型或节段骨缺损时,注意骨粒或结构性植骨。

(6) 准备加强髋臼杯、钛网、重建钢板、股骨近端特殊钢板等。

(五) 人工全膝关节置换术

1. 膝关节表面置换术手术适应证

(1) 中老年患者各种膝非感染性关节炎,中度以上疼痛及活动功能障碍。

（2）中老年人膝关节畸形、融合等。

（3）中老年人股骨髁或胫骨平台破坏。

（4）静息性的膝关节感染。

2. 铰链式人工全膝关节置换术手术适应证

（1）膝关节上下骨端的肿瘤行保肢手术。

（2）各种严重的非感染性关节炎，屈曲畸形严重（大于 45°）、轴向移位大于 20°。

（3）膝关节破坏明显，软组织条件差。

（4）膝关节表面置换手术失败者。

（5）16 岁以上，有铰链式人工全膝关节置换术手术适应证者。

（6）膝关节结核，治疗后期者。

3. 人工全膝关节置换术手术禁忌证

（1）体内存在活动性感染灶，C-反应蛋白、血象均升高，或患肢有窦道、瘘管。

（2）下肢肌肉瘫痪或肌肉萎缩、股四头肌和腘绳肌肌力Ⅲ级及以下者。

（3）依从性差，不能配合治疗者。

（4）严重的内科疾病，术前不能保持稳定者。

（5）严重的骨质疏松症患者。

4. 手术方式

（1）切口的选择：膝关节表面正中切口或髌旁内侧弧形切口，再沿髌韧带内侧旁切开关节囊，向外侧翻开髌韧带及髌骨。

（2）全膝表面置换的截骨：如果下肢关节结构较完整，力学轴和解剖轴较完整的，可先行股骨截骨，再胫骨平台截骨；否则，可先行胫骨平台截骨。

（3）截骨时，确保力学轴和解剖轴较完整。

（4）根据关节周围的解剖结构完整性和松紧度，进行关节周围的软组织松解，骨赘的彻底清除。

（5）截骨后必须注意试模，确保截骨合适恰当。

（6）垫骨水泥、上假体时注意动作连贯性，防止骨水泥错失时机，在上假体前硬化。

（7）肿瘤型铰链式全膝置换的注意事项：术前设计好股骨及胫腓骨的截骨长度。假体插入髓腔前试模，注入骨水泥和上好假体后确保力学轴和解剖轴较完整。及时缝合各种重要的肌腱、韧带等软组织起止点结构。

（8）术后放置负压引流，注意术后镇痛，保持假体关节伸直位（或轻度过伸位）固定，术后及时康复训练。

（六）人工肩关节置换术

1. 人工肱骨头置换术适应证

（1）肱骨头粉碎性骨折，Neer 三部分、四部分骨折。

（2）肱骨头无菌性坏死。

（3）肱骨头肿瘤。

（4）肱骨头关节面破坏较多，1/3 以上。

（5）肱骨外科颈粉碎性骨折，合并严重骨质疏松。

2. 非制约式全肩关节置换适应证　包括人工肱骨头置换术的适应证再加关节盂损坏或病变，且患肩旋转功能正常者。

3. 人工肩关节置换术手术禁忌证

（1）体内存在活动性感染灶，C-反应蛋白、血象均升高。

（2）肩部肌肉瘫痪。

（3）依从性差，不能配合治疗者。

（4）肱骨外科颈严重的骨质疏松患者。

（5）肩袖断裂，严重损伤。

4. 手术方式

（1）手术体位：斜躺沙滩椅位，切口取前外侧入路。

（2）人工肱骨头置换术时，截骨处位于解剖颈，保留好肩袖的止点。

（3）做顺置式人工全肩关节置换术时，注意清理好关节盂周围，包括增厚的结缔组织、骨赘、增厚的盂唇等，必要时把全关节囊清理掉，把肩袖等软组织缝合在假体上。

（4）肱骨头截骨时，注意，冠状面头与干呈 130°～135°交角，头与内外髁连线呈 20°～30°的后倾角。

（5）如肱骨头为三或四部分骨折，则注意先用丝线先将肩袖等软组织固定在肱骨干周围，防止位置错乱，不利缝合。

（七）人工肘关节置换术

1. 人工肘关节置换术适应证

（1）老年人肱骨远端粉碎性骨折，难于复位和固定。

（2）因肿瘤、感染、类风湿关节炎等疾患导致肘关节骨缺损及不稳。

（3）肱骨远端高能量骨折后骨坏死。

（4）老年人肱骨远端骨折后畸形、疼痛，严重影响生活的。

2. 人工肘关节置换术禁忌证

（1）肘关节感染，尚属不稳定期。

（2）肘部骨组织大块缺损，严重骨质疏松，估计假体难于维持稳定者。

（3）肘关节周围肌肉力量差、萎缩等。

3. 半限制型全肘关节置换术手术方式

（1）手术体位：平卧，患肘置于胸前并垫枕。切口取肘后正中纵形切口入路。

（2）切开皮肤后，注意找到并游离、保护好尺神经。

（3）做肱骨远端截骨，直到较坚硬的正常骨组织处。

（4）桡骨小头截骨注意保留环状韧带。

（5）尺骨鹰嘴尖截骨后，以髓腔钻顺着尺骨髓腔扩髓。

六、脱位与关节病的手术治疗

（一）关节脱位的手术治疗

1. 肩关节前脱位的手术治疗

陈旧性脱位手术方法要点：前内侧切口入路。主要是清除关节盂内瘢痕组织，松解胸大肌等内旋肌群，清除关节囊陈旧破裂口，酌情紧缩缝合关节囊，酌情交叉克氏针固定肱骨头，使肩关节外展 60°，前屈 30°内旋位外展架外固定。

复发性脱位的 Putti-Platt 手术要点：前内侧切口入路。外旋肱骨头，暴露好肩胛下肌止点，避开腋神经，旋肱前、后动静脉，保留肩胛下肌止点 2～3 cm 将其切断，并切开关节囊，清理关节盂及肱骨头。将上臂内旋,将切断的肩胛下肌止点、关节囊重叠缝合于关节囊内侧瓣,再将肩胛下肌外移缝合于肱骨头大结节处。缺点是限制了肩关节的外旋动作。

复发性脱位的 Bankart 手术要点:前内侧切口入路。外旋肱骨头,保留肩胛下肌止点 2～3 cm 将其切断,靠近盂缘切开关节囊,清理关节盂,处理撕裂的关节盂。在肩胛盂前侧用巾钳夹 3～5 个孔,将切开的关节囊缝合于孔上,再将切断的肩胛下肌重叠缝合。缺点是轻度限制肩关节的外旋动作。

复发性脱位的 Neer 手术要点:切口于腋前缘纵向上至喙突上方。暴露好肩胛下肌腱,于肩胛下肌和关节囊之间插入钳子分离,并将肩胛下肌分成深浅两层,将浅层切断,再将深层和关节囊呈"T"形切开,两个头交叉缝合固定肱骨头,再缝合肩胛下肌浅层。

复发性脱位的 Magnuson 手术要点:前内侧切口入路。游离肩胛下肌止点,将肩胛下肌止点于小结节附丽处凿下一小块骨皮质,越过肱二头肌长头腱移植于大结节下方,以加强阻挡肱骨头前侧阻挡力量。

复发性脱位的 Boytchev 手术要点:前内侧切口入路。暴露好喙突、肱二头肌短头、肱桡肌联合肌腱及肩胛下肌止点,避开腋神经、肌皮神经。在关节囊和肩胛下肌间做一隧道。离断喙突头,连带联合肌腱从隧道穿出,重新回位以一枚螺钉固定于喙突处。

2. 肩锁关节脱位的手术治疗(主要适应Ⅲ°脱位)

交叉克氏针固定手术方法(Phemister 法)要点:经肩峰锁骨前侧切口入路,弧向三角肌和胸大肌间沟。主要暴露肩峰、肩锁关节、喙突、喙锁韧带,再下压锁骨,交叉克氏针固定肩锁关节,以 7 号丝线褥式缝合喙锁韧带。

喙锁加压螺钉内固定手术(Bosworth 法)要点:切口入路同 Phemister 法。暴露肩峰、肩锁关节、喙突、喙锁韧带,再下压锁骨,以 4.5 mm 钻头钻透锁骨,再以 3.2 mm 钻头钻通喙突,以一枚长度合适的 4.5 mm 松质骨拉力螺钉拧紧固定锁骨喙突,再缝合喙锁韧带。

3. 桡骨小头脱位手术要点 手术入路选肘后外侧扩大切口,远侧弧向尺内侧。分离暴露肱桡关节及尺桡近侧关节,切除阻碍桡骨头复位的瘢痕组织,如环状韧带较完整,则予缝合修复;否则,取宽 1 cm、长度约 8 cm 的肱三头肌筋膜条,穿过尺骨鹰嘴背侧嵴下隧道,环抱绕过桡骨颈再重叠缝合。在尺桡联合处打毛尺骨缘,以利腱骨融合。

4. 经舟骨月骨周围脱位的手术要点 取腕背侧"S"形切口。尽量保护腕背静脉网,再切开腕横韧带,向桡侧拉开拇长、短伸肌腱及桡侧腕长伸肌腱,向尺侧拉开伸指肌群腱,暴露关节囊。弧形切开背侧关节囊,暴露舟骨全部、月骨,牵引推压远排腕骨复位,待舟骨复位后,以一枚 Herbert 螺钉固定舟骨,或以交叉克氏针固定舟骨,再逐层缝合,再用前后石膏托于腕伸轻度桡偏位固定 10 周左右。

5. 髋关节脱位的手术治疗

髋关节Ⅱ型后脱位切开复位手术方法要点:Ⅱ型后脱位是指后脱位伴后唇单个较大片状骨折块。手术切口取髋关节后侧入路。钝性分开臀大肌,切断臀中肌止点约 1/3 梨状肌止点、闭孔内肌、上下孖肌、股方肌止点,复位髋关节。酌情予微型钢板、拉力螺钉固定骨片,放置负压引流管。

髋关节中心型脱位切开复位手术方法要点:中心型脱位是指股骨头突破髋臼窝进入盆腔的髋关节脱位,有可能合并臼顶负重区骨折。手术切口取髋前外侧入路(S-P 入路),剥离髋前外侧肌群,复位髋关节。酌情予微型钢板、拉力螺钉固定骨折片,放置负压引流管。

6. 髌骨脱位的手术治疗

半侧髌腱内移术手术方法要点:髌下至胫骨结节直下切口入路。游离髌腱,从中部将髌腱分成两部分,外侧半止点切断,从内侧半下方内移,与鹅足及内侧支持带紧密缝合。

股四头肌带蒂肌腱控制带成形术手术要点:前内侧弧形切口入路。暴露股四头肌腱、内侧支持带,做一条 2 cm×13 cm 内侧股四头肌、内侧支持带带蒂肌腱,回穿髌上隧道,绕回覆盖髌上肌腱,缝合于内收肌大肌腱处。

胫骨结节移位术手术要点:手术入路取髌上极至胫骨结节下纵形切口。显露髌骨及髌腱,切开髌骨两侧支持带及关节囊,再于髌韧带止点胫骨结节处凿下 1.5 cm×1.5 cm 骨皮质,检测选好新址,在新址凿开 1.5 cm×1.5 cm 骨皮质窝,将胫骨结节瓣填至新址,予一枚松质骨螺钉固定。

7. 踝关节脱位的手术治疗要点 踝关节脱位多为半脱位,及内、外、后、前侧半脱位,在合并距骨骨折脱位情况下,踝关节可发生全脱位。

内外双踝骨折并踝关节内外侧半脱位,先切开复位外踝并固定,恢复踝关节,再固定内踝。

踝关节脱位伴距骨骨折脱位的,先交叉拉力螺钉固定距骨,再复位踝关节,固定外内踝。合并下胫腓联合分离的,在外踝钢板上平踝穴上 1.5 cm 处上一拉力螺钉固定。

（二）非感染性关节炎的手术治疗

1. 膝关节类风湿关节炎的手术治疗

滑膜切除术:包括传统的滑膜切除术和关节镜下滑膜切除术。传统的手术方法采用髌旁直切口,切除前方、侧方的滑膜、脂肪垫及关节囊的血管翳。后方的滑膜不宜切除防粘连。关节镜手术则从膝关节的下内侧、下外侧及髌上外侧三个通道进入,清除滑膜囊。术后加压包扎。

膝关节融合术:对于年龄大、肌肉软组织条件差的,也可进行关节融合术。采用髌前纵形切口,清除滑膜囊及血管翳,切除胫骨平台及股骨髁下部,髌骨取下切除关节面,回植于股骨胫骨间隙中间,外固定支架加压固定股骨胫骨,修整股四头肌腱及髌腱。

人工关节置换术:一般采用人工全膝表面置换术。采用髌前纵形切口,彻底清除关节内外侧及前部滑膜。关节破坏畸形的,先进行胫骨平台截骨,平台截骨尽量薄。再进行股骨髁截骨,注意保证假体中轴位于髓腔中央,注意其 6°或 7°的外翻角、3°左右的外旋角及胫骨平台 5°左右后倾角。

2. 髋关节类风湿关节炎的手术治疗

滑膜切除术:包括传统的滑膜切除术和关节镜下滑膜切除术。传统的手术方法采用 S-P 切口,切除关节的滑膜及血管翳。

髋关节融合术:对于年龄大、活动量小的,也可进行关节融合术。采用 S-P 切口,清除滑膜囊及血管翳,切除髋关节面,也可切取股骨颈骨条,滑动移植于髋臼外侧,也可行钢板螺钉内固定。

人工关节置换术:一般老年人采用人工全髋关节置换术。注意髋臼存在 45°左右的外展角、15°左右的前倾角。切口多采用 Gibson 入路。

3. 老年 DDH 伴骨性关节炎的手术治疗 老年人 DDH,一般存在脊柱或骨盆畸形倾斜,软组织失去正常解剖结构,股骨头上移,髋臼变小或不明显,股骨髓腔硬化狭窄,股骨头坏死等可能。一般选择人工全髋关节置换术(THA)治疗。

THA 手术要点:术前酌情牵引治疗,适度牵拉软组织。切口选择 Gibson 入路,松解好软组织,找准真臼,必要时植骨,包括颗粒植骨、支撑植骨或钽块,准备大号臼杯、钛网、加强杯等。股骨粗隆间下酌情截骨,外以记忆合金带爪钢板或一侧皮质钢板固定,酌情选用全生物型或混合型人工全髋关节假体。注意手术备血 1 000 ml 以上。

4. 膝关节骨性关节炎的手术治疗

膝关节整修术：对于关节间隙存在对称，髌股关节面较为完整的，如存在骨赘、关节内游离体、半月板小范围破裂的，可进行修整术。

人工全膝表面置换术（TKA）：对于患膝肿痛明显，活动行走障碍，甚至屈曲挛缩畸形的，则行 TKA 治疗。

术前摄自同侧股骨头至踝关节下肢全长动力位 X 片，测量力学轴和解剖轴间的夹角。

具体操作见前述 TKA 手术要点。

5. 髋关节骨性关节炎的手术治疗

髋关节周围神经切断术：对于关节间隙存在、匀称，髋臼、股骨头硬化不明显、无囊腔，不存在股骨头坏死征象，唯髋关节疼痛明显、活动行走困难的，可行髋关节周围神经离断术，包括闭孔神经、股神经至耻骨肌支、坐骨神经至股方肌支的离断术。

人工全髋关节置换术（THA）：对于患髋疼痛明显，活动行走障碍，关节间隙不匀称，髋臼、股骨头硬化明显，甚至存在囊腔，等股骨头坏死征象的，可行 THA 治疗。

具体操作见前述 THA 手术要点。

6. 痛风性关节炎的手术治疗

痛风石切除术：痛风患者，尿酸析出血管外形成痛风结晶，俗称痛风石，好发于尺骨鹰嘴滑囊和第 1 跖趾关节滑囊，当痛风石较大，或出现慢性滑囊炎时，可行手术治疗，痛风石摘除，滑膜囊切除。

如膝关节出现痛风性关节炎，红肿疼痛，屈伸障碍，甚至软骨破坏、屈曲挛缩畸形，则行人工全膝表面置换术（TKA）治疗。

具体操作见前述 TKA 手术要点。

痛风患者应特别注意饮食宜忌。忌：豆制品，包括酱油；啤酒、白酒；动物内脏；海鲜等。笔者曾诊治一例痛风性关节炎导致活动功能障碍、屈曲挛缩畸形，行 TKA 治疗。患者素嗜红烧食品，TKA 术后正常拆线，Ⅰ/甲愈合，助步器帮助行走锻炼。回家 7 日后，突现患膝红肿疼痛，活动困难。查血象：白细胞 $12 \times 10^9/L$，中性粒百分比 80%。根据患者体温 37.6 ℃，腹股沟淋巴结不大，考虑认为痛风性关节炎复发。经仔细询问，得知患者素嗜酱油红烧菜肴，予警示饮食禁忌，予头孢抗生素 3 日量口服，多饮水。再次复诊，症状消失，血象已正常。

七、骨与关节化脓性感染的手术治疗

(一) 急性骨髓炎的引流术

1. 穿刺吸引术的手术治疗

手术指征：初步诊断为急性骨髓炎，包括：好发人群儿童和青少年；症状有高热、剧痛、甚至神昏谵语；体征有患肢漫肿、拒按、主被动活动障碍、腹股沟淋巴结肿大；化验检查可见血象、C-反应蛋白、血沉水平均异常升高；早期影像检查，X 片、CT 无明显异常，MRI 可见炎性感染灶异常信号。或做切开引流术前的穿刺定位。

手术要点：找准最痛点或最肿点穿刺。一般以 10 ml 注射器配 14～16 号针头穿刺。穿刺时，快速刺入皮肤，再缓慢刺向深层直达骨骼，边穿刺边感觉位置，边抽吸。当抽吸出异常血性液后，即行涂片染色检查和细菌培养。后再注入头孢类抗生素（排除过敏后）或庆大霉素。

术后处理：继续广谱抗生素治疗，高蛋白营养支持，配合中医药清热解毒、消肿止痛治疗。

2. 切开引流术的手术治疗

手术指征：确诊为急性骨髓炎，影像检查可见脓液形成者。

手术要点：选准引流口的位置。切口与肢体纵轴一致，切开肌肉达骨膜，找到骨骼色泽异常处，钻孔加压，酌情增加钻孔，吸除脓液；如发现脓液较多，骨质疏松的，做开窗引流术，彻底清除脓液和坏死组织。骨骼尚无明显广泛破坏、骨质疏松的，酌情予闭式冲洗负压引流。存在广泛破坏的，可行凡士林油纱填塞引流，行石膏外固定。

术后处理：继续使用敏感抗生素及支持对症治疗，配合中医药托毒排脓。

（二）慢性骨髓炎碟形手术

手术指征：慢性骨髓炎，死骨、窦道形成，脓流不止的；亚急性骨髓炎保守治疗无效的。

手术要点：选准引流口的位置。切口与肢体纵轴一致。切开前窦道先注射亚甲蓝。切开肌肉达骨膜，不要过多切除骨膜。找到骨坏死处，通过钻孔开窗，或直接磨钻作小矩形开窗，吸除脓液；彻底清除脓液和坏死组织。用磨钻修正骨槽，做成碟形，开口扩大。磨钻磨除病灶骨面至新鲜渗血为止。行凡士林油纱填塞引流，行石膏外固定。

术后处理：继续使用敏感抗生素、支持对症治疗，配合中药托毒排脓。酌情直接关闭术口或使用皮瓣技术覆盖术口。

（三）慢性骨髓炎病灶清除加带蒂肌瓣填充术

手术指征：慢性骨髓炎，死骨、窦道形成，清除死骨后遗留较大空腔的，尤其适合股骨干、胫骨、肱骨骨髓炎。

手术要点：一般手术程序同碟形手术。对胫骨骨髓炎，常用单蒂肌瓣填塞：做肌瓣时，保留其表面的筋膜，做好合适的宽度和长度；沿肌肉纵轴游离，切断远端蒂，转移时注意保护其营养血管和神经。无张力情况下缝合固定肌瓣。对股骨干或肱骨，一般使用广蒂肌瓣填塞，如股骨骨髓炎可取股外侧肌广蒂。肱骨骨髓炎可取肱肌广蒂肌瓣。术后患肢石膏外固定。

术后处理：酌情直接关闭切取肌瓣的术口和使用皮瓣技术覆盖术口，继续使用敏感抗生素、支持对症治疗，配合中医药托毒排脓，可配合各半丹等外用药捻祛腐生新。

（四）慢性骨髓炎病灶清除庆大霉素珠链埋入术

手术指征：慢性血源性骨髓炎，创伤性骨髓炎，骨骼术后感染。

手术要点：一般手术程序同带蒂肌瓣填塞手术。术中彻底清除病灶，如感染软组织、死骨、硬化骨，以磨钻仔细磨除感染骨面。根据病灶腔面的大小，选择珠链数。根据具体计划，予关闭伤口并遗留链尾在皮外，酌情放置引流管。

术后处理：根据引流量的多少，决定是否拔除引流管。术后，链尾留置皮外的，逐步拔出珠链。

（五）慢性骨髓炎病灶清除加自体松质骨移植加外固定术

手术指征：慢性骨髓炎，病灶已局限，血象正常或轻度升高，体温正常，尤其适合股骨干、胫骨、肱骨骨髓炎。

手术要点：一般手术程序同带蒂肌瓣填塞手术。术中彻底清除病灶，如感染软组织、死骨、硬化骨，以磨钻仔细磨除感染骨面，至骨面渗出新鲜血液为止。同时，另一组手术人员切取适量的髂骨翼板，清除软组织，刮取翼板髓腔骨髓及松质骨，咬碎翼板成小骨粒，植入骨髓炎骨缺损处。酌情行外固定支架术固定。

术后处理：酌情直接关闭术口或使用皮瓣技术覆盖术口。继续使用敏感抗生素、支持对症治疗，配合中药补益气血、接骨生新。

（六）慢性骨髓炎病灶清除持续闭式冲洗吸引引流术

手术指征：各种骨髓炎病灶清除术后，术口能关闭者。

手术要点：一般手术程序同带蒂肌瓣填塞手术。术中彻底清除病灶，如感染软组织、死骨、硬化骨，以磨钻仔细磨除感染骨面，至骨面渗出新鲜血液为止。关闭术口前，冲洗进水管置于高位，出水管置于低位以利引流。酌情行外固定支架术固定或石膏托外固定。

术后处理：回病房后将出水管连接于负压吸引瓶，术后 3 日，每日冲洗生理盐水抗生素溶液量 6 000 ml 以上，流速较快后每日冲洗液体量 3 000 ml 左右，至流出液清亮时可拔除引流管。

（七）化脓性关节炎的关节镜灌洗术

手术指征：已诊断为化脓性关节炎，抗生素静脉滴注及外用 3 日后效果不明显者。

手术要点：先在膝外上方穿刺抽吸脓液涂片加细菌培养，再于髌外下入路，插入套管，屈膝 45°，再进入髁间窝。先放出关节液，再进行冲洗，直到冲洗出清亮液体。最后注入抗生素。

术后处理：稍加压包扎，进行抗生素静脉点滴。可配合中药清热解毒、消肿止痛处理。

（八）化脓性关节炎的持续冲洗加负压引流术

手术指征：急性化脓性关节炎，抗生素治疗无效，或穿刺抽吸见脓液初始形成。

手术要点：选好关节穿刺点：髋关节一个穿刺点为平大转子上缘平行股骨颈纵轴斜向上刺入，另一穿刺点位于腹股沟韧带中点下与股动脉外侧各约 1.5 cm 处；膝关节穿刺点分别位于髌外上角、内上角。以关节镜套管针穿刺，先抽吸脓液，再置入硅胶管（直径约 3 mm，长度约 60 cm），管口位于关节间隙处。缝针固定好引流管，进水管冲入抗生素生理盐水，出水管节负压吸引器。

术后处理：冲洗时限一般 10 日左右，注意早期屈伸活动关节。

（九）膝关节化脓性关节炎的切开引流术

手术指征：膝关节化脓性感染，经穿刺或关节冲洗等手术治疗，未根本好转；膝关节化脓性感染，就诊较迟的。

手术要点：切口取髌旁缘弧形内侧或外侧切口，切开关节囊后髌骨向对侧翻转。再切开滑囊吸净脓液，冲洗关节囊腔，再置入引流管或"烟卷"引流条。注意将滑囊间断缝合在皮肤上，以防止脓液流入皮下各层。

术后处理：进行皮牵引或骨牵引保护。

（十）髋关节化脓性关节炎的切开引流术

手术指征：髋关节化脓性感染，经穿刺或关节冲洗等手术治疗，未根本好转；髋关节化脓性感染，就诊较迟的。

手术要点：切口的选择可为髋关节后侧切口，钝性分离臀大肌，暴露关节囊，再沿股骨颈纵轴方向切开肿胀的关节囊，吸净脓液，冲洗关节囊腔，再置入引流管或"烟卷"引流条。切口的选择也可为髋关节外侧切口，切开皮肤皮下，钝性分离臀中肌、阔筋膜张肌间隙，暴露关节囊，再切开肿胀的关节囊，吸净脓液，冲洗关节囊腔，再置入引流管或"烟卷"引流条。

术后处理：进行皮牵引或骨牵引保护。

八、骨与软组织结核的手术治疗

（一）膝关节结核病灶清除加关节融合术

手术指征：膝关节结核，关节面已破坏，尚未深到骨干，且年龄已大于 17 岁。

手术要点：切口一般选择膝前纵形切口或髌旁缘弧形切口。术中彻底清除髌上囊，切除髌骨，修整好髌腱及髌韧带，完全切除半月板、交叉韧带及其余滑膜。设计好关节面切除厚度，以切到正常骨面的最薄厚度切除关节面，使股骨与胫骨关节面相吻合并维持 10°左右的微屈位，并注意勿伤及腘窝重要的血管神经。再于距截骨面各约 6 cm 左右相平行分别轻敲入一枚斯氏针，后再加压固定两枚斯氏针，穿针方向按骨牵引方式方向。关闭切口前在关节内置入链霉素 1 g 或异烟肼 0.2 g。

术后处理：注意敷料覆盖针眼，消毒，必要时石膏托外固定。密切观察患肢远端感觉血运的变化。

（二）髋关节结核病灶清除加关节融合术

手术指征：髋关节结核晚期，关节面已破坏，已处稳定期，且年龄为中老年患者。

手术要点：切口一般选择前外侧切口或外侧切口。术中彻底清除破坏的关节表面及关节囊和滑膜。设计好关节面切除厚度，以使股骨头与髋臼关节面相吻合，以达到最大的关节软骨下骨接触面。截骨后，从大转子外侧向股骨颈髓腔再钻入一枚三翼钉并进入髋臼再于股骨颈表面纵轴切骨形成一条凹槽。再于髂翼骨面取大小为 7 cm×2 cm 左右骨片，以填入股骨颈凹槽并微型螺钉固定，一般把髋关节固定于微屈 30°左右、外旋 5°左右，穿针方向按骨牵引方式方向。关闭切口前在关节内置入链霉素 1 g 或异烟肼 0.2 g。术程中注意勿穿透髋臼底，并可酌情调整髋关节微屈度数。

术后处理：术后行髋人字石膏外固定 4 个月左右，加强患肢术后康复训练。

（三）颈椎（C3～C7）结核前路病灶清除加钢板内固定术

手术指征：颈椎结核，脓肿形成，或存在死骨，或存在脊髓压迫症状，ESR 水平在 50 mm/h 以下者；排除结核中毒症状明显、结核活动期、内科疾病较重者。

手术要点：切口一般选择颈部右侧横形切口。暴露胸锁乳突肌后，伸入手指分离，将胸锁乳突肌和血管鞘拉向外侧，气管食管鞘拉向内侧，暴露好椎前肌肉韧带及脓肿突起处。切开脓肿，彻底吸除干净。伸入刮匙刮除病灶，再用磨钻磨除污染骨面至新鲜血渗出。再酌情行椎体次全切或上下椎体前柱磨出骨槽，取髂骨块填塞，再植入前路钢板。关闭切口前置入异烟肼 0.2 g，放置引流管一根。注意术中勿伤及甲状腺动脉、喉上及喉返神经，勿伤及（包括拉钩损伤）食管。

术后处理：床旁备气管切开包。严密监测呼吸、血压、心律变化。术后继续抗痨疗程。颈托外固定 3～4 个月。

（四）胸椎（T4～T12）结核经胸病灶和脓肿清除加植骨内固定术

手术指征：胸椎结核，脓肿形成，或存在死骨，或存在脊髓压迫症状，ESR 水平在 50 mm/h 以下者；排除结核中毒症状明显、结核活动期、内科疾病较重者。

手术要点：切口一般选择经病椎沿肋骨至锁骨中线斜切口。术中酌情切除一段肋骨（脓肿范围较大），肋骨撑开器撑开暴露胸腔，钝性分离肺与胸壁间的粘连。切开脓肿，彻底吸除干净。伸入刮匙刮除病灶，再用磨钻磨除污染骨面。再酌情行椎体次全切或全切，取大小合适的髂骨块填塞，再植入前外侧钢板。关闭切口前置入异烟肼 0.2 g，放置胸腔负压引流管一根。注意术中行体感诱发电位监测神经脊髓，勿伤及肋间动脉、肺脏、胸腔大血管、胸导管、硬膜囊等。

术后处理：严密监测呼吸、血压、心律变化。术后继续抗痨疗程，卧床休息 2 个月左右，腰围外固定 3～4 个月。

（五）腰椎(L1~L5)结核前路病灶和脓肿清除加植骨内固定术

手术指征：腰椎结核，脓肿形成，椎体或存在死骨、空洞，椎体不稳或存在脊髓压迫症状，ESR 水平在 50 mm/h 以下者；排除结核中毒症状明显、结核活动期、内科疾病较重者。

手术要点：切口一般选择前外侧腹膜外入路切口。由 L1 横突斜向下呈"S"到达同侧髂前上棘。患者侧卧，腰下垫枕。选择椎体破坏明显、脓肿较多的一侧进入。切开三层腹肌后，手指裹盐水纱布将腹膜推向中线，显露腰大肌及椎体内缘，注意勿伤及大血管、输尿管。切开脓肿，彻底吸除干净。切除破坏椎体部分，伸入刮匙刮除病灶，彻底清除脓肿、干酪样坏死组织、死骨、椎间盘及炎性肉芽，再酌情清除破坏骨面，取大小合适的髂骨块或钛笼植骨填塞，再酌情植入前外侧钢板或 KANEDA 系统。关闭切口前置入异烟肼 0.2 g，放置负压引流管一根。注意术中行体感诱发电位监测神经脊髓，勿伤及腰动静脉、输尿管及精索等重要结构。

术后处理：术后继续抗痨疗程，卧床休息 2 个月左右。

九、骨与软组织肿瘤的手术治疗

（一）骨肿瘤的病灶内清除手术

手术指征：良性骨肿瘤或肿瘤样变，如手足的内生软骨瘤、纤维异常增殖症；骨囊肿、动脉瘤样骨囊肿。病理分级为Ⅰ～Ⅱ级间的骨巨细胞瘤。

手术要点：切口一般选择肢体纵轴方向。上止血带，不驱血。切开后，注意保护各层防止被病灶污染。伸入刮匙刮除病灶，再用磨钻磨除污染骨面至新鲜血渗出，后以 95％乙醇或50％氯化锌溶液浸泡瘤腔，杀灭瘤细胞。再换手术衣及手套、手术工具，取大小合适的髂骨块或做成小骨粒填塞缺损处，或选用骨水泥(适合于骨巨细胞瘤)、同种异体骨、硫酸钙人工骨等填塞。

术后处理：抬高患肢消肿，及时进行康复训练。根据病灶大小及植骨愈合情况决定负重时间。

（二）骨肿瘤的边缘切除术

手术指征：骨软骨瘤，瘤体较大或继续生长者，骨样骨瘤或皮质旁骨瘤，病理分级为Ⅰ～Ⅱ级间的骨巨细胞瘤，且有部分骨皮质被侵犯者。

手术要点：切口一般选择瘤体部位体表。上止血带，不驱血。切开后，注意保护各层防止被病灶污染。按术前定位，从病灶旁正常骨质区切除整个病灶，后以 95％乙醇或 50％氯化锌溶液浸泡缺损区。再换手术衣及手套、手术工具，取大小合适的髂骨块或做成小骨粒填塞缺损处，或酌情选用同种异体骨、硫酸钙人工骨等填塞，放置引流管。

术后处理：及时进行康复训练，根据病灶大小及植骨愈合情况决定负重时间。

（三）骨肿瘤的广泛切除术

手术指征：肢体部位的低度恶性骨肿瘤，侵袭性的骨巨细胞瘤。

手术要点：切口一般选择瘤体部位体表。上止血带，不驱血。切开后，注意保护各层防止被病灶污染。按术前定位，从病灶旁正常骨质区或反应带区外切除整个病灶。自体骨移植重建：再换手术衣及手套、手术工具，取大小合适的腓骨或肋骨重建。

瘤段灭活重建：将切除的瘤段进行灭活，包括高浓度乙醇浸泡、高温高压处理或液氮冷冻等，再回植。进行必要的关节重建或肿瘤人工关节假体重建。

术后处理：及时进行康复训练，根据病灶大小及植骨愈合情况决定负重时间。

（四）骨肿瘤的局部切除根治术

手术指征：股骨干或肱骨干的恶性（ⅠA期、ⅡA期）肿瘤，侵犯范围较广。术前需要定制好全骨干假体，股骨的包括人工股骨头和铰链式肿瘤膝关节；肱骨干的包括人工肱骨头和铰链式肿瘤肘关节。

手术要点：先做股骨干或肱骨干的整骨切除术，再行人工全股骨或全肱骨的假体植入，包括上下端人工关节。术中注意勿伤及大的神经血管，骨骼附着点上的肌肉需缝合固定在假体相应的位置。

术后处理及时进行康复训练，拆线后助步器辅助下训练行走活动。

（五）四肢转移肿瘤的手术方法

手术指征：四肢转移瘤，主要是股骨干或肱骨干的转移瘤，以及病理性骨折、骨破坏并持续疼痛等。术前需要进行手术设计，分为骨折内固定、预防骨折内固定以及人工假体置换术。术前定制好人工骨干假体，包括人工髋关节假体或人工肩关节假体。

手术要点：先做股骨干或肱骨干的病灶切除加刮除，瘤窝灭活。然后空腔填入骨水泥。再酌情行骨折内固定（内固定忌用髓内钉固定）、预防骨折内固定以及人工假体置换术。

术后处理：及时进行康复训练。

（六）脊柱骨肿瘤的病损切除加植骨内固定术

手术原则：尽可能完全切除骨肿瘤，良性的以刮除加灭活，恶性的瘤段切除（靠近反应带区切除）；有脊髓神经损伤的注意扩大切除、椎管减压；进行内固定，重建稳定性，兼以植骨。

手术分类：按良恶性之分，分为良性和恶性；按脊柱部位分，分为颈椎、胸椎、腰椎、骶椎；按椎体部位分，分为椎弓、椎体。

椎弓肿瘤切除术：良性肿瘤则行瘤段切除术；恶性肿瘤则行扩大瘤段切除术，包括棘突、椎板、椎弓根、上下关节突等。

椎体肿瘤切除术：良性肿瘤或基础状况差的恶性肿瘤患者可行瘤体切除术；侵袭性肿瘤或恶性肿瘤患者能耐受大手术的行扩大切除术。

术中酌情行植骨术或骨水泥植入加内固定术。术中注意椎管减压应彻底，又要防止损伤脊髓、神经、大的血管等。术后床旁备气管切开包，使用抗生素及神经营养药。

（七）脊柱椎管内肿瘤摘除加钉棒系统内固定术

手术指征：影像学检查见椎管内肿瘤，进行性加重的神经症状。

手术治疗：椎管肿瘤按脊柱部位分，分为椎管内硬膜外、硬膜内蛛网膜下腔外及髓内。病椎棘突及椎板切除术：暴露硬膜囊，上好椎弓根钉。硬膜囊切开：注意防止血液流入切开的硬膜囊内。

术中注意把肿瘤摘除干净。术中使用编织袋缝合法缝合硬膜囊，防止脑脊液外漏等。处理好硬膜囊，再植入松质骨，安装好钉棒系统。术后卧床休息，使用抗生素及神经营养药。

（八）髋臼周围骨肿瘤的瘤段切除加人工全髋关节置换术

手术指征：适应于低度恶性的肿瘤，如有侵袭倾向的骨巨细胞瘤、软骨肉瘤等。

手术要点：一般采用髂腹股沟入路，远端弧向耻骨联合剥离并推开髂翼外侧肌及内侧腹肌群。根据MRI等影像资料、确定髋臼周围的切除范围。切除过程中，注意保护股动静脉、股神经、坐骨神经、臀上下动静脉等。根据切除范围大小，酌情选择髋关节假体包括马鞍形骨盆假体或异体骨盆带髋臼假体植入，再行人工全髋关节置换术。仔细缝合髂翼内外各层肌肉，防止肌疝。

术后处理：及时进行康复训练。人工关节置换术后 2 周拆线，拆线后助步器保护下，进行站立行走功能康复训练。

十、老年人先、后天性肢体畸形矫正或重建

（一）桡骨远端骨折畸形愈合截骨植骨矫形术

手术指征：老年患者常发桡骨远端骨折后畸形愈合并腕功能障碍。

手术要点：老年人桡骨远端骨折畸形愈合常呈掌侧成角、桡偏短缩畸形。切口取腕背侧"S"形入路。两侧分别拉开拇短展肌、拇短伸肌与拇长伸肌、桡侧腕伸肌腱，剥离骨膜，暴露桡骨远端背面。于关节面上方 2 cm、Lister 结节近侧横行截骨，再于髂骨翼切取大小合适的三角形骨楔植入截骨间隙中，以交叉克氏针或拉力螺钉固定。

术后处理：及时进行康复训练。

（二）先天性髋关节发育不良伴髋关节骨性关节炎、股骨头坏死行人工全髋关节置换术

手术指征：Ⅱ～Ⅳ Crowe 分型的 DDH 患者，伴发骨性关节炎、股骨头坏死，且患者体质尚好、患肢肌力尚好者。

手术要点：术前酌情行骨牵引，以适应术中对患肢的牵拉和下移。术前设计好真臼定位、大转子部是否截骨。具体操作见前面相关章节。

术后处理：及时进行输血，及时进行康复训练。

（三）胫腓骨干骨折畸形愈合截骨矫形内固定术

手术指征：胫腓骨干骨折内翻或外翻畸形愈合导致踝膝关节行走疼痛者。

手术要点：术前设计好截骨位置、截骨形态，如"L"或楔形截骨。截骨后，酌情予解剖锁定板内固定或 LISS 内固定。

术后处理：及时进行康复训练。

（四）跗外翻畸形

手术指征：中老年跗外翻畸形，跗外翻角（HVA）＞20°；跖骨间角（IMA）＞14°。排除跗趾骨性关节炎、痛风性关节炎。

手术要点：

Mc Bride 矫正术：较适合于中老年 HAA 角＞20°者。术前高锰酸钾溶液浴足，碘酊、乙醇消毒，上止血带。第 1 个横形切口于第 1 跖骨头内缘稍近足底，长约 4 cm。切开皮肤注意勿伤及跗趾内侧动静脉束，将跗囊炎、内侧骨赘平齐跖骨干处切除。第 2 个切口取第 1 第 2 趾蹼间纵上 3 cm，切开后找到跗内收肌，或切断其止点近移缝合于第 1 跖骨头近侧骨筋膜以松解其紧张度。或将跗内收肌向近侧游离，作"Z"形延长术，以松解其紧张度，注意勿伤及跗外侧动静脉束。后作两层缝合，内层勿过紧。

Keller 矫正术：较适合于老年较严重的跗外翻畸形，跗趾上翘或压住第 2 趾，HVA 角＞30°者。术前准备同 Mc Bride 矫正术。切口取近节趾骨及第 1 跖骨内缘横形切口，长约 5 cm，注意勿伤及跗趾内侧动静脉束。游离近节趾骨基底部，截断其基底部，修圆滑截面。切断跗内收肌止点，将关节囊作"8"字缝合，即截骨面和第 1 跖骨头间有软组织阻挡。后作两层缝合，内层勿过紧。

此外，还有多种截骨术等，如 Ludloff 截骨术、Lapidus 截骨术等。

术后石膏托外固定 3 周，第 1 和第 2 趾间填塞纱布分离 1 cm。拆除石膏托后进行康复

训练。

十一、脊柱损伤与疾病的手术治疗

（一）单间隙颈椎间盘突出前路摘除植骨融合内固定术

手术指征：下颈椎椎间盘突出，导致神经、脊髓症状者。排除前纵韧带钙化症（OPLL）。

手术要点：术前行食管推移训练。取颈部右侧横形切口，由中线对侧 2 cm 开始横向右侧，长约 6 cm。电刀切开颈阔肌、筋膜，沿血管鞘和气管食管鞘间进入，手指钝性剥离，将两鞘拉开暴露，肩胛舌骨肌酌情拉开或切断。暴露颈椎前面，在椎间盘突出间隙插入定位针，透视定位好。切开剥离颈长肌、椎前筋膜、前纵韧带，剥离范围为中线旁开 1 cm。后予枪钳、刮匙摘除椎间盘，将上下终板刮除干净。再酌情刮除椎体后缘骨赘，将突出髓核取出彻底。后切取大小合适的自体髂骨块，皮质面打毛，植入上下终板间，上好前路钢板，疏松缝合好各层，放置引流管一枚口。

术后处理：床旁备好气管切开包，密切观察患者生命体征变化、脊髓和神经（包括喉返神经）有无损伤征象，颈托外固定 8～10 周。

（二）下颈椎骨折脱位前路减压（或次全切）植骨融合钛板内固定术

手术指征：下颈椎骨折脱位，椎管受压，脊髓和神经部分损伤。

手术要点：颈椎轻度后伸牵引固定于头架上。其他术前准备及入路、手术前半程同颈椎间盘前路手术。根据骨折块对椎管压迫多少行部分切除或次全切除，尽量保持椎体后侧壁 2～3 mm，利于保护脊髓。并根据椎体切除范围大小，酌情行自体髂骨块填塞或作钛笼骨粒填塞支撑（要求上下终板未破裂），再行前路钢板内固定。疏松缝合好各层，放置引流管 1 枚。注意使用磨钻过程中，保持点滴冰生理盐水降温防止灼伤重要组织。见图 6-4-9。

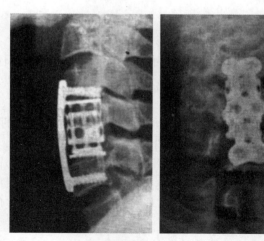

图 6-4-9　前路颈椎椎体次全切除、钛网植骨融合固定

术后处理：床旁备好气管切开包，密切观察患者生命体征变化、脊髓和神经（包括喉返神经）有无损伤征象，使用钛笼者严格颈托外固定 12 周左右。

（三）下颈椎后路侧块钢板螺钉固定融合术

手术指征：下颈椎压缩骨折或三柱骨折半脱位；下颈椎不稳；颈椎管狭窄症伴颈椎不稳的。

手术要点：俯卧位，头置于头架上，保持颈椎伸直位。取颈部后正中纵形切口充分剥离棘突及椎板肌肉至两侧块完全暴露。进钉点选择：一般选 Magerl 进钉技术，进钉点选为侧块中心点内上 2 mm，朝外与矢状位呈 12°角，向头侧与水平位呈 35°左右。进钉深度 12 mm 左右，开路锥穿透骨皮质后，开路器先设定为 12 mm 开路，再逐步加深，直到穿透对侧皮质。再测深、攻丝，分别依此法预置钢板，再拧入螺钉。对侧也依此法，上好钢板螺钉。两侧侧块皮质面打毛，分别植入自体骨条，彻底止血后关闭切口。见图 6-4-10。

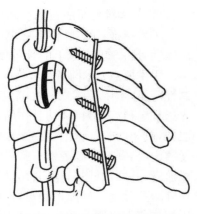

图 6-4-10　Magerl 技术的进针的固定方法

术后处理：密切观察患者生命体征变化、脊髓和神经有无损伤征象，严格颈托或颈椎 Halo 架外固定 12 周左右。

（四）颈椎管狭窄症后路单开门椎管扩大成形钢板内固定术

手术指征：原发性颈椎管狭窄症，颈椎管矢状径绝对值小于 12 mm，有较明显的一侧症状；多种继发性颈椎管狭窄症：如 OPLL 患者，骨质增生及黄韧带肥厚造成椎管狭窄者。排除后纵韧带前面的压迫者。

手术要点：术前准备及术程前部程序同上（颈椎侧块固定术）。剥离 C2～C7 后面肌肉至两椎板与侧块交界外缘。以磨钻分别沿两侧椎板侧块交界处纵形磨除骨皮质、松质及部分内层皮质（注意开门侧可磨薄，铰链侧不可太薄防止断裂），注意磨钻使用时点滴冰盐水降温，将各间隙黄韧带切除，后磨断开门侧骨皮质，轻提起椎板，神经剥离子和拉钩将椎板壁与硬膜囊表面静脉丛分离，注意勿伤及静脉丛防止大出血。依前法逐个抬起剥离其余椎板，后选取广口开门钢板，一端固定于侧块（2 枚自攻螺丝固定），另一端广口固定抬起之切断椎板，2 枚自攻螺丝固定，注意此过程勿使铰链侧皮质断裂，放置引流管一根，关闭切口。

术后处理：术前术后需备血 2 000 ml 以上，术后密切观察患者生命体征变化、脊髓和神经有无损伤征象，严格石膏围领固定 12 周左右。

（五）胸、腰椎骨折脱位的后路切开复位减压钉棒系统内固定术

手术指征：胸、腰椎不稳定型骨折脱位，合并脊髓和神经损伤者。排除陈旧性胸、腰椎骨折。

手术要点：俯卧位置于胸腹架上。建议麻醉师采用控制性降压，术中予体感诱发电位（SEP）监测。先透视定位，剥离棘突、椎板骨膜肌肉至显露横突。拉开暴露，视椎管受压程度，予部分切除椎板开窗或全椎板摘除。再选好进钉点：于上关节突旁与横突交界处（胸椎进钉点位于此交线上缘，即横突上缘；腰椎进钉点即此交线中间点），内倾角即与矢状面夹角为 6°～15°（从胸椎向下到第 5 腰椎，此内倾角渐加大）；头倾角即与冠状面的夹角的确定，即始终与椎体终板平行或与椎体后缘垂直。先用开路锥钻开皮质，再使用开路器，探路器确保钉道未进入椎管，后透视，确保钉道正确，确定椎弓根钉长度。依次上好伤椎及上下椎的 4 枚螺钉或 6 枚螺钉，后撑开，对压缩椎体进行复位，再上紧两侧棒并加横联。于两侧关节突外缘打毛，植入自体髂骨条或椎板骨条。放置引流管一枚，关闭切口。

术后处理：密切观察患者生命体征变化、脊髓和神经有无损伤征象，建议术后严格卧床休息 4 周左右，卧床期间积极进行康复训练。

（六）胸椎骨折脱位的前路减压植骨内固定术

手术指征：胸、腰椎不稳定型骨折脱位，伴不全瘫；骨折块椎管占位；尤其爆裂性骨折或3°压缩性骨折。T12以上的骨折伴截瘫。

手术要点：术前备血2 000 ml左右。插管全麻，左侧卧位，腋下垫枕。建议麻醉师采用控制性降压，术中予体感诱发电位（SEP）监测。以伤椎平对的锁骨中线处的肋骨为切除对象。先透视定位好，沿待切肋骨作斜形切口，起自竖脊肌外缘至腋前线，切开肋骨表面的软组织或肌肉，剥离肋骨，后于胸肋关节、锁骨中线处分别剪断肋骨。切开骨膜、胸膜，打开胸腔。拉开暴露胸腔，嘱麻醉师萎缩右肺，切开上中下三个椎体的壁层胸膜，切断结扎横跨三个椎体的节段血管，并两次缝扎。后紧贴椎体作剥离骨膜，根据椎管受压程度，作伤椎的部分切除或次全切除。摘除上下间隙椎间盘，彻底减压。植入装满骨粒的钛笼（或所切肋骨条），选好Z-Plate钢板或KANEDA系统，上好内固定，缝合好胸膜。后嘱麻醉师鼓肺，朝胸腔倒入少量生理盐水，确保无肺泡破裂漏气。放置引流管1枚，关闭切口。

术后处理：密切观察患者生命体征变化、血氧饱和度变化、脊髓和神经有无损伤征象，建议术后严格卧床休息4～8周左右，卧床期间积极进行康复训练。

（七）腰椎骨折脱位的前外侧入路减压植骨内固定术

手术指征：下腰椎不稳定型骨折，椎管受压，尤其爆裂性骨折或3°压缩性骨折。

手术要点：术前备血1 500 ml左右。插管全麻，侧卧位，腰下垫枕，前外侧经腹膜外入路，建议麻醉师采用控制性降压，术中予体感诱发电位（SEP）监测。先透视定位好，以第1腰椎水平腋后线开始斜向左下腹平髂嵴水平作斜形切口，切开三层腹壁肌，显露腹腔。钝性分离腹膜拉开腹腔大血管，显露腰大肌。仔细剥离腰大肌，拉开显露椎体外侧，行骨膜及前纵韧带剥离。后酌情行伤椎部分切除或次全切减压植入自体髂骨块（或钛笼）再上好内固定（Z-Plate钢板或KANEDA系统）。注意此过程勿伤及腰动脉和输尿管。后放置引流管一枚，关闭切口。

术后处理：密切观察患者生命体征变化、血氧饱和度变化、脊髓和神经有无损伤征象，建议术后严格卧床休息4～8周左右，卧床期间积极进行康复训练。

（八）腰椎间盘突出症的后路开窗髓核摘除术

手术指征：腰椎间盘突出症，合并马尾神经受压症状；腰椎间盘突出症，髓核脱出，疼痛剧烈，严重影响生活及休息的；腰椎间盘突出症，经过正规保守治疗3个月后无明显疗效的。

手术要点：俯卧位置于胸腹架上。术中予体感诱发电位（SEP）监测。先透视定位，剥离棘突、椎板骨膜肌肉至显露横突。拉开暴露，予定位间隙上位椎板下缘开窗，剥离切除黄韧带，注意勿伤及静脉丛，再以神经剥离子将神经根拨向硬膜囊，暴露椎间隙及突起的后纵韧带。保护好神经根，尖刀"十"形切开纤维环，分别予枪钳、刮匙彻底摘除髓核，注意勿伤及前部腹腔大血管。彻底止血，放置引流管一枚，关闭切口。

术后处理：密切观察患者出血情况、脊髓和神经有无损伤征象，酌情输血。建议术后卧床休息2周，后腰围保护下行走活动，短期内禁止弯腰、负重。

（九）腰椎间盘突出症的后路髓核摘除椎间融合钉棒系统内固定术（PLIF或TLIF）

手术指征：单节段的腰椎间盘突出症伴腰椎不稳；极外侧型的腰椎间盘突出症，术后关节突破坏，腰椎不稳的；腰椎间盘突出症术后翻修手术；排除多节段的腰椎间盘突出伴腰椎管狭窄、腰椎滑脱的。

手术要点：术前准备及手术前半程同椎板开窗髓核摘除手术。先定位好，依次拧入4枚椎弓根钉。再剥离同侧间隙黄韧带，切除棘突，并行全椎板摘除，进入椎管，向对侧拉开硬膜囊脊神经根,摘除髓核,处理椎间隙,植入骨块或 PEEK(Cage),再完成钉棒系统的安装〔或一次切除上位椎体的下关节突和下位椎体的上关节突。从椎间孔处向外保护好神经根,向内保护好硬膜囊,撑开显露椎间隙,呈矩形状切除后纤维环,伸入直头、弯头等多种刮匙、枪钳行彻底的椎间盘髓核摘除,刮平上下终板,再使用扩张器,旋转 90°撑开。注意入口通道凿平有利于植骨块(植入器如 PEEK)安装。关节突外侧植骨,加压锁紧钉棒系统并安装横联〕。彻底止血。放置引流管一枚,关闭切口。

术后处理:密切观察患者出血情况、脊髓和神经有无损伤征象,酌情输血。建议术后严格卧床休息 4~8 周,后腰围保护下行走活动,短期内禁止弯腰、负重。

(十)腰椎管狭窄症后路扩大减压椎管成形椎间隙融合钉棒系统内固定术

手术指征:腰椎管狭窄症患者,腰腿疼痛难于忍受,保守治疗无效的;腰椎管狭窄症患者,大腿肌肉无力,或坐骨神经痛,间歇性跛行;腰椎管狭窄症,合并马尾神经综合征的。

手术要点:术前准备及手术前半程同腰椎间盘突出症手术。先定位好进钉点,依次拧入固定椎的椎弓根钉,再剥离减压间隙黄韧带,切除棘突,依次切除减压间隙黄韧带、咬除全椎板,注意勿伤及硬膜囊背侧静脉丛。酌情扩大减压,咬除内聚的关节突、扩大侧隐窝、甚至切除部分上下关节突以显露神经根管。后依次通过 PLIF 技术,椎管内进入椎间隙,摘除椎间盘髓核,植入自体骨块或植入物(如 PEEK),关节突外侧植骨,彻底止血。安装棒及加压锁紧钉棒系统,并安装横联。放置引流管 1 枚,关闭切口。

术后处理:密切观察患者出血情况、脊髓和神经有无损伤征象,酌情输血。建议术后严格卧床休息 4~8 周,后腰围保护下行走活动,短期内禁止弯腰、负重。

(十一)腰椎滑脱症后路减压复位植骨融合钉棒系统内固定术

手术指征:腰椎滑脱症,持续腰腿疼痛,保守治疗无效;腰椎管狭窄症,滑脱达 2°以上;椎弓峡部崩裂,滑脱明显;合并马尾神经综合征;合并腰椎不稳者。

手术要点:术前准备及手术前半程同腰椎间盘突出症手术。先定位好进钉点,依次拧入固定椎的椎弓根钉。再剥离减压间隙黄韧带,切除棘突,依次切除减压间隙黄韧带、咬除全椎板,注意勿伤及硬膜囊背侧静脉丛。后依次通过 PLIF 技术,椎管内进入椎间隙,摘除椎间盘髓核。安装棒,通过拧脱位椎的提拉钉螺母以复位脱位。植入自体骨块或植入物(如 PEEK),关节突外侧植骨。彻底止血加压锁紧钉棒系统,并安装横联。放置引流管 1 枚,关闭切口。

术后处理:密切观察患者出血情况、脊髓和神经有无损伤征象,酌情输血。建议术后严格卧床休息 4~8 周,后腰围保护下行走活动,短期内禁止弯腰、负重。

(十二)骨质疏松性胸腰椎急性压缩性骨折的椎体成形术(PVP)

手术指征:胸腰椎急性骨质疏松性压缩性骨折,1°~2°。排除胸腰椎爆裂性骨折后壁不完整者,非骨质疏松性胸腰椎压缩骨折,陈旧性胸腰椎压缩骨折者。血液凝结障碍、对骨水泥过敏者禁止使用本操作。

操作要点:术前练习俯卧位呼吸,局麻操作。透视机头垂直责任椎,穿刺针找准腰椎横突与关节突外缘相交点,即穿刺点,两侧穿刺点即为正位椎弓根投影之 11 点和 1 点位置,皮刀切开皮肤 5 mm 左右,进行穿刺。通过 DSA 监控,穿刺途径严格进入椎弓根通道,避免进入椎管。工作通道建立后,酌情使用骨钻,再注入拉丝期骨水泥,边注射边透视,防止骨水泥渗漏。单侧椎体骨水泥注入量为 2~4 ml。

术后处理:术后卧床休息 2 h,术后 6 h 允许带腰围下地行走活动,短期内禁止弯腰、负重。

（十三）骨质疏松性胸腰椎急性压缩性骨折的椎体后凸成形术（PKP）

手术指征：胸腰椎急性骨质疏松性压缩性骨折，2°以上；陈旧性骨质疏松性压缩性骨折；胸腰椎椎体肿瘤破坏且周缘完整者。排除胸腰椎爆裂性骨折后壁不完整者，非骨质疏松性胸腰椎压缩骨折。血液凝结障碍、对骨水泥过敏的禁止使用本操作。

操作程序与椎体成形术（PVP）相似。工作通道建立后，使用骨钻，置入球囊加压扩张，球囊压力不一定要达到上限，一旦压缩椎体恢复到满意的高度后，抽出球囊，再注入拉丝期骨水泥，边注射边透视，防止骨水泥渗漏。见图6-4-11。

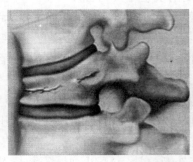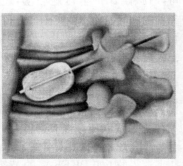

图6-4-11　可膨胀球囊式椎体复位系统

术后处理：同PVP。

十二、截肢术

（一）截肢术的基本原则

1. 截肢（指或趾）的相关适应证

恶性肿瘤：肢体的原发性恶性肿瘤，尚未发现他处转移；或虽已远处转移，但为减轻疼痛并切除大面积溃疡；恶性肿瘤保肢术后复发者。

主要血管闭塞，血流中断：包括动脉栓塞，远处肢体缺血干性坏死；大的静脉栓塞，血流运行中断，肢体湿性坏死。

严重感染：严重创伤后肢体感染，如气性坏疽，抗生素等不能控制者。

严重毁损：肢体遭受高能量损伤、电烧伤等，骨骼肌肉、神经血管等严重损伤，评估难以恢复，防止进一步产生毒害作用者。

营养缺陷型溃疡：如肢体大的神经严重损伤缺损，失去神经营养，肢体长期溃疡不愈者。

各种先天性畸形：如手足部位的先天多指（趾）畸形。

2. 残端的处理

骨膜的环切应在截骨平面以下，截骨后骨端应锉平、锉圆滑，缝合肌肉筋膜封闭骨残端。对于同平面有并列骨骼截肢的，可将骨膜缝合在一起，以利于并列稳定。

神经的处理：神经切断的平面应高于骨骼和肌肉断面2 cm。切断时使用利多卡因封闭，使用锐利刀片切断使其回缩，埋入肌肉中。

血管的处理：特别对于动脉，近端应缝扎两个结，防止滑脱大出血，远端缝扎一个结，静脉两端可缝扎一个结。

肌肉的处理：肌肉环切处应低于截骨平面3 cm左右，以利于包绕骨残端，缝合肌肉时应尽量前后内外平衡。肢体坏死或气性坏疽时,应于肌肉色泽新鲜、血供良好、对刺激敏感处切断。

皮肤的处理:由于皮肤需包绕封闭切口,且日后可能安装假肢,对于下肢,应将前侧耐磨皮肤包绕残端,皮瓣需设计前长后短;不可包裹太紧;皮肤应连同皮下脂肪、筋膜一起缝合。对于手足部截肢,掌侧皮瓣应长于背侧皮瓣。

切口的处理:关闭切口时,大量生理盐水冲洗切口处软组织,应放置引流条,防止血肿形成,但须在48 h内拔除,防止感染。

上止血带的原则:膝关节及肘关节以下平面行截肢术的,可酌情肢体高位上气囊止血带,但禁止驱血或抬高患肢。

(二)部位截肢

1. 肩胛带离断

手术指征:适合于肩关节周围的恶性肿瘤;或上臂截肢术后肿瘤复发。肩胛切除后,人体上半身不平衡,难于快走或跑步,甚至扩胸运动受影响,平卧不适。

手术要点:侧卧位,患侧在上。切口类似条棱状,后侧切线由锁骨中部开始,切向肩峰,再弯向腋后线到肩胛下角处,前切线由锁骨中部开始,经过胸大肌与三角肌间隙,再向腋前线,绕过腋窝,与后切线相交。后切线相继切断三角肌、肩胛提肌、肩胛舌骨肌、菱形肌、前锯肌、背阔肌、斜方肌等,前切线切断锁骨下肌、胸大肌、胸小肌、肩胛下肌等,再切断神经血管,按常规处理神经血管,离断肩关节。

术后处理:放置引流条,关闭切口。术后密切观察术口出血等情况,必要时输血。

2. 肩关节离断

手术指征:适合于上臂的恶性肿瘤,上臂或肘关节截肢术后肿瘤复发。肩胛切除后,人体上半身不平衡,难于快走或跑步。

手术要点:侧卧位,患侧在上。切口为两切线,后侧切线由喙突下部开始,三角肌缘走行,到其止点后再弯向腋窝并绕过腋窝,前切线由三角肌前缘中部开始,向下绕过腋窝,与后切线相交。前切线切断喙肱肌、肱二头肌短头、胸大肌、肩胛下肌等;后切线相继切断三角肌、其余肩袖肌群、大圆肌、肱三头肌长头等。切断头静脉、腋动静脉等血管和神经时,按常规处理神经血管。离断肩关节,将三角肌缝合于肩胛下角,其余肌肉互相缝合。

术后处理:放置引流条,关闭切口。术后密切观察术口出血等情况,必要时输血。

3. 肱骨近端截肢

手术指征:适合于上臂的恶性肿瘤,肘关节周围截肢术后肿瘤复发,肿瘤侵犯大动脉或神经,肿瘤疼痛剧烈或感染等。

手术要点:切口的选择根据肿瘤的位置分为上臂近端、肱骨干、肱骨髁上三种截面。截肢前,位置较低的,尽量上止血带。上肢切口的前后皮瓣可等长。按常规处理神经血管,前后群肌肉包绕肱骨干。

术后处理:放置引流条,关闭切口。术后密切观察术口出血等情况。

4. 前臂截肢术

手术指征:适合于前臂和腕部的恶性肿瘤,前臂截肢术后肿瘤复发,肿瘤侵犯大动脉或神经,肿瘤疼痛剧烈或感染等。

手术要点:切口的选择根据肿瘤的位置分为前臂近端桡骨粗隆下、前臂中下 1/3 两种截面。截肢前上止血带,上肢切口的前后皮瓣可等长,按常规处理神经血管。前后群肌肉包绕尺桡骨干,但两骨干应被分开、隔离包绕缝合。下 1/3 截骨因血供少、创面难于愈合,一般不使用。

术后处理：放置引流条，关闭切口。术后密切观察术口出血等情况。

5. 腕关节离断术

手术指征：适合于手掌、手背部的恶性肿瘤，截指术后肿瘤复发，肿瘤侵犯动脉或神经，肿瘤疼痛剧烈或感染等。

手术要点：切口的选择以尺桡骨茎突为顶点分别作前后面的皮瓣，前皮瓣比后皮瓣稍长。按常规处理神经血管。前后群肌肉包绕尺桡远端，但不应被分开，防止损伤下尺桡关节。

术后处理：放置引流条，关闭切口。术后密切观察术口出血等情况。

6. 髋关节离断术

手术指征：股骨干的恶性骨肿瘤，尤指股骨上段；股骨干恶性骨肿瘤并发病理性骨折；截肢术后肿瘤复发；肿瘤侵犯动脉或神经，肿瘤疼痛剧烈或感染等。

手术要点：切口分两切线，由髂前上棘下 3 cm 开始切到股骨颈水平分为内外两切线。外切线继续弧向外下，过大转子顶点下 8 cm 止，弧向后侧；内侧切线先于腹股沟韧带下 3 cm 平行其走行，到坐骨结节底下 5 cm 止，再弧向后方，与外侧切线相交。先常规找到、处理并切断股动静脉、股神经。分别切断缝匠肌、股直肌、耻骨肌、髂腰肌，并找到、常规处理切断闭孔动静脉。外切线找到、常规处理切断坐骨神经，再切断腘绳肌，后环形切断关节囊，离断髋关节。臀大肌一部填塞髋臼，前、后、内侧肌群对合缝合，放置引流管 1 枚。

术后处理：术前术后备血输血，术后密切观察术口出血等情况。

7. 大腿中 1/3 截肢术

手术指征：股骨远端及膝周的恶性骨肿瘤，软组织恶性肿瘤侵犯动脉或神经，恶性肿瘤术后复发，恶性肿瘤疼痛剧烈或感染不愈合等。

手术要点：截骨平面确定后，于平面上 3 cm 作前后弧形切线，以利作前后舌形肌瓣皮瓣。先常规找到、处理并切断股动静脉、隐神经。再于长收肌靠近股骨干深面找到、处理切除股深动静脉；再于股骨干后股二头肌与半膜肌半腱肌间找到坐骨神经，常规处理并切断。后在切口处作前侧的股间肌舌形肌瓣，再切断股四头肌、股内收肌群。截断股骨，锉平断端，填塞髓腔。后以舌形肌瓣包绕股骨断面，再缝合各层，关闭切口，放置引流管 1 枚。

术后处理：术前术后备血输血。术后密切观察术口出血等情况。

8. 股骨髁上截肢术（Kirk 截肢术）

手术指征：膝关节及胫腓骨上端的恶性骨肿瘤，软组织恶性肿瘤侵犯动脉或神经，恶性肿瘤术后复发，恶性肿瘤穿刺口感染不愈合等。

手术要点：上好气囊止血带，截骨水平在股骨髁软骨面上 3 cm。先做切口，切口顶点在截骨平面上 3 cm。作前后弧形切线，以利作前后舌形肌瓣皮瓣，后皮瓣为前皮瓣长度的 1/4。先切断髌骨上极的股四头肌腱，上翻，切除髌上囊。先常规找到、处理并切断股动静脉、腘动静脉、胫神经、腓总神经、隐神经。后切段股内、外侧肌群、股直肌、腘绳肌、股内收肌群。截断股骨，锉平断端，填塞髓腔。后对合大腿前后侧肌群、股内侧肌群与髂胫束缝合。再缝合各层，关闭切口，放置引流管 1 枚。

术后处理：术后密切观察术口出血等情况，酌情输血。

9. 小腿中 1/3 截肢术

手术指征：小腿和足踝部的恶性骨肿瘤，软组织恶性肿瘤侵犯动脉或神经，恶性肿瘤术后复发无法保肢的，恶性肿瘤伴感染不愈合等。

手术要点：上好气囊止血带，确定胫骨截骨平面。先做切口，切口顶点在胫骨截骨平面上

2 cm。作前后鱼嘴形切口，前后弧形切线，以利作前后舌形肌瓣皮瓣，后皮瓣为前皮瓣长度的2倍。先常规找到、处理并切断胫前动静脉、腓深神经；后群肌肉间常规找到、处理并切断胫后动静脉、胫神经及外侧的腓动静脉、腓浅神经。后切断小腿前外侧肌群、后侧肌群及外侧肌群。截断胫骨，前侧成斜坡状，填塞髓腔，再于胫骨截骨水平之上 3 cm 截断腓骨。先做好一后侧肌群舌形肌瓣，后对合前后侧肌群、外侧肌群缝合。舌形肌瓣再包绕胫骨，再缝合各层，关闭切口，放置引流管 1 枚。注意：胫骨上端截骨一般宜保留胫骨结节下 2 cm，腓骨上段宜保留最少8 cm，否则，可切除腓骨上段。

术后处理：术后密切观察术口出血等情况，酌情输血。

10. 踝部 Syme 截肢术

手术指征：前半足的恶性骨肿瘤，软组织恶性肿瘤侵犯动脉或神经，恶性肿瘤术后复发，恶性肿瘤穿刺口感染不愈合，前半足的毁损伤伴感染等。

手术要点：上好气囊止血带，截骨水平在胫骨远端关节面上 1 cm。先做切口，切口原点在内外踝尖。从这两点出发分别作前后弧形切线，前切线过足背，与胫骨长轴和足长轴分别呈45°角，后切线稍向前倾斜，不应与足底垂直。做好前后切线后先跖屈足背，切断腓骨长短肌、趾长伸肌、胫前肌、胫后肌。常规找到、处理并切断胫前动静脉、胫前神经，暂不切胫后动静脉。极度跖屈足背，依次切除距骨、切断跟腱止点、骨膜下剥离跟骨后切除跟骨，再找到胫后动脉并追寻至足底内外侧动脉分叉处切断后保留好足底跖筋膜的纤维间隔，再截断胫骨腓骨，锉平断端。将足底筋膜、骨膜与胫骨骨膜对应缝合，后皮瓣包绕胫骨下段再与前皮瓣对应缝合。不必切除切口两端突起形成的犬耳，防止破坏血供。放置引流管 1 枚。

术后处理：术后密切观察术口出血等情况，尽早进行康复训练。

11. 踝跟部 Pirogoff 截肢术

手术指征：同"踝部 Syme 截肢术"。

手术要点：手术过程及对踝前后血管、神经的处理类似于"踝部 Syme 截肢术"。唯有重要的一点不同，即不切断跟腱、保留跟骨后 1/4，故不破坏跟骨底跖筋膜的垂直纤维间隔，并促成跟骨截面与胫骨截面融合。这种截骨方法可以保留残肢更长一点，并方便患者行走。

术后处理：同"踝部 Syme 截肢术"。

12. Lisfranc 截肢术

手术指征：足趾或前足跖趾关节处的恶性骨肿瘤，软组织恶性肿瘤侵犯动脉或神经，恶性肿瘤术后复发，恶性肿瘤伴感染不愈合，足趾或前足跖趾关节处的毁损伤伴感染等。

手术要点：上好气囊止血带。截骨水平位于跗跖关节处，跖侧皮瓣应较长，包绕 3 个楔状骨和骰骨。先做切口，切入点位于足舟骨结节远侧 3 cm 处。从切点出发横过足背，即横过第1～第 5 跖骨基底，再沿足外缘弧向足底走行于跖趾关节下方，到踇跖趾关节下再弧向足背，会合于足舟骨结节远侧起始切点。先在足背找到并切断踇长伸肌腱、趾长伸肌腱，丝线缝针吊线标记。常规找到、处理并切断足背动静脉、腓深神经、腓浅神经的足背分支。后足跖屈，离断跗跖关节，包括三个楔骨与三个跖骨基底关节、骰骨与第 4、第 5 跖骨基底关节。再切断踇长屈肌、趾长屈肌等跖底肌、跖筋膜。跖皮瓣不应保留过多脂肪，厚度稍大于背侧皮瓣即可。将踇长伸肌腱、趾长伸肌腱缝合于截骨端骨膜，再将跖皮瓣上卷包绕截骨端与背侧皮瓣对应缝合。放置引流管 1 枚。

术后处理：术后于中立位行小腿石膏管型外固定，防止马蹄内翻足畸形，3 周后拆除石膏，进行康复训练，包括行走活动。

第七章 老年骨伤疾病围手术期管理

围手术期管理是指从确定手术治疗开始到术后治疗基本结束,转入进一步康复治疗开始这一段时期内,医护人员围绕手术治疗所采取的诊疗方法和措施。骨伤科手术的成功与否,与围手术期的管理有着重要关系,尤其对于老年患者,体质已衰老,应对重大打击的储能下降,再加上多种内科和外科等基础疾病,要安全地度过围手术期,必须做好术前相关疾病的诊治和干预,使之能保持平稳或转佳;还有麻醉的正确选择与处理,术中相关手术风险的预案,术后麻醉与手术的相关并发症的处理,医生、护士和患者及家属四方的合作与协调,从生物、精神、心理和社会等多方面入手,达成手术成功的目标,使老年患者平安度过这一特殊时期。

第一节 术前相关基础疾病管理

一、心血管疾病的管理

(一)高血压

高血压分为原发性和继发性两种。老年患者入院后,应详细询问病史,包括症状、病程、特点、用药、并发症等,予监测血压每日 2～3 次,完善必要的心脏检查:心电图、心脏彩超、动态血压监测、心脏 Holter 检查等,并请专科会诊,酌情调整降压药。

降压药主要有 6 种:①利尿剂。②β 受体阻滞剂。③钙离子拮抗剂。④血管紧张素转换酶抑制剂(ACEI)。⑤血管紧张素 Ⅱ 受体拮抗剂(ARB)。⑥α 受体阻滞剂。应根据患者的合并症情况,合理使用降压药。尽量从小剂量、单剂、每日单次开始。常用的长效利尿药为吲达帕胺,既有轻度利尿作用,又有扩血管作用。β 受体阻滞剂目前常用为二代,这类降压药具有心脏传导阻滞、心率减慢及加重支气管痉挛的副作用,且长期治疗后不能突然停药,否则易引起反跳综合征。AECI 降压效果确切,并可减轻高血压性心力衰竭的发生,减轻胰岛素依赖型糖尿病肾病的发展,对有蛋白尿的患者尤其适合。钙离子拮抗剂是使用最广的一类降压药,二氢吡啶类目前多使用二代、三代制剂,代表药物如非洛地平、氨氯地平等,其他的还有苯噻氮䓬类,如地尔硫䓬等。ARB 除具有良好的降压作用外,对心肌肥厚、糖尿病肾病均有良好作用,目前其代表药物有缬沙坦、伊贝沙坦和替米沙坦。α 受体阻滞剂对于合并前列腺肥大的老年患者可适用,如特拉唑嗪,需注意其直立性低血压的副作用,一般在睡眠时服用。

鉴于不同类型的降压药优缺点并存,临床上对二期、三期高血压患者,酌情使用二联或多联降压药:①利尿剂＋ACEI 或 ARB。②利尿剂＋β 受体阻滞剂或 α 受体阻滞剂。③钙离子拮抗剂＋ACEI。④钙离子拮抗剂＋α 受体阻滞剂。⑤钙离子拮抗剂＋ACEI＋利尿剂。

⑥ACEI＋钙离子拮抗剂＋α受体阻滞剂＋利尿剂。

老年患者常用：利尿剂如吲达帕胺、ACEI、二氢吡啶类钙离子拮抗剂、β受体阻滞剂。肥胖型高血压患者一般选择脂溶性好的降压药,如美托洛尔、雷米普利等。存在胰岛素抵抗者可选择ACEI、ARB、α受体阻滞剂。对昼夜节律型高血压明显者可选用β受体阻滞剂,合并前列腺肥大者可选α受体阻滞剂。

(二) 冠心病、心肌梗死

冠状动脉粥样硬化性心脏病是由于冠状动脉粥样硬化致使血管狭窄或管腔堵塞导致心肌缺血缺氧所发生的心脏病,其常见的表现形式为心绞痛和心肌梗死,心绞痛又分为稳定性心绞痛和不稳定性心绞痛。不稳定性心绞痛风险大,易损斑块容易破裂使冠状动脉供血减少,对曾有心肌梗死病史,心梗后6个月可进行择期手术。围手术期冠心病的治疗主要是预防性治疗,包括抗凝、溶栓、扩血管及中医药治疗。冠心病、心绞痛行心脏支架置入术后,主要是抗凝、溶栓治疗。

(三) 心律失常(房颤,心率减慢,室性早搏)

慢性心律失常非老年人绝对手术禁忌证,但应积极干预,如高度房室传导阻滞和病态窦房结综合征,择期手术应考虑临时起搏,对持续性心动过速、室上速、频发室性早搏等,应暂停手术。术前进行积极治疗,常用美西律或普罗帕酮口服,静脉点滴使用利多卡因;室性或室上性心律失常可静脉使用乙胺碘呋酮。

(四) 心功能不全(高心病,冠心病、肺心病)

心功能不全是指在循环血量和血管功能正常情况下,心脏不能正常排出静脉回心血量,从而导致全身脏器组织缺血缺氧的一种病理状态。其表现形式为：左心衰竭、右心衰竭、全心衰竭。左心衰竭表现为劳力性呼吸困难、咳嗽、咳血痰、端坐呼吸,体检可及：肺部湿性啰音,心率快,第3心音奔马律等。右心衰竭表现为心悸、气促、疲劳、恶心、纳差、尿少,体检可及：颈静脉怒张,肝-颈静脉返流受阻、肝肿大、胸水、腹水、双下肢凹陷性水肿。其病因主要为：冠心病居多,还有肺心病、高血压性心脏病等,可由呼吸道感染、病毒性心肌炎、心律失常、贫血、过度体力劳动、心肌抑制药物等多因素诱发。

其治疗包括：①强心苷制剂：急性左心衰可使用毛花苷丙静脉推注,慢性右心衰予口服地高辛治疗。洋地黄制剂尤其适合于室上性心动过速、房颤伴室率快者,但不适合于肺心病、梗阻性心肌病、心肌炎、甲亢、24 h内的心肌梗死等导致的心力衰竭。②利尿剂：急性心衰可静脉注射呋塞米,慢性心衰可口服利尿剂,但注意,使用利尿剂应监测血清电解质水平、血尿酸、血糖水平等。③正性肌力药物,如多巴酚丁胺等,尤适合于不能使用洋地黄制剂者。④血管扩张剂：速效的如注射剂硝普钠、硝酸甘油和酚妥拉明,口服的如硝酸异山梨酯、哌唑嗪等,在使用速效注射剂时,应监测血压变化。

(五) 高脂血症

对于术前高脂血症患者,应予低脂饮食,如果单纯三酰甘油升高,可使用非诺贝特口服;高胆固醇血症,可使用阿托伐他汀或瑞舒伐他汀口服。

二、呼吸系统疾病的管理

(一) 老慢支

老年慢性支气管炎以反复长期咳嗽咳痰、感染、喘息为表现形式,而反复感染和吸烟是其主要致病因素,其治疗主要是对因治疗,敏感抗生素治疗,喘息型予平喘药;慢性迁延期则可使用中医药治疗。

（二）肺气肿

长期的老慢支反复发作，使气道堵塞，肺泡膜及小血管变性，肺泡内气体不能有效进行交换，慢慢形成阻塞性肺气肿。在急性发作期，需要干预控制；缓解期可行择期手术。其治疗原则是：控制感染，廓清气道，解除支气管痉挛。

（三）肺心病

急性肺心病心力衰竭的治疗，包括卧床、吸氧、抗休克，可静脉使用扩血管药如硝普钠、硝酸甘油等；慢性右心衰可使用短效的洋地黄制剂如毒毛花苷K，配合抗凝、溶栓治疗，部分肺心病合并肺动脉栓塞者内科治疗疗效不佳者，则需考虑手术治疗。

（四）肺部感染

可分为细菌性、病毒性、支原体感染、衣原体感染、间质性肺炎等。根据痰培养和血培养并药敏试验，使用敏感抗生素治疗，配合祛痰、解痉平喘等治疗，必要时吸痰或气管切开等。对于病毒性和间质性肺炎，可采取中西医结合的方式，尤其中药清热解毒、豁痰平喘治疗。

（五）肺大疱

患者肺大疱，一般来源于慢支、肺气肿，小的肺大疱还可继续增大。术前对小的肺大疱无特殊处理，对较大的肺大疱应进行手术治疗，对肺大疱破裂后导致的血气胸可进行胸腔闭式引流。骨科术前应达到改善呼吸功能，提升心肺代偿能力的目标。

（六）肺癌术后

肺癌行肺叶切除术后，如无肺功能衰竭现象，无通气功能障碍，可安排择期手术。如出现肺部感染等术后并发症甚至呼吸衰竭时，应积极治疗，在感染控制，或平息状态下可摘除面罩给氧时可安排择期手术治疗。

（七）支气管扩张

支气管扩张的常见临床症状是咳嗽咳血，一般使用抗感染、垂体后叶素治疗，结合中医药止血处理。咳血停止3周以上可考虑骨伤科择期手术治疗。

（八）呼吸衰竭

由于肺泡通气不足，弥散障碍，肺泡通气与血流比失调，肺内短路等原因致通气、换气功能发生严重障碍，导致呼吸功能衰竭。当动脉血在静息状态下，呼吸频率无异常情况下，$P_aO_2 < 60$ mmHg，P_aCO_2 正常或偏低水平时称之为 I 型呼衰；$P_aO_2 < 60$ mmHg，$P_aCO_2 > 50$ mmHg，称之为 II 型呼衰。治疗原则：去除病因，廓清气道，吸氧，I 型呼衰可吸入 50% 的氧气；II 型呼衰应持续低流量吸氧，使用呼吸机通气，防治心力衰竭的发生。

总之，对于需要插管全麻、经胸或切除肋骨的骨科手术，患者存在肺部病变的情况下，尤其高龄、肥胖、吸烟等多种不利因素下，手术风险大，应加强术前管理，防治肺部感染，祛痰，雾化吸入，必要时运用机械通气。另外，对于下肢长骨干、骨盆、脊柱、下肢人工关节手术，应积极防治肺部脂肪栓塞。术中避免使用促组胺释放的麻醉药。

三、神经系统

（一）脑中风后遗症期

脑中风又称脑卒中，包括出血性和缺血性两大类，出血性常见脑出血和蛛网膜下腔出血，缺血性常见短暂性脑缺血发作、脑血栓形成和脑栓塞。一般来说，急性脑卒中能平稳度过，半年后进入稳定期。脑中风后进入后遗症期，病情稳定，可考虑骨科手术治疗。

出血性脑中风后遗症期治疗措施主要有：继续控制血压平稳，予改善脑循环与脑代谢治疗，还可以配合中医药包括针灸，进一步康复治疗。缺血性脑中风后遗症期脑血栓形成的治疗包括：控制血压平稳，抗凝、改善脑循环，配合中医药包括针灸等康复治疗。脑栓塞后遗症期的治疗：包括脑部病变和栓子来源的治疗，如控制血压平稳，抗凝治疗，如栓子来源于心脏疾患，有复发可能，则骨科手术风险大，应先积极治疗心脏问题。

（二）老年性痴呆

主要是指 Alzheimer 病，起病不明确，起初或有嗅觉不灵敏，渐进发展，表现为近事遗忘，发展为远事失忆，还有虚构症和错构症。常常发展为语言障碍、定向障碍、行为举止失常、生活不能自理、流落异处。因此，除非骨伤科急诊手术，一般不安排择期手术，防止患者术后依从性差导致手术失败。

（三）帕金森病

震颤麻痹综合征包括特发性和继发性两种，特发性是指帕金森病（Parkinson's Disease），其主要特征就是震颤、强直、运动减少三个主症。发病男多于女，好发中老年，渐进发展。一般从手指的末节开始，搓捻动作，继则波及整个上肢，甚至一侧上下肢、颌舌部。伴有肌张力升高，肢体强直，表情动作减少，面具脸，慌张步态，还可见神情抑郁、智能下降等。较轻的帕金森病患者可安排四肢创伤和人工髋关节手术，近来也有安排人工膝关节手术的病例。但术前应注意：安排好陪护，包括行为护理和心理安慰；西药使用调节多巴胺——胆碱能系统平衡的药物，包括抗乙酰胆碱药和多巴胺替代药，如左旋多巴、美多巴、苯海索、普萘洛尔等，配合中医药包括针灸等治疗。

（四）老年神经症

是指老年人由于心理精神方面的改变导致大脑功能失调的症候群，主要包括疑病症、神经衰弱及抑郁性神经症。疑病症主要表现为不承认正常的衰老变化，多讲述身体不同部位的分散和多样化的症状，神情焦虑，要求医生反复检查。神经衰弱的表现主要为头部不适，睡眠障碍，记忆力减退，心慌心悸，疲乏无力等。抑郁性神经症主要表现为悲观、多虑、孤独、无趣、绝望等。这类疾病的治疗多以心理开导为主，适当辅以药物治疗和物理疗法，药物包括抗焦虑药、抗抑郁药、自主神经功能调节药等，结合中药、针灸及物理、运动疗法。

四、内分泌系统

（一）糖尿病

糖尿病是一种以胰岛素分泌和作用缺陷所导致慢性血糖水平升高，蛋白质和脂质代谢异常的一组代谢疾病群。老年人血糖升高可见于 1 型、2 型糖尿病和糖耐量异常，也可分为原发性和继发性糖尿病。但临床上老年患者大多为原发性 2 型糖尿病，其主要表现为晨空腹血糖 $\geq$ 7.0 mmol/L，餐后 2 h 血糖高于 11.1 mmol/L，"三多一少"症状即多饮多食多尿伴消瘦症状已较少见，严重的糖尿病可导致酮症酸中毒、高渗性昏迷、乳酸酸中毒而危及生命。此外，长期的糖尿病患者可合并糖尿病性神经病变，免疫力下降，高血脂、高血压及动脉粥样硬化，糖尿病肾病及糖尿病眼部疾病等多种疾病。

对糖尿病老年患者，术前积极控制血糖、处理合并症，一般可以安排择期手术。围手术期血糖控制目标应在 7～10 mmol/L 范围，糖化血红蛋白应控制在<9 mmol/L。糖尿病患者应严格糖尿病饮食，降糖方法包括口服降糖药和餐前皮下注射胰岛素、胰岛素泵维持静脉推注。口服降糖药注意术前 2 日停服二甲双胍，长效胰岛素最好改为中效或短效胰岛素。此外，术前

调节水电解质平衡,控制血压平稳,糖尿病肾病可使用 ACEI 制剂。

（二）甲状腺功能减退症

甲状腺功能减退症是指各种原因导致的甲状腺素合成或分泌不足从而引起机体代谢功能降低的临床综合征。其主要病理改变为器官和组织间隙黏液性水肿并功能障碍。其临床症状有：头面部水肿、表情淡漠、毛发稀少、怕冷、易疲劳等；心血管系统可见：心跳缓慢、心排量降低、心包积液、心脏扩大,常合并高血脂、高血压、冠心病；神经系统可见：嗜睡、反应迟钝、记忆力减退,甚至昏睡、痴呆、幻觉等；消化系统可见：厌食、腹胀、麻痹性肠梗阻、贫血等；呼吸系统可见：呼吸肌功能障碍,缺氧,上呼吸道水肿等；运动系统可见：肌痛、肌肉松弛,关节强直等；肾脏可见：肾小球滤过率降低,水钠潴留,低钠、低张尿等。检查可见：T3、T4 水平下降,血 TSH>5.0 U/L。

治疗上,轻中度甲减患者予口服左旋甲状腺素；急诊手术可予口服或鼻饲三碘甲状腺原氨酸。如果合并有肾上腺皮质功能不全,则应注意给予甲状腺素治疗前应使用肾上腺皮质激素治疗。

五、肾脏病

（一）肾功能损害

肾功能损害包括急性肾功能损害（衰竭）和慢性肾功能损害（衰竭）,急性肾功能损害（衰竭）采取去病因、血液透析治疗,多数是可逆的；而慢性肾功能损害则有慢性肾病基础,肾单位逐渐受损,严重的发展为尿毒症。肾功能减退分为 4 期：肾功能代偿期,氮质血症期,肾功能衰竭期,尿毒症期。

老年患者在多种疾病下可存在慢性肾功能损害,比如高血压、糖尿病、慢性肾小球肾炎、肾脏小动脉硬化、感染性肾病以及慢性结缔组织疾病和多发性骨髓瘤等。慢性肾功能衰竭临床表现为：肾小球滤过率下降到 15～30 ml/min,血肌酐>442 μmmol/L,血尿素氮>17.9 mmol/L；严重的进入尿毒症期,包括：低钠高钾血症,肾小球滤过率下降到<10 ml/min,常合并贫血、低蛋白血症,还有消化道慢性炎症及出血,代谢性酸中毒,心脏损害和肺部感染、肺水肿,代谢紊乱等。

治疗上主要包括：注意休养,低盐低脂低优蛋白饮食,祛除诱发病因,重要的治疗方法是血液透析治疗、调节水电解质平衡、输血治疗、酌情抗感染治疗、利尿等治疗。经过治疗,肾功能衰竭期有可能好转为氮质血症期,氮质血症期病情稳定可安排骨伤科择期手术,但对于失血多的手术不宜安排。麻醉及围手术期禁用肾损害药物。

（二）肾小球肾炎

肾小球肾炎分为急性肾小球肾炎和慢性肾小球肾炎,急性肾小球肾炎又称急性肾炎,以血尿、蛋白尿、高血压、水肿及肾小球滤过率下降为临床表现,一般是在急性感染链球菌 1～3 周后所产生的双侧肾脏弥漫性的肾小球损害的变态反应。一部分急性肾炎经过治疗后痊愈,一部分却迁延不愈发展为慢性肾炎。多数慢性肾炎患者无急性肾炎的临床表现过程,一发作即已成为慢性肾炎。急性肾炎期间不宜安排手术,麻醉、手术、用药都有可能造成促使肾炎恶化发展为肾功能衰竭,如经过治疗,半年或一年后,临床症状消失,实验室指标正常,可安排择期手术。

慢性肾炎病史一般超过 1 年,其有 3 种表现形式,即普通型、肾病型和高血压型,这三种表现形式在以后的长期发展过程中,少数能使病情稳定,多数患者蛋白尿加重,发展为肾病综合征,也有缓慢加重转变为尿毒症。

慢性肾炎的治疗一般包括以下方面:低盐高蛋白进食,防止使用肾损害药物,防治呼吸道感染,西药可使用利尿、降血压、激素和免疫抑制剂治疗,降低蛋白尿,配合中医药按照水肿、贫血等症辨证治疗。慢性肾炎患者如能保持血尿、蛋白尿稳定在(+)水平,肾功能无继续恶化,轻度低蛋白血症,可安排择期手术,术中注意麻醉方法及麻醉药物的使用,避免使用肾损害药物。

(三)肾病综合征

肾病综合征是由于各种病因损害肾小球毛细血管滤过膜造成通透性异常所产生的一组疾病的总称,包括原发性和继发性两种,其主要症状包括大量蛋白尿、低蛋白血症、高脂血症及水肿,尤以大量蛋白尿和低蛋白血症为主要特征。肾病综合征的治疗较为复杂,包括:糖皮质激素治疗,纠正低蛋白血症,降血压,利尿消肿及抗凝治疗,配合中医药辨证治疗。如能保持蛋白尿(+),轻度低蛋白血症,在控制感染后可安排择期手术。如出现肾小球滤过率和肾小球滤过膜通透性持续下降,蛋白尿及低蛋白血症不能控制稳定的,则为手术禁忌。

(四)肾盂肾炎

肾盂肾炎包括急性肾盂肾炎和慢性肾盂肾炎,是由各种致病微生物感染导致肾小管间质炎性变,出现发热、腰痛和排尿异常的一种病症。急性肾盂肾炎表现为:起病急,畏寒高热,头身疼痛,恶心呕吐,腰痛、下腹痛并向会阴部放射,肾区叩击痛,尿混浊,尿中大量红细胞、白细胞甚至脓细胞,白细胞管型,尿培养出致病菌等。当急性肾盂肾炎治疗不当或迁延不愈达到一年时,便成为了慢性肾盂肾炎,此时,患者全身症状不明显,但可见多尿、夜尿、慢性腰痛,反复尿细菌培养阳性,尿比重下降,甚至尿潴留,X线造影可见肾盂肾盏变形,肾影缩小等。老年患者多发慢性肾盂肾炎。

治疗上,急性期治疗主要是休息,多喝水排尿,使用敏感抗生素治疗,必要时运用二联抗生素,配合中医药按照淋证辨证治疗。

慢性肾盂肾炎的治疗主要是中西医结合治疗,一方面使用敏感抗生素要足量足疗程,必要时二联用药,或先静脉输注抗生素2周,再长期口服二联抗生素,另一方面中医药按照劳淋辨证治疗。

急性肾盂肾炎期间不宜安排手术,慢性肾盂肾炎期间如能保持尿细菌培养阴性,尿中少量红白细胞,无脓细胞,无尿频尿急尿痛现象,可安排择期手术。

六、消化道疾病

(一)肝功能损害

各种致病因素造成肝脏形态结构的破坏,导致肝脏出现解毒能力下降、胆汁形成和排泄障碍及出现凝血功能障碍、物质代谢障碍等肝脏功能异常,称为肝功能损害。常见的致病因素包括:化学药品及毒物、各种病原体导致的肝病和肝炎、乙醇、肿瘤、严重营养不良、胆道阻塞及自身免疫性肝病等。其临床表现为:食欲下降、恶心呕吐、厌油、腹痛、乏力、黄疸等;实验室检查:血清白蛋白水平下降,白/球比例倒置,谷丙转氨酶和(或)谷草转氨酶水平升高,对自身激素的灭活功能下降等。

肝功能损害的临床治疗包括:去除毒害源,低脂饮食,注意休息,可静脉滴注谷胱甘肽及甘草酸苷制剂,口服水飞蓟宾及补充复合维生素B族等。急性肝炎期不宜安排手术,当肝功能轻度异常可安排择期手术;当中度肝功能不全或失代偿患者,经过系统的治疗,肝功能好转或保持稳定,在选择合适的麻醉方法及麻醉药物的情况下可安排择期手术;当肝功能不稳定或持续恶化,则为手术禁忌。

(二) 消化性溃疡

胃肠道组织被自身分泌的胃酸、胃蛋白酶消化而形成的溃疡称为消化性溃疡。本病的病因复杂,主要认为攻击因子和防御因子、胃肠细胞防护因子之间的平衡失调。攻击因子包括消化液、幽门螺杆菌、有害的食物药物。防御因子包括:幽门运动调节功能、黏膜屏障、黏液屏障、黏膜血流等。胃肠细胞防护因子包括:前列腺素和唾液的上皮生长因子等。

老年性消化性溃疡一般症状不典型,包括上腹疼痛,嗳气吞酸等,可能合并黑便、大便隐血阳性、幽门梗阻甚至穿孔等。其诊断主要结合症状、大便隐血、X线钡餐和胃镜检查。

治疗上予抑酸、保护胃黏膜、杀灭幽门螺杆菌及改善幽门功能,还可结合中医药按照胃脘痛、便血辨证治疗。如老年患者无腹痛、嗳气吞酸症状,大便隐血阴性或(+),无贫血或轻度贫血,可安排择期手术。

七、外科系统疾病

(一) 慢性肠梗阻

肠梗阻是指由于机械阻塞或压迫、失神经支配、中毒肠痉挛、肠道缺血坏死等原因造成局部肠道不能正常蠕动或痉挛所引起的一系列病症。慢性肠梗阻相较于急性肠梗阻,其发展过程较缓慢,症状较轻。老年患者多见慢性肠梗阻。其病理表现为:梗阻肠道上段蠕动增强,肠管扩张、膨胀,大量肠道积液,肠黏膜血运障碍,而梗阻下段则蠕动缓慢或停止,肠道大量丢失碱性消化液后,全身脱水、电解质紊乱、酸碱平衡失调、贫血、低蛋白血症等。临床表现为:腹痛、腹胀、呕吐、停止排便排气。体查:腹部可见蠕动波、肠鸣音亢进等。立位腹部平片:可见多个液平及气胀肠襻。

治疗原则有:禁食,胃肠减压,补液,调节水电解质平衡,抗生素治疗,营养支持治疗等。

经过治疗,病因已清除或已清楚,症状消除,水电解质紊乱已纠正,恢复排便排气,X片见液平消失,贫血及低蛋白血症已纠正,可安排骨伤科择期手术。

(二) 慢性胆囊炎胆石症

胆囊炎和胆石症是两个独立的病种,却又是常常互为病因的一组疾病,尤其老年患者,慢性胆囊炎、胆石症是密不可分的疾病过程,也是老年患者的常见病、多发病。胆囊炎和胆管炎都是胆道感染的范畴,由于胆道梗阻、细菌感染以及胰液返流等原因,导致胆管、胆囊炎性变,产生高热、恶心呕吐、右上腹剧痛且可向肩胛放射。体查:黄疸,腹肌紧张,右上腹压痛,Murphy征阳性。化验检查:血象异常升高。腹部CT可见胆囊影增大,或可见胆囊结石影。而胆石症是指胆道系统结石所引起的一系列症候群,根据结石部位可分为:胆囊结石、胆总管结石和肝内胆管结石。通常是由于胆汁代谢异常、胆汁潴留及各种感染等原因引起。小的胆囊结石可无明显症状和体征,当胆囊结石并发胆囊炎时才产生明显的临床表现。胆总管结石则由结石梗阻的程度和有无合并感染决定其临床表现。当急性胆囊炎和胆管结石发作时,会产生典型的Charcot三联征:腹痛、寒战高热和黄疸,而肝内胆管结石常常和胆总管结石并存。慢性胆囊炎和胆石症的诊断可根据既往病史、临床体检和化验及影像资料综合作出。

对于结石较小,无腹肌紧张,血象无明显升高,血清胆红素无明显升高者,在积极进行治疗后,可择期安排骨伤科手术。通过敏感抗生素抗感染、缓解平滑肌痉挛、促进胆汁分泌排泄以及结合中医药辨证治疗,一般可以达到较好的疗效。

（三）肝肾囊肿

肝肾囊肿也是老年患者常见疾病，可以单发肝脏或肾脏，但常常肝脏和肾脏并发。而且，囊肿大小也不一，肝脏囊肿大的直径可达 15 cm 以上，小的则直径 1～2 cm。肾脏囊肿大的直径 4 cm 以上，小的直径小于 1 cm。肝囊肿分寄生虫性和非寄生性两种，非寄生虫性可见于先天性、创伤性、炎症性和肿瘤性，以先天性多见；肝囊肿较小时无明显症状，大到一定程度特别合并肝胆感染时，症状明显，腹部 CT 可较好显示囊肿大小形态。而肾囊肿则常见于先天性和遗传性，是由于肾小管和集合管连接不良所致，又常称为多囊肾。肾囊肿较小时无明显临床症状，达到一定程度会出现腰痛、间歇性血尿等症状，CT 可较好显示。当肝肾囊肿较小时无明显症状，也无特殊处理，可安排骨伤科择期手术。当肝肾囊肿较大时，产生临床症状，肝囊肿直径大于 10 cm，肾囊肿贯穿皮质、出现血尿时，均应外科手术治疗。

（四）肛肠疾病（痔，肛瘘）

痔是指齿状线两侧直肠上下静脉丛的静脉纡曲产生的团块，及团块出血、栓塞或脱垂。而肛瘘是指肛管或直肠与肛门周围的皮肤形成瘘道，内口在齿线旁，外口在周围皮肤上。老年患者由于常发痔疮，可形成内痔、外痔和混合痔，痔反复发作，破溃、感染，形成肛瘘。临床常见：便血，肛门疼痛、异物感，肛门瘙痒和流黏液、流脓等。

老年患者得痔瘘病，一般结合手术、药物内服外用治疗。当老年患者存在肛瘘时，不宜安排骨伤科手术；当老年患者只单纯存在痔，且无便血便脓、血象不高时，可安排远离肛门部的骨伤科一般手术，不宜安排脊柱和人工关节手术。

（五）皮肤疾病〔甲沟炎，灰指（趾）甲，脚气，湿疹〕

甲沟炎是指（趾）甲较长且长期磨损甲沟深处皮肤导致细菌感染的一种疾病，由于甲沟处藏污纳垢，细菌滋生，甲沟炎易长期发作，肉芽异常生长，流脓渗液，迁延不愈。如感染面积较小，可外用碘酊杀菌治愈；如病灶较大，则行拔甲术，配合抗生素治疗。

灰指（趾）甲、脚气均为真菌感染后导致手足发病，前者使用特比萘芬外搽，后者使用咪康唑或酮康唑外搽。

湿疹是由多种内外因素造成的皮肤剧烈瘙痒的炎性症状，包括急性期、亚急性期和慢性期。急性期可见皮损处潮红、小丘疹、小疱疹、糜烂、剧痒，到亚急性期则遗留小丘疹、结痂、鳞屑、剧痒，至慢性期则皮肤增厚、粗糙、鳞屑不易脱落、色素沉着及剧痒。治疗上主要是对因治疗，外用激素药膏等。湿疹如不合并感染，血象不升高，则可安排骨伤科手术。

八、肿瘤科疾病

（一）各种原发癌的骨转移

临床上，许多恶性肿瘤都会发生骨转移，如甲状腺癌、肺癌、胃癌、肝癌、大肠癌、肾癌、子宫癌、前列腺癌等，以乳腺癌、肺癌、前列腺癌骨转移最为常见，其中，溶骨性骨转移包括：肺癌、胃癌、肝癌、甲状腺癌、肾癌等；成骨性骨转移男性常见前列腺癌，女性常见乳腺癌、子宫癌等。骨转移部位可在脊柱、四肢及骨盆等处。骨转移的主要症状就是疼痛、夜间痛，严重的疼痛不能缓解。后期可能发生病理性骨折。临床影像检查：CT、MRI、ECT 或类 PET - CT 等，可以了解骨转移的部位、大小、边界、与旁边的大血管神经的关系等，甚至可以初步判断原发癌灶部位。诊断的金标准是病理切片检查。

对于预计存活期超过半年的患者，只要非恶病质状态、内脏功能尚好、无重度贫血及低蛋白血症，可酌情安排手术治疗，手术方式包括：切除瘤段，保肢术、人工假体置换术、内固定术等。手术治疗的目标是：维护癌症患者生存期尊严、减轻疼痛、改善功能及提高生活质量,防治病理性骨折及肿瘤侵犯大神经、血管等。

（二）癌症或癌症术后并发骨折

癌症或癌症术后并发骨折如属病理性骨折,治疗方案可参照本书相关章节;如排除病理性骨折,老年患者无恶病质,内脏功能尚正常,可酌情安排手术治疗。

九、老年女性尿路感染

老年女性由于卵巢功能衰退,雌激素分泌底下,导致老年女性阴道黏膜变薄,分泌功能下降,pH 由酸性变为碱性,阴道杆菌难于存活,其他病菌易于繁殖,由此导致尿道逆行感染,当喝水减少,尿量减少,更易导致下尿路感染。这种感染的特点是：症状不明显,但易于急性发作,检查尿液可见红细胞、白细胞,甚至脓细胞,白细胞酯酶阳性。治疗上应口服或静脉滴注敏感抗生素,应嘱咐老年女性患者围手术期多饮水排尿,术前尿检应无脓细胞,允许少量红细胞及白细胞、白细胞酯酶弱阳性。

十、特殊传染病

（一）艾滋病

艾滋病为人类获得性免疫缺陷综合征的简称,是由于感染免疫缺陷病毒（HIV）后导致的一种慢性传染病。其感染途径有 3 种：性及性体液接触、血液及血液制品接触和母婴传播。人体感染此种病毒后,一般会出现 3 种病理过程：急性期会出现病毒感染后的症状,一般在 2～4 周后;潜伏期,可以无症状,持续 6～8 年;艾滋病期。艾滋病期有 3 种病理改变：病菌机会性感染,罹患恶性肿瘤,免疫系统破坏。近年来,艾滋病、性病迅速蔓延,其中在校大学生和中老年人成了快速发展人群。目前,入院患者一般都会进行艾滋病检测和排查,而且,大部分大型医院都有阳性检出率。

骨伤科患者检出艾滋病毒感染后,应立即上报医院疾病感染管理部门,并逐级上报疾病感染控制中心,一般遵循就地医治的规定。医院和科室必须成立医护防护诊疗小组,采取隔离防护病房,对医护诊疗小组进行防护培训学习。在征得患者同意的情况下,一般的非急诊、非抢救手术不安排。对于防止残疾、提高生活质量且出血较少的手术,必须成立包括医生、麻醉师、护理、血库等各专业的医护人员的医护小组,对围手术期接触患者血液和体液的非一次性衣物床单被套单独打包消毒,对接触患者血液的各种锐器进行特别分类处理：针头、刀片等一次性器物予及时焚毁;对非一次性的手术器械,另外打包特别消毒等。医护人员接触患者时,必须带好手套（接触血液和体液时戴双层手套）,手术组医护人员必须穿特制手术防护服,手术尽量采用微创方法。

（二）梅毒

梅毒是人体感染梅毒螺旋体后的一种系统性慢性性传播疾病,也是老年患者临床常见的性病之一。梅毒主要通过性接触及血液和母婴传播。梅毒常侵犯的人体系统器官有：皮肤黏膜尤其生殖器官、神经系统包括中枢神经、心血管系统、骨骼运动系统、眼睛等。其临床表现形式有：一期梅毒、二期梅毒、三期梅毒以及母婴传播的先天梅毒。老年梅毒患者入住骨伤科后,一般也是经过抽血化验检测筛查的,其中快速血浆反应素环状卡片试验（RPR）、梅毒螺旋体抗体血凝试验（TPPA）阳性,且 RPR 滴度达到 1∶16,应立即上报医院疾病感染管理部门,并请会诊。有时也要防止老年患者 RPR 和 TPPA 阳性,但 RPR 滴度不高的假阳性。对于无明显症状、RPR 滴度不高的 RPR 和 TPPA 阳性老年患者,可安排骨伤科择期手术。手术时须成立包括医生、麻醉师、护理、血库等各专业的医护人员的医护小组,手术组医护人员必须穿特制手术防护服。手术尽量采用微创手术方法。对于 RPR 滴度达到 1∶32,以及 RPR 和 TPPA 阳性的老年患者,不管有无明显临床症状,先进行敏感抗生素规范治疗,抗生素可使用青霉素、苄星青霉素等,待 RPR 滴度较小时,可酌情安排骨伤科手术。

第二节　术前中医药调理

老年患者选择手术治疗,风险较大,尤其对于基础疾病较多的患者,不宜短期内快速安排手术,应经过多专科会诊,协助诊治。但各专科的治疗措施、治疗手段、治疗药物较多,主管医师必须综合患者的病情、分清主次、总揽协调、精简缩微,而不是一味叠加、主次不分。如果主管医师中医药基础深厚,能抓住主证,辨证施治,或术前请经验深厚的中医师辨证调治,这样通过中西医协同,能使患者专科会诊后治疗措施精简,减少西药的运用,或减轻西药的用量,并能使老年患者病情稳定,功能储备增加,以应对手术的打击,提高手术的安全性、减少手术的严重并发症,使患者安全度过围手术期。

一、肥胖

老年肥胖患者多合并有高血压、高血脂、糖尿病、冠心病、脑梗死、痛风等病史,与多进食酒浆、膏脂厚味有关系。胖人多虚、多痰,虚为脾虚,脾为生痰之源,肺为储痰之器。

1. 症状　体形肥胖,动则气喘,咳喘痰多,痰色白稠厚易咳,或见头晕、胸痛、急躁、失眠,舌淡或有瘀斑,苔腻,脉滑或沉。

2. 治则　益气健脾,化痰祛瘀。

3. 方药　四君子汤＋二陈汤＋焦山楂、生黄芪、三七粉(兑入)、薤白等。

二、虚劳

虚劳是指由于先天或后天因素,患者表现为脏腑亏损、气血阴阳不足的多种慢性衰弱症候的总称,主要特征是精气不足,表现在五脏的气血阴阳不足,可见患者瘦弱,萎黄无神,声低气少,动作迟缓,反应迟钝,多合并有骨萎、骨痹(西医诊断为骨质疏松症)。由于气血同源,阴阳互根,脏腑相关,故临床上,虚劳主要分为五脏的气血阴阳不足。治疗上责之脾肺肾三脏,以补益三脏为主。

1. 症状

(1)脾肺气虚:面色萎黄,短气自汗,易于感冒,纳呆食少,倦怠乏力,便溏,舌淡苔少,脉弱。

(2)心肝血虚:面色不华,心悸失眠,健忘,头晕目眩,肢麻胁痛,筋脉拘急,舌淡,脉细或结代。

(3)肝肾阴虚:身材瘦弱,颧红盗汗,头晕耳鸣,口干咽痛,目干羞明,急躁易怒,腰膝酸软,失眠遗精,舌干红,苔少,脉细或数。

(4)脾肺阴虚:口咽干燥,干咳或咳血,干呕、呃逆,潮热盗汗,大便燥结,舌干或干红,苔少,脉细数。

（5）脾肾阳虚：食少形寒，神倦乏力，腰背酸痛，多尿，便溏，或下利清谷、五更泻，阳痿遗精，舌淡或胖，苔白，脉弱或脉沉迟。

2. 治则

（1）脾肺气虚者宜健脾，补肺，益气。

（2）心肝血虚者宜补血，养肝，安神。

（3）肝肾阴虚宜滋补肝肾，养阴填精。

（4）脾肺阴虚者宜养阴，润肺，和胃。

（5）脾肾阳虚者宜温补肾阳，温中健脾。

3. 方药

（1）脾肺气虚者选方：四君子汤合补肺汤化裁。

（2）心肝血虚者选方：养心汤合四物汤加减。

（3）肝肾阴虚者选方：左归丸合补肝汤化裁。

（4）脾肺阴虚者选方：益胃汤合沙参麦冬汤加减。

（5）脾肾阳虚者选方：肾阳虚为主者选方右归丸加减；五更泻选方四神丸加减；脾阳虚为主者方选附子理中丸加减。

三、大失血

主要是指老年患者遭受较大外伤，如股骨粗隆间骨折、股骨干骨折、胫骨平台骨折、胫腓骨中段骨折、肱骨外科颈骨折、肱骨干骨折，或较大血管破裂，导致较多血液（600～1 000 ml）流失，从而引起急性大失血（类似于失血性休克）症状。

1. 症状　面色苍白，表情痛苦，精神烦躁或神情淡漠，唇白，冷汗淋漓，甚则神昏不识人，汗出如油，口角紧闭，脉细或细数。

2. 治则　大补元气，复阳通脉。

3. 方药　独参汤或参附汤、参麦口服液。

四、消渴

消渴主证为：多饮、多食、多尿，消瘦，尿有甜味，且分为上消（多饮）、中消（多食）、下消（多尿）。目前，临床上典型老年患者较少见，但仍可见多食易饥消渴患者，多饮、多尿消渴患者较少见。对于骨伤科老年消渴（类似于 2 型糖尿病）患者，术前可进行辨证调治。

1. 症状

（1）上消：口干舌燥，多饮，尿频量多，舌尖红苔薄黄，脉洪数。

（2）中消：多食易饥，形体消瘦，大便干，苔黄，脉滑有力。

（3）下消：尿频量多，尿混浊，口干唇燥，腰膝酸软，舌红，脉沉细。

2. 治则

（1）上消宜清热润肺，生津止渴。

（2）中消宜清胃泻火，养阴生津。

（3）下消宜滋阴补肾，固元摄精。

3. 方药

（1）上消者选方：消渴方加二冬汤化裁。

（2）中消者选方：玉女煎加减。

（3）下消者选方：知柏地黄丸加减。

五、内伤咳嗽

"五脏六腑皆令人咳"，内伤咳嗽是相对外感咳嗽而言。内伤咳嗽不是遭受外伤后导致的咳嗽，类似于西医的"肺部感染""老年慢支炎急性发作"等，是一种病程较长、反复发作、或伴他脏形证的老年常见病证，可分为痰湿、痰热、肝火及阴亏四种证型。

1. 症状

（1）痰热郁肺：咳嗽气粗，痰多稠黄或黏厚，或有腥味，咳痰不爽，面赤身热，口干欲饮，舌红苔黄腻，脉滑数。

（2）痰湿蕴肺：咳嗽频作，咳声重浊，痰多易咳，痰色白或灰，质黏腻成块或稠厚；晨起或进食后咳痰较多；或伴食少体倦，胸闷呕恶，大便溏，舌苔白腻，脉濡滑。

（3）肺阴亏耗：口干咽燥，干咳，咳声短促，痰少质黏，咳声嘶哑，或手足心热，午后潮热，神疲消瘦，盗汗，舌干红，苔少，脉细数。

（4）肝火犯肺：上气咳逆，咳时面赤。常感咽喉有痰，难于咳出，痰少质黏，咳时伴胸胁胀痛，口干苦，情绪不佳时咳嗽加重，苔薄干黄，脉弦数。

2. 治则

（1）痰热郁肺者宜清热，化痰，肃肺。

（2）痰湿蕴肺者宜健脾燥湿，化痰止咳。

（3）肺阴亏耗者宜养阴润肺，止咳化痰。

（4）肝火犯肺者宜清肺平肝，顺气降火。

3. 方药

（1）痰热郁肺者宜方选：清热化痰汤加减。

（2）痰湿蕴肺者宜方选：三子养亲汤合二陈汤化裁。

（3）肺阴亏耗者方选：沙参麦冬汤加减。

（4）肝火犯肺者方选：加减泻白汤和黛蛤散化裁。

六、胸痹

胸痹是指胸闷胸痛，甚至胸痛彻背、短气、喘息不得卧为主症的一类疾病，轻的感胸闷如窒，呼吸不利，严重的胸痛彻背，背痛彻心，朝发夕死。同时，胸痹必须与胃脘痛、悬饮等鉴别。胸痹不典型者，可见胃脘痛，但胸痹有胸闷不舒的基本症状，胃脘痛合并有嗳气呃逆、吞酸等胃脘症状。悬饮可有胸痛，常合并胸胁痛、咳唾，转侧、呼吸时疼痛加重，还有咳嗽、咳痰等症状。胸痹类似于西医学的冠心病、心绞痛和心肌梗死。

1. 症状

（1）心血瘀阻型：胸部刺痛，痛处固定，夜间加重，舌紫暗，脉沉涩。

（2）痰浊壅堵型：胸闷痛如窒，或痛引肩背，体型肥胖，肢体沉重，气促痰多，苔腻，脉滑。

（3）阴寒凝滞型：胸痛彻背，遇寒痛甚，面色苍白，四肢厥冷，胸闷气喘，不能平卧，舌苔白，脉沉细。

（4）阳气虚衰型：胸闷气短，甚则胸痛彻背，心悸汗出，面色苍白，唇甲淡白或青紫，畏寒肢冷，腰酸乏力，舌淡白或紫暗，脉沉细或沉微预欲绝。

（5）心肾阴虚型：胸闷且痛，心悸盗汗，心烦不寐，耳鸣耳聋，头晕，腰膝酸软，舌红或有紫斑,苔白,脉细数或细涩。

(6)气阴两虚型:胸闷隐痛,时作时止,心悸气短,倦怠懒言,头晕目眩,遇劳则甚,面色少华,舌红或有齿印,脉细弱无力,或结代。

2. 治则

(1)心血瘀阻型则活血化瘀,通络止痛。

(2)痰浊雍堵型则通阳泄浊,豁痰开窍。

(3)阴寒凝滞型则辛温通阳,开痹散寒。

(4)阳气虚衰型则益气温阳,活血通络。

(5)心肾阴虚型则滋阴益肾,养心安神,交通心肾。

(6)气阴两虚型则益气养阴,活血通络。

3. 方药

(1)心血瘀阻型方选:血府逐瘀汤加减。

(2)痰浊雍堵型方选:瓜蒌薤白半夏汤加减。

(3)阴寒凝滞型方选:瓜蒌薤白白酒汤加减。

(4)阳气虚衰型方选:参附汤合右归饮加减。

(5)心肾阴虚型方选:左归丸合朱砂安神丸。

(6)气阴两虚型方选:生脉散合人参养荣汤。

七、胃脘痛

肾为先天之本,脾为后天之本,胃为水谷之海,胃口情况、脾胃功能,关系老年患者能否保证营养、促进康复,尤其对于老年手术患者,每日营养消耗较大,光靠静脉输液又增加心脏负担,甚至一日当中绝大多数时间在卧床输液,严重影响术后及时康复,故术前调理好脾胃功能,治疗好胃痛至关重要。

1. 症状

(1)脾胃虚寒型:胃痛隐隐,喜温喜按,空腹痛甚,食后得减,吐清水,纳差,神疲乏力;或手足不温,便溏,舌淡苔白,脉虚弱。

(2)饮食停滞型:嗳腐吞酸,脘腹胀满,或吐不消化食物,吐后或矢气后痛减,或大便不爽,苔厚腻,脉滑。

(3)胃阴亏虚型:胃痛隐隐,口干舌燥,便秘,舌干红,脉细数。

(4)瘀血停滞型:胃脘刺痛,痛有定处,食后痛甚,或吐血黑便,舌紫暗,脉涩。

(5)肝气犯胃型:胃脘胀闷,攻撑作痛,痛连胸胁,嗳气,大便不畅,每情志不舒时痛作,苔薄白,脉沉弦。

(6)肝胃郁热型:胃脘灼痛,痛势急迫,烦躁易怒,嘈杂泛酸,口干口苦,舌红苔黄,脉弦。

2. 治则

(1)脾胃虚寒型则温中健脾。

(2)饮食停滞型则消食导滞。

(3)胃阴亏虚型养阴益胃。

(4)瘀血停滞型则活血化瘀。

(5)肝气犯胃型则疏肝理气之痛。

(6)肝胃郁热型则疏肝泻热和胃。

3. 方药

（1）脾胃虚寒型方选：黄芪建中汤加减。

（2）饮食停滞型方选：保和丸。

（3）胃阴亏虚型方选：一贯煎合芍药甘草汤化裁。

（4）瘀血停滞型方选：实证选失笑散合丹参饮化裁；虚症选调营敛肝饮加减。

（5）肝气犯胃型方选：柴胡疏肝散加减。

（6）肝胃郁热型方选：化肝煎加减。

八、中风后偏瘫

老年人中风后，经过抢救，虽然多数患者能病情稳定，但多遗留偏瘫、语言不利和口眼㖞斜等。中风老人，在康复训练时或日常行走时，容易跌倒，导致骨折。老年人中风半年后骨折的，内科病情稳定，可考虑手术治疗。

1. 症状

（1）气虚血滞型：半身不遂，肢软无力，或伴手足浮肿语言謇涩，口眼㖞斜，舌淡紫苔薄白，脉细涩无力。

（2）肝阳上亢型：患侧僵硬拘挛，伴头痛头晕，面赤耳鸣，舌红绛苔薄黄，脉弦滑。

2. 治则

（1）气虚血滞型治予补气活血，通经活络。

（2）肝阳上亢型治予平肝潜阳，息风通络。

3. 方药

（1）气虚血滞型方选：补阳还五汤加减。

（2）肝阳上亢型方选：镇肝熄风汤或天麻钩藤饮。

九、失眠

失眠是老年患者的常见症状，多由疼痛刺激、心情郁闷不舒、思虑太过等引起，但总责之于心脾肝肾及阴血不足。老年住院患者如长时间失眠，易导致精神委靡、食欲不佳、甚至引起精神错乱、心脑血管严重并发症等，手术患者有可能导致手术失败。

1. 症状

（1）阴虚火旺型：心烦，心悸，头晕耳鸣，健忘，口干舌燥，五心烦躁，腰酸梦遗，舌红，脉细数。

（2）心脾两虚型：多梦易醒，心悸健忘，头晕目眩，神疲肢倦，饮食无味，面色少华，舌淡苔薄，脉细弱。

（3）心胆气虚型：失眠多梦，梦易惊醒，心悸胆怯，遇事惊恐，气短倦怠，小便清长，舌淡，脉弦细。

（4）痰热内扰型：头重目眩，咳痰胸闷，嗳气吞酸，恶心恶食，心烦口苦，苔黄腻，脉滑数。

（5）肝郁化火型：不寐烦躁、易怒，目赤口苦，不思饮食、口渴喜饮，小便黄赤，大便秘结，舌红苔黄，脉弦而数。

2. 治则

（1）阴虚火旺型治予滋阴降火，养心安神。

（2）心脾两虚型治予养心补脾，化生气血。

（3）心胆气虚型治予益气镇惊，安神定志。

（4）痰热内扰型治予清热化痰，和中安神。

（5）肝郁化火型治予疏肝利湿，泻热安神。

3．方药

（1）阴虚火旺型方选：黄连阿胶汤或朱砂安神丸。

（2）心脾两虚型方选：归脾汤加减。

（3）心胆气虚型方选：安神定志丸加减。

（4）痰热内扰型方选：温胆汤加黄连、山栀等。

（5）肝郁化火型方选：龙胆泻肝汤加减。

十、劳淋

老年妇女，生殖道腺体萎缩，会阴部酸性环境改变，易存在尿路感染的情况，其症状表现为：平素尿急尿痛不明显，但劳累、受伤后，易诱发小便淋沥，尿频不畅。其类似于老年妇女的隐性尿路感染，即症状不明显，但小便常规明显异常。这种隐性尿路感染，平时危害不明显，但对于手术患者，尤其是关节和脊柱等无菌要求高的手术，其风险是巨大的。

1．症状

（1）脾肾两虚型：小便淋沥无赤涩，遇劳或受伤诱发，腰酸纳差，舌淡，脉沉细。

（2）中气下陷型：小便淋沥点滴，或浑浊如米泔，小腹坠胀，肛门坠胀或子宫脱垂，不思饮食，或伴腹泻，舌淡苔白，脉弱。

（3）肾阴亏虚型：小便点滴，尿赤，五心烦热，口干舌燥，腰膝酸软，舌红苔少，脉细数。

（4）肾阳虚衰型：小便淋沥，遇寒加重，形寒肢冷，腰膝酸软，纳少便溏或腹泻，舌淡苔白，脉沉细。

2．治则

（1）脾肾两虚型治予健脾益肾。

（2）中气下陷型治予补中益气。

（3）肾阴亏虚型治予滋阴降火。

（4）肾阳虚衰型治予温补肾阳。

3．方药

（1）脾肾两虚型方选：无比山药丸加减。

（2）中气下陷型方选：补中益气丸加减。

（3）肾阴亏虚型方选：知柏地黄丸加减

（4）肾阳虚衰型方选：右归丸加减。

十一、癃闭

癃闭是老年男性患者的常见病症，表现为小便量少、点滴而出，尿出困难甚至不能解出。《备急千金要方·膀胱腑》记载有葱叶插入尿道通便，是世界上最早记载的导尿术。癃闭病位在膀胱，但与肺、脾、肾、三焦关系密切，此外，肝气郁结也导致三焦气化不利。由于机械导尿术易导致尿道黏膜损伤，膀胱造瘘不易被老年人接受，中医药治疗值得临床实践。

1．症状

（1）肾阳衰惫型：小便点滴难出，排尿无力，面色㿠白，神气怯弱，畏寒肢冷，腰膝酸软，舌淡苔白,脉沉细、尺弱。

(2)尿路阻塞型:小便点滴而出,或尿如细线,甚则不通,小腹胀满疼痛,或刺痛,舌紫暗或有瘀斑,脉涩。

(3)中气不足型:时欲小便而难出,伴小腹坠胀,气短神疲,食欲不振,舌淡苔薄,脉弱。

(4)膀胱湿热型:小便点滴不通、短赤灼热,口苦口黏,或渴不欲饮,大便不畅,舌根黄腻,舌红,脉数。

(5)肺热壅盛型:小便点滴不爽,咳嗽,咽干,烦渴欲饮,呼吸短促,苔黄,脉数。

(6)肝郁气滞型:小便不通或通而不畅,情志抑郁,喜烦善怒,胁腹胀满,舌红苔薄黄,脉弦。

2. 治则

(1)肾阳衰惫型治予温阳益气,补肾利尿。

(2)尿路阻塞型治予行瘀散结,通利水道。

(3)中气不足型治予升清降浊,化气利水。

(4)膀胱湿热型治予清热利湿,通利小便。

(5)肺热壅盛型治予清肺热,利水道。

(6)肝郁气滞型治予疏调气机,通利小便。

3. 方药

(1)肾阳衰惫型方选:济生肾气丸加减。

(2)尿路阻塞型方选:代抵挡丸加减。

(3)中气不足型方选:补中益气汤合春泽汤化裁。

(4)膀胱湿热型方选:八正散加减,合并肾阴虚则选滋肾通关丸。

(5)肺热壅盛型方选:清肺饮加减。

(6)肝郁气滞型方选:沉香散加减。

第三节 术 前 评 估

术前评估是安排老年患者实施手术治疗的重要一环,包括术前基础疾病的诊治是否完成,基础疾病是否平稳或转佳;术前小结是否完成;术前讨论是否完成,手术治疗结论是否明确等。完成并通过术前评估,才能安排择期手术。

一、全身评估

(一)了解病史

一方面应详细了解患者骨伤科疾病的诱因、发生、发展及诊疗过程,包括损伤发生时的状态、暴力方向、混合因素、救治过程以及疾病开始的症状、中间变化、目前的症状等。还应该详细询问患者的既往史,包括内科疾病的诊治过程、外科疾病的诊疗情况、老年妇科疾病史及经带胎产史、药物食物过敏史、家族史、个人嗜好、烟酒史等。所有这些病史都应在术前进行评估、考虑对手术的影响。

(二)仔细体检

老年患者,有时症状不明显或描述不清,所以体检就显得特别重要。包括专科体检:没有外固定的,按照中医望、闻、问、切及西医视、触、叩、听、动、量等程序进行检查。有外固定及外覆盖物的,应及时松开检查,术前每日检查,了解肿胀、有无水泡、有无出血、有无渗液、是否化脓等变化。此外还应正常进行全身其他系统器官的检查,包括胸部检查、腹部检查、皮肤检查、足蹼趾甲等,以达到全面体检,排查手术隐患。

（三）化验室检查

包括血常规、尿粪常规及隐血、大生化指标、传染病四项、肿瘤化免指标、骨质疏松检测指标、糖尿病检查指标、肾脏病检查指标、心脏病检查指标、血液及体液培养加药敏、感染性特异指标、结核性检测指标、风湿及类风湿检测指标、强直性脊柱炎检测指标、痛风性关节炎检测指标、血液涂片、快速病检及病理切片等多种实验室检查。根据相关疾病史、可疑方向选择性检查。

（四）相关影像学检查

包括专科及相关脏器的 X 片(CR 及 DSA)、CT(CTA)、ECT、MRI(包括类 PET)、B 超(脏器组织及四肢血管)、彩超(心脏)、相关腔镜检查等。

（五）骨伤科疾病与全身状态的关系

老年患者入住骨伤科围手术期管理,应遵循"急则治标,缓则图本""整体观念"以及"动静结合、筋骨并重、内外兼治、医患合作"的原则。对于非急诊手术的,术前注意患者的饮食、睡眠、二便、心理变化、疼痛感、耐受性、适应感、基础疾病史,尤其内科方面,心脑血管疾病、糖尿病,外科慢性病等情况,应先权衡评估。有些疾病应术前调理平稳,术前的饮食、睡眠、二便等应调理平稳,术前消化道、泌尿道等慢性炎性病史不能忽视,骨质疏松性骨折术前调理脾胃至关重要,这类患者,进食有时比用药显得更为重要。此外,重度消瘦、异常肥胖常对手术治疗造成极大隐患,如人工关节术后感染及内固定术后失败,有些情况下就是营养异常的原因。

二、营养状况评估

（一）贫血

老人患者骨伤科手术术前贫血应重点纠正。术前血红蛋白(HGB)不应低于 100 g/L,红细胞(RBC)不应低于 $3.0×10^9$/L,白细胞(WBC)不应低于 $4.0×10^9$/L,血小板不应低于 $80×10^9$/L,网织红细胞计数不应低于 0.5%。目前血源紧张,术前备血困难、手术自体血液回收有限,对贫血原因应仔细分析,对症处理,不应完全依赖术后输血。

（二）脱水

老年患者,脱水情况也较常见。有患者担心小便不畅进水少的,有 2 型糖尿病脱水的,有慢性胃肠道疾病肠内脱水的,还有发热脱水的,性质包括低渗性脱水、高渗性脱水和等渗性脱水。术前脱水应纠正,但老年患者又不宜输液过多,防止增加心脏、肾脏负荷。

（三）脂肪储量异常(肥胖与消瘦)

脂肪在人体代谢中成为重要一环,适量的脂肪可以为人体功能供能,人体每日都需消耗一定量的脂肪,而且,脂肪还是脂溶性维生素的载体,体型适中对维持人体正常功能有重要意义。老年患者消瘦,则能量储备少,难于提供围手术期的能耗,形成营养不良,导致钙流失严重、钙质吸收障碍。肥胖患者同样危害极大,对于心脑血管疾病患者、糖尿病患者、慢阻肺患者、哮喘患者、关节病患者等,肥胖对手术的成功设置障碍和隐患。消瘦同样影响手术成功:术中内植物包覆薄弱、切口张力大、缝合困难、肿胀严重,易出现切口问题;术后消耗大,能量供应不足,抵抗能力下降,贫血难于纠正、低蛋白血症易导致术后感染等。正常成人体质指数〔BMI,体重

（kg）/身高平方 m²〕应在 19～25 之间,腰臀比〔WHR,腰围（m）/臀围（m）〕：男性应在 0.8～0.9 之间,女性应在 0.8～0.85 之间。

（四）骨质疏松

老年患者骨质疏松发病率较高,包括原发性骨质疏松、继发性骨质疏松。原发性骨质疏松的主要原因有：老年女性绝经后、消瘦、进食少、营养不匀衡、运动少、睡眠少、阳光照射少、家族性等,继发性包括：各种贫血、低蛋白血症、各种肾病、各种肝病、COPD、哮喘、瘫痪、胃肠切除术后、糖尿病、带病长期卧床、各种恶性肿瘤等。术前双能 X 线骨密度仪（DXA）测得 T 值≤－2.5 的诊断为骨质疏松,如 T 值在－3.0～－4.0 之间甚至更低的,术前术后应积极干预,分析骨质疏松原因,对因治疗加药物治疗,包括降钙素、双磷酸盐、维生素 D_3、钙剂、甲状旁腺素等,防止围手术期骨质疏松性骨折再发。

（五）免疫功能下降

老年患者免疫功能相对低下,原因可能有：长期白细胞水平低于 $4.0×10^9/L$,低蛋白血症,血清白蛋白水平下降,白球比倒置,长期营养不良,长期使用抗生素、长期使用糖皮质激素、放疗、化疗、放射性损害、脾功能亢进、毒物侵害、骨髓抑制等。术前应及时对因治疗,防止手术失败。

（六）血清蛋白水平

正常的血清蛋白水平,可以正常地维持机体的日常新陈代谢。对于老年患者骨伤科术前准备而言,正常的血清蛋白水平尤其重要,这是保证术后切口消肿、肌肉骨骼正常愈合、维持正常免疫力、防止切口感染的主要保证。术前,老年人血清白蛋白水平应保持在 30 g/L 以上,白球比维持在 1.5～2.5：1,否则,术后血浆渗透压明显下降,伤口水肿溢液,切口愈合缓慢或延迟愈合、不愈合,甚至感染、骨髓炎,导致手术失败。对于合并有肝肾疾病的老年患者,术前更应准备完善,做好手术预案。

三、局部评估

（一）消毒区皮肤

术前消毒区皮肤有水泡、高度肿胀、压疮、缺损、感染、不愈合等情况的,应谨慎安排手术。如上臂、小腿创伤性骨折后肿胀明显、张力性水泡的;长期卧床、术前有压疮、感染的;免疫力差,溃疡伤口不愈合的,都是老年患者骨伤科手术的极大隐患,术前应详细分析,制定应对措施。

（二）患肢血运

机体正常的新陈代谢及修复愈合,充足的血供是基本条件。对于创伤性损伤,术前应仔细检查患肢血运,防止遗漏大血管损伤、血管栓塞;人工关节手术术前应完善相关检查,如下肢血管 B 超检查。糖尿病足、下肢坏死截肢术前应行 CTA 检查;骨肿瘤术前应行 DSA 检查等。对于术前动脉破裂、栓塞、假性动脉瘤等大血管异常的,术前应制定相应措施。

（三）指（趾）端炎症

老年患者由于自身弯腰困难,修理指（趾）端困难,易产生甲沟炎,有的长期患有脚气、湿疹等,因此,老年患者术前应仔细检查指（趾）端,清理甲缝污垢,治疗甲沟炎、脚气、湿疹等,尤其是足部手术、人工关节手术、蹞外翻手术等,更应特别重视。

（四）神经营养障碍

人体运动系统除需要血液营养外,还需要神经营养及支配。正常的神经营养,可以保持正常的肌容积、肌力、肌张力、随意伸缩功能等,主导骨骼完成运动功能。但老年患者上下肢神经根性损伤症状发病率高:颈和腰椎间盘突出、腰椎管狭窄、腰椎小关节增生等;周围神经干性及末梢损伤、糖尿病周围神经炎等导致的夏科氏关节病,给患肢手术产生隐患。术前应仔细检查,完善肌电图检查,区分感觉神经和运动神经的损伤,确定损伤的程度,酌情安排手术及采取应对措施。

四、各系统评估

(一)心血管系统

1. 高血压　老年高血压在术前必须保持平稳。在服药状态下,晨起血压保持在 130~150/80~90 mmHg 之间较为稳妥。曾有高血压脑卒中病史的患者,血压不宜下降太多。术晨可以口服降压药、术前可以使用镇静剂,防止老年患者进入手术室后,紧张过度,血压飙升。

2. 高血脂　高血脂包括血清三酰甘油和(或)胆固醇水平升高,三酰甘油升高可以在大量进食脂肪及油类食物后快速升高,而胆固醇水平升高相对缓慢,从治疗上来说,低脂饮食再配合降脂治疗,三酰甘油水平可以较快下降,而胆固醇水平下降较慢,降脂过程中,必须注意检测肝功能变化。高脂血症在骨伤科手术中有导致脂肪栓塞的风险。故术前应将血脂调整到接近正常水平。

3. 心功能　心脏功能在Ⅰ级、Ⅱ级者一般能生活自理,Ⅲ级爬楼困难,Ⅳ级平地行走困难。心功能异常包括高心病、肺心病、心肌梗死后遗症等。术前治疗主要是:使用强心苷、正性肌力药物等,安排骨伤科手术应使老年患者心功能达到Ⅱ级及以上。

4. 心肌梗死病史　近期有心肌梗死病史的,应谨慎安排手术。经过系统治疗,病情稳定后,3 周后可进行急诊手术,但必须要有高年资麻醉师主持麻醉;6 个月左右病情稳定时可进行骨伤科择期手术,术中应保持血压平稳,酌情使用正性肌力药物、扩冠药物等。

5. 心律失常　常见的心律失常包括房性早搏、室性早搏、室上速、室性心动过速、心房纤颤、房室传导阻滞、束支传导阻滞、病态窦房结综合征等。每分钟 5 个以下的房性早搏,一般不需要特别处理;阵发性室上速经过治疗一般能恢复到窦性心律;而阵发性室性心动过速则需要特别重视;频发室早尤其危险,有猝死可能;右束支传导阻滞如不合并明显器质性病变,则无明显危害,而左束支传导阻滞则需药物治疗;心房纤颤患者存在栓子脱落的危险,术前应有干预措施;对于装有心脏起搏器的老年患者,术前应请专科会诊,术中应请心脏科高年资医师配合麻醉。

6. 心电图　通过心电图,可以看到患者即时心率、P 波是否异常、P-R 间隙、QRS 间隙及振幅、QT 间隙、Q 波是否异常、ST 段形态是否异常、T 波形态、ST-T 段改变、心电轴偏移等,可以读出患者心律是否正常、心房心室是否肥大、心肌是否缺血、是否有心肌梗死等,应结合其他检查,作出判断。

7. 心脏彩超　心脏彩超是利用多普勒效应的音频改变来测定心脏大血管的血流方向和速度。可以较好地描述心脏的主动脉瓣、肺动脉瓣、二尖瓣、三尖瓣的形态,探测心肌病、心包积液等,可以较好地描述心脏的器质性病变。

8. 24 h 动态心电图(Holter 检查)　Holter 系统装置可以记录患者 24 h 内动态心电图,可以累积患者 24 h 内的异常心电图,包括心率、心律异常,尤其是室上速、室速、房性早搏、室性早搏,甚至窦性停搏的记载,更好地为诊治心脏疾患提供依据。

9. 双源 CT　双源 CT 在一套设备中含有两套 X 线球管,利用静脉推注锝-99m 显影,扫描间隔可以缩短为 85 ms,在不需要控制心率情况下,显示心脏外形及功能,特别是冠脉显影,可以诊断冠脉的分支、形态、是否存在动脉斑块、大小、位置、钙化程度等,较客观地显示冠脉血供的分布和分支状况。

(二) 呼吸系统

1. **肺功能检查**　临床肺功能检查,主要包括肺通气功能检查和换气功能检查。通过检测肺活量(VC)、最大通气量(MVV)第 1 秒用力呼出量(FEV_1)、一秒率($FEV_1\%$)、残气容积(RV)、肺总量(TLC%)等指标,来分析老年患者肺功能及通气功能障碍分型,如阻塞性、限制性或混合性。并且通过通气/血流比(V/Q)来分析换气功能状况。结合临床体检和化验室检查等,整体判断肺部状况给手术安排和麻醉选择提供依据。

2. **肺部感染存在与否**　入院体检应仔细检查胸部,包括叩诊、听诊;化验检查血象和 CRP 是否升高;胸片或胸部 CT 是否存在感染灶;结合平时抽烟量、咳痰量等情况作出判断。

3. **血气分析**　动脉血气分析通过检测动脉血中血氧分压、二氧化碳分压、血氧饱和度、血氧含量、pH、二氧化碳结合力、碳酸氢盐、缓冲碱、剩余碱等指标,更好地反映肺通气和换气功能状况。此外,还可根据上述指标,进一步判断患者的体内酸碱平衡状况,偏酸性又可分为呼吸性酸中毒及代谢性酸中毒;偏碱性又可分为呼吸性碱中毒、代谢性碱中毒。甚至还有更复杂的兼夹合并情况出现。对于年老体弱患者,术前及麻醉中、术后及时的动脉血气分析十分重要,可以为应急处理患者赢得先机。

(三) 消化系统

1. **肝功能**　肝脏的正常功能包括:参与糖、脂肪和蛋白的正常代谢,解毒功能,排泄功能和维持正常的凝血功能等。老年患者肝功能异常,对骨伤科手术安排风险极大。当血清总胆红素>50 μmol/L,谷丙转氨酶、谷草转氨酶>80 U/L,血清白蛋白水平<28 g/L,白/球比<1,血浆凝血酶原时间(PPT)>20 s,则不宜安排骨伤科择期手术。

2. **胃肠动力病**　老年患者,基础代谢率普遍降低,肝脏合成肝糖元的能力下降,能量储备较低。而骨伤科手术普遍损伤较大、出血量较多,消耗很大。目前能量补充来源存在两条:肠内通道和肠外通道(静脉通道)。但静脉通道在老年患者普遍存在血管硬化、心功能下降、血流缓慢、输液不能长时快速输注等缺点,如果术前进食、消化能力差,则术后势必导致胃肠功能进一步减弱,胃肠道正常菌群失调、病菌繁殖、毒素吸收甚至消化性溃疡、内环境紊乱等。不宜短期内安排手术。

3. **胃十二指肠球部溃疡**　这是消化性溃疡的常见疾病。一方面,消化性溃疡影响患者进食及消化;另一方面,给围手术期用药带来较大麻烦:如重大手术打击易诱发消化性溃疡、消炎镇痛类药易导致消化性溃疡、糖皮质激素也易诱发消化性溃疡。因此,安排手术前应请专科会诊,予保护胃黏膜、抑酸和治疗幽门螺杆菌等治疗,术前应达到大便隐血阴性、胃痛消失。

(四) 泌尿系统

1. **肾功能检查**　肾脏功能表现在肾小球滤过率、肾小管的分泌和重吸收、形成和排泄尿液、调节重要离子代谢、分泌重要的激素等。在肾脏功能检查中,肾小球滤过率、血清尿素氮、血清肌酐、血尿酸、血清 K^+ 浓度、尿糖水平等都可以较好地反映肾脏功能,尤其血清肌酐、尿素氮水平是反映肾小球滤过功能的重要指标。血清肌酐正常水平<106 μmol/L,血清尿素氮水平<7.1 mmol/L,单纯的尿素氮水平上高,且<9 mmol/L,可以在体内蛋白分解过多的情况下出现,但在肾功能衰竭期,血清尿素氮水平的升高有重要意义;而血清肌酐水平的升高是

肾脏肾小球滤过功能急剧损害的标志,单一的血清肌酐水平达到 120 μmol/L,则应暂停手术,经会诊治疗,达到接近正常水平后再安排骨伤科手术。

2. **尿液检查** 包括尿隐血、尿糖、尿蛋白、尿红白细胞、尿中管型、尿比重等检查。其中尿隐血阳性需鉴别来源,包括结石、感染、结核、肾炎、肿瘤、多囊肾等。尿糖、尿蛋白阳性需重点鉴别。尿比重异常见于肾小管重吸收异常。尿中有管型要鉴别肾功能衰竭。结合其他化验室检查及相关的影像检查,判断尿液异常的病因。

3. **尿路感染** 老年患者尿路感染的原因有性别的区别:老年女性由于绝经后雌激素水平低下,菌群失调,屏障能力下降,常常是逆行性感染;老年男性可能是结石、前列腺炎、前列腺肥大导致尿潴留细菌滋生。如果是下尿路感染,经过抗感染、多饮水排尿,一般能较快好转,但如果是慢性肾盂肾炎,则转为长期的感染、破坏易导致肾功能衰竭。术前应调整到尿液白细胞酯酶、白细胞数、脓细胞数明显下降或弱阳性,无发热症状,血象正常,C反应蛋白水平接近正常。

(五) 内分泌系统

1. **血糖** 老年人空腹血糖水平高于 7.0 mmol/L,餐后 2 h 血糖高于 11.1 mmol/L,可以判断为 2 型糖尿病,如晨空腹血糖在 6.1～7.0 mmol/L,应为空腹血糖受损。晨空腹血糖在 6～9 mmol/L,糖化血红蛋白<9 可正常安排骨伤科手术。2 型糖尿病患者,未用药术前晨空腹血糖达到 13 mmol/L,术前的口服用药或长效胰岛素宜改成短效(普通)胰岛素,并检查是否存在糖尿病肾病、眼底病等。

2. **甲状腺** 临床常见的甲状腺疾病包括:甲状腺功能亢进症、甲状腺功能减退症、甲状腺瘤、甲状腺结节、甲状旁腺功能亢进症等。甲状腺瘤、甲状腺结节主要是外科治疗。甲亢主要见于中青年患者。甲状旁腺功能亢进症临床发病率较低,但易遗漏,危害大。

甲状旁腺功能亢进的主要特点是:血钙高(>2.7 mmol/L),血磷低(<1.0 mmol/L),这是由于甲状旁腺异常分泌增多造成的。常合并有骨痛、疲劳、食欲减退、尿路结石等。经过降血钙、调节水电解质平衡、必要时切除甲状旁腺等治疗,如血清钙磷水平能大致稳定,可安排骨伤科手术。

甲状腺功能减退症临床可见:表情淡漠、面色苍白、畏寒肢冷、嗜睡、反应迟钝、记忆力下降、腹胀、便秘、肠梗阻、肌肉松弛、肌痛、关节僵硬等。检查见:T_3、T_4 水平降低,TSH 水平升高。心电图检查:心动过缓、肢体导联低电压、P-R 间隙延长、T 波平坦或倒置等。心脏超声:可见心包积液。对于临床症状较轻,T_3、T_4、TSH 水平轻度异常的,可择期安排手术;对于症状较重的老年患者,则不宜短期内安排手术,需积极治疗,包括:甲状腺素替代疗法,纠正贫血、低血糖、水电解质紊乱、控制感染等。当 T_3、T_4、TSH 水平接近正常时可安排骨伤科择期手术。

3. **类库欣综合征** 主要由临床上类风湿关节炎、支气管哮喘等患者长期使用糖皮质激素造成的。临床表现为:向心性肥胖,满月脸,多毛,腰背疼痛,性征异常。这是由于皮质醇增多,导致体内蛋白质加速分解向糖原转化所产生的一系列症状。化验可见:血皮质醇含量升高,糖耐量曲线不正常,X 片可见多发骨骼脱钙、骨质疏松。这类患者的治疗主要是调节水电解质平衡,必要时使用雄激素。围手术期注意使用糖皮质激素,防止肾上腺皮质功能低下造成危象。

4. **痛风** 痛风是一种体内嘌呤代谢异常的疾病,其特征是高尿酸血症,尿酸析出血管造成痛风性关节炎、痛风结石,甚至造成关节畸形和肾结石和慢性间质性肾炎。其病因一是肾小管分泌排泄尿酸异常,二是进食高嘌呤含量食物。尿酸常常析出于关节、皮下、肾脏,易导致痛风性关节炎。急性发作时关节局部出现红肿热痛炎性反应,血象升高。老年患者血尿酸高于430 $\mu mol/L$ 且有痛风病史者,应先降尿酸、治疗痛风,尤其是人工关节置换术的患者,整个围手术期必须注意低嘌呤饮食、服用降尿酸药物,配合中药清热利湿、消肿止痛。否则,人工关节术后,可由痛风性关节炎导致术后灾难性的人工关节手术失败。

（六）神经系统

1. 脑中风后遗症期　脑卒中急性期安排骨伤科择期手术存在绝对禁忌证。但急性期3个月过后,如血压平稳,言语意愿表达清楚,饮食睡眠尚正常,能够达到基本医患合作的,在血压平稳的情况下可择期安排骨伤科手术。老年患者脑卒中发病,缺血性的脑梗死发病率高,高血压脑出血发病率相对低。

脑梗死分类中,腔隙性脑梗死也比较常见。腔隙性梗死症状较轻,后遗症轻微,危害较小,一般予维持血压平稳、营养脑神经治疗,一般可以安排骨伤科手术。

脑梗死患者经过稳定血压、抗凝、抗血小板、溶栓、降颅内压等治疗,3个月后,病情稳定,偏瘫好转或稳定,可酌情安排骨伤科择期手术。

高血压性脑出血一般病情危急,经过稳定血压、降颅内压或手术抽吸血肿等治疗,康复期病情稳定,6个月后,可酌情安排择期手术。

2. 脑萎缩　老年患者 Alzheimer 病,轻者近事遗忘,重者昏不识人,流浪迷路,个人生活完全不能自理等。如老年患者脑萎缩较轻,生活尚能自理或配合护理的,可安排骨伤科择期手术;脑萎缩程度较重,不能配合护理、依从性差的,不宜安排手术。

3. 帕金森病　帕金森病症状较轻的,或经过治疗,病情稳定,不出现一侧肢体持续震颤的,可安排骨伤科择期手术。如果安排人工关节置换术,操作技术要求更高。

（七）自拟 10 项老年髋部骨折手术评估危险指标

参考国内外学者对老年患者手术风险的评估,自拟 10 项老年髋部骨折手术评估危险指标:①年龄,80 岁以上老人器官功能储备差,易产生手术并发症。②体重,70 kg 以上及 40 kg 以下手术风险增大。③骨折前进食情况,差者表示消化功能弱,抵抗力差。④心脏疾病,如冠心病、高心病、肺心病、心律失常、心梗等心功能在Ⅰ级以下者。⑤脑部病变:老年痴呆症、脑梗、精神疾患。⑥肝功能异常,谷丙转氨酶>45 IU/L、谷草转氨酶>55 IU/L,胆红素明显升高。⑦肾功能异常,肌酐>130 $\mu mol/L$,尿素氮>15 mmol/L,尿中有管型。⑧肺功能异常,有慢阻肺、呼吸衰竭等,肺功能测定为中重度通气功能障碍。⑨血液学检查异常:血红蛋白、红细胞、血浆蛋白水平明显降低,造血功能差,空腹血糖>11 mmol/L,血气分析、电解质水平、血液凝结功能、血液流变学等指标异常者。⑩感染灶存在:呼吸道、消化道、泌尿道、皮肤等处感染灶。

（八）相关会诊

老年患者由于基础疾病多、病情复杂,围手术期必须重视专科会诊。一般来说,术前会诊包括:专科会诊,麻醉科会诊,科内会诊,院内会诊,外院会诊等。专科会诊主要针对基础疾病,麻醉科会诊主要针对麻醉方式的选择、麻醉药的使用及基础疾病的诊治建议,科内会诊主要针对骨伤专科的手术目标、手术方案、器械选择、人员配备、备选方案、手术程序、风险预测、手术预案、术后管理等方面,院内会诊主要针对新开展手术、高难复杂手术、基础疾病复杂手术、需多专科协作手术等,而请外院会诊,主要针对纠纷手术、疑难危重手术、新开展手术学习等。不同的会诊,目的不同,作用不同。

第四节　手术麻醉选择

一、老年麻醉的药代动力学特点

（一）药物动力学

药物动力学研究药物在人体内包括吸收、分布、代谢和排泄的全过程。麻醉药多数经静脉途径（非胃肠道）进入人体血液循环，不经过肝脏的"首过效应"，容易引起机体内药物浓度的明显升高，潜在诱发药物的蓄积作用和毒性反应。

（二）老年人的药物分布特点

由于老年人组织和细胞含脂量均上升而含水量下降，这将影响许多药物在体内的分布量，即机体对药物的反应。如水溶性药物在老年患者服用后，在体内的分布量下降，而作用部位浓度增高；相反，脂溶性药物表观分布容积增加，而作用部位浓度下降，这将引起药物容易在体内蓄积。

（三）老年人药物血浆浓度特点

药物进入体循环后，与血浆蛋白质的结合影响游离药物的浓度。由于老年人血浆白蛋白"选择性"浓度降低，因此，药物酸碱性在相应的 pH 中，Vs 游离型有药理活性的药物浓度增高，这将影响药物的作用变化，多数是安全窗变窄，容易产生毒性反应。

（四）老年人药物半衰期的特点

由于老年人肝肾体积缩小、血流量下降而导致功能下降，如药物在肝脏内的廓清延迟和下降，影响游离药物的血药浓度；老年患者的肾脏的功能下降体现在肾小球的滤过率、肾小管的分泌和重吸收均下降。而水溶性药物及其代谢物的排泄是经过肾脏完成的，这就使这类药物经肾脏的廓清作用下降，容易导致蓄积。

二、老年人的药效学

（一）药效学增强的药物

药效学是指药物对机体的作用及作用机制。老年人药效学的改变体现在对多种药物的敏感性增强。如对中枢神经系统作用的药物的药效增强，还有抗高血压药物、吸入性麻醉剂、抗凝药华法林等的药效增强。

（二）药效学下降的药物

另一方面，某些药物对老年人的药效却下降：如 β 受体阻滞剂、α 肾上腺素受体激动剂等。

三、麻醉前的评估

（一）基础疾病史

存在心脑血管系统疾病的老年患者，对维持血流动力学平稳非常重要。存在呼吸系统疾病的老年患者，应进行肺功能检测；呼吸道感染的患者，其气道反应性增高，麻醉期间易导致喉痉挛和气管痉挛；在抗感染期间进行急诊手术，应避免全麻或吸入麻醉等。糖尿病导致的胃轻瘫易引起全麻时的反流和误吸；长期糖尿病易导致肾病、无痛性心肌缺血等。还有术前的食欲差、进食少；脑卒中后遗症期患者偏瘫、认知功能差等，都对麻醉产生较大影响。

（二）既往麻醉并发症

老年患者既往的手术史和麻醉史，包括麻醉方式的选择、麻醉药物的选择和使用、术中其他非麻醉药物的使用、术后苏醒的时间、术后是否有头晕、头痛、恶心、呕吐、嗜睡、麻醉药的剂量对疼痛的敏感性、麻醉药的过敏和中毒现象等。

（三）个人史

麻醉前需了解老年患者有无嗜酒、嗜烟情况，有无吸毒史，有无多次使用安眠药、有无哮喘史等。

（四）潜在的气管插管困难

老年患者是否有风湿、类风湿等免疫系统疾病，是否有气管变形，是否喉头水肿，是否有食管返流史等。

（五）局部麻醉麻醉禁忌

多数老年患者都有基础疾病，包括严重的心脑血管疾病史。全身麻醉虽然有利于保持患者的血液动力学平稳，但毕竟使用麻醉药风险较大，术后并发症包括深静脉血栓等发生率升高，气管插管致呼吸道感染的风险增大，术后认知功能障碍发生率较高。椎管内麻醉相对操作简单，不需气管插管，麻醉药相对安全，具有术后并发症较低等优点。常见的局部麻醉有：区域阻滞麻醉、局部浸润阻滞麻醉、神经阻滞麻醉、椎管内麻醉等。但局部麻醉也存在一些禁忌证：患者依从性差不能配合，颅内压（脊膜、硬脊膜内）升高者，血友病患者及拒绝局麻术者，穿刺部位感染，失血性休克患者，多发外周神经硬化者等。

四、合并基础疾病老年骨伤科麻醉的适应证与禁忌证

（一）合并心脑血管系统疾病麻醉的适应证与禁忌证

1. **高血压**　麻醉前血压升高，最大的风险是心、脑及肾脏等重要脏器的继发或突发病变，如诱发心律失常、心力衰竭、心动过速、脑卒中、肾衰竭等。原发性高血压病，麻醉前血压在 $140\sim150/90\sim95$ mmHg 之间较为安全。血压高于 180/105 mmHg 为麻醉禁忌。对于继发性高血压，必须先查清原发病。此外，麻醉前 1 周，禁止使用利血平，防止体内儿茶酚胺耗竭。

2. **心血管疾病**　对于冠心病、高血压病三期心肌肥厚、稳定性心绞痛、不稳定性心绞痛者，必须进行术前诊治，复查心电图及心肌酶谱明确缺血状况改善后再安排手术。心肌梗死不超过 1 个月的，为麻醉禁忌。心肌梗死超过 6 个月，病情稳定者，可安排手术麻醉。

对于心律失常的，频发室早、病态窦房结综合征、Ⅱ度及以上房室传导阻滞、阵发性室性心动过速等为麻醉禁忌。

心房纤颤、室上性心动过速、偶发房早室早、安装心脏起搏器后等必须经过术前的治疗，病情稳定后，可择期安排麻醉手术。

心房纤颤患者需经过抗凝、溶栓等治疗，防止麻醉术中栓子脱落继发肺脑栓塞。至于心脏瓣膜疾病，一般来说，狭窄性瓣膜病比关闭不全瓣膜病发展迅速、危害更大，重度主动脉瓣或二尖瓣狭窄易诱发心律失常、心肌缺血或左心衰等严重并发症，为麻醉禁忌。

对于心功能分级，Ⅰ级、Ⅱ级者病情稳定可安排择期麻醉手术，Ⅲ级者需加强围手术期管理，待心功能好转或稳定后再安排麻醉手术，Ⅳ级者为麻醉禁忌。

3. **脑血管疾病**　脑卒中包括缺血性脑病和出血性脑病。有短暂性脑缺血发作、腔隙性脑梗死病史患者，必须加强术前管理，完善头颅 MRA 等检查，进行干预治疗。

对于有脑梗死病史者，3个月后病情稳定的，无偏瘫者，可谨慎安排择期麻醉手术；有偏瘫者，一般6个月后，病情稳定者，可安排择期手术。对有于脑出血、蛛网膜下腔出血病史患者，一般也须半年后，病情稳定者，可安排择期手术。术中必须保持血压稳定，血压不能过高，一般也不宜低于130/85 mmHg。

此外，术前有认知障碍、帕金森病、老年痴呆症者，术前需加强管理，病情稳定后可安排择期手术。重度老年痴呆症患者，为椎管内麻醉禁忌。

（二）合并呼吸系统疾病的麻醉的适应证与禁忌证

1. 慢性阻塞性肺病（COPD）　术前了解老年患者否咳嗽、咳痰、痰量多少、是否喘息，肺功能检查：肺活量、最大通气量、通气功能障碍类型及程度。对于哮喘持续状态、肺心病心功能Ⅳ级者，为麻醉禁忌。对于强直性脊柱炎伴颈椎强直患者，不宜选择椎管内麻醉。

2. 呼吸道感染　如急性上呼吸道感染，由于气道反应性高，应推迟手术；呼吸道抗感染时进行急诊手术，宜全麻且术后送入ICU监护。肺炎、肺脓肿患者，必须治愈后，才能进行手术麻醉。

（三）合并内分泌系统疾病麻醉的适应证与禁忌证

1. 糖尿病　长期糖尿病易导致心、脑、肾、眼、末梢神经等脏器组织的病变。对于糖尿病酮症酸中毒、糖尿病高渗性昏迷患者，为麻醉禁忌。

1型糖尿病患者，术前应控制血糖在正常范围。2型糖尿病患者，术前血糖：晨空腹应在6～8 mmol/L间，餐后1 h血糖应<11 mmol/L。如空腹血糖>10 mmol/L，糖化血红蛋白>9%，应进一步治疗，不宜实行麻醉手术。另外，口服降糖药和长效胰岛素在术前宜改成普通胰岛素治疗。

2. 甲状腺疾病　相对于甲亢，老年患者多见甲减。甲减患者畏寒肢冷、食欲减退、消化不良、腹胀、嗜睡、黏液水肿现象，T_3和T_4水平下降、TSH水平升高。如T_3和T_4明显下降、TSH升高，则不宜安排麻醉手术，必须专科治疗，否则有发生心血管虚脱的风险。另外甲状旁腺功能亢进在老年患者也时有发现。这类疾病女性多见，表现为乏力、恶心呕吐、腹痛、多尿、嗜睡。实验室检查：血钙可>4 mmol/L，血磷<1 mmol/L。术前必须加强专科治疗，否则，有继发严重电解质紊乱、心脏传导阻滞的风险。

（四）合并肝肾疾病麻醉适应证与禁忌证

1. 肝脏疾病　老年患者常见的肝脏疾病包括：各种肝炎、肝硬化、脂肪肝、胆道系统疾病，当老年患者肝功能轻度异常时，可安排择期手术。当肝脏谷丙和谷草转氨酶>50 mmol/L、血清白蛋白28～35 g/L、血清胆红素<40 μmol/L、凝血酶原时间4～6 s时，必须专科诊治，待肝功能好转稳定后，可安排择期麻醉手术。如肝脏谷丙转氨酶和谷草转氨酶均>90 U/L、血清白蛋白<28 g/L、血清胆红素>40 μmol/L、凝血酶原时间>6 s时或出现肝性脑病、肝性昏迷时，或慢性肝病出现消化道出血时为麻醉禁忌。

2. 肾脏疾病　老年患者常见肾脏疾病包括：糖尿病肾病、高血压肾病、慢性肾炎、肾病综合征、肾盂肾炎等疾病。如肾脏功能异常，则手术风险增大：如患者肾小球滤过率降低到30～60 ml/min，血清尿素氮和肌酐轻度异常，可安排择期手术。如患者肾小球滤过率降低到25 ml/min，血清尿素氮7～17 mmol/L、肌酐177～200 μmol/L，必须经过专科治疗，病情好转并平稳后可安排择期手术。当患者肾小球滤过率<25 ml/min，血清尿素氮>17 mmol/L、肌酐>200 μmol/L、血清K^+>6 mmol/L为麻醉禁忌证。

五、老年骨科手术时麻醉的选择

(一) 一般原则

对颈椎、胸椎、上腰椎、骨盆及开放性骨折手术宜选全麻;对依从性差,不能配合麻醉者,选全麻;对上肢手术选择颈丛或臂丛麻醉;对下肢手术宜选椎管内麻醉。

(二) 局麻浸润麻醉

适应于时间短、术野小的手术,以及穿刺术、经皮手术、介入手术等,麻醉药不注入血管则不引起明显并发症。

(三) 神经丛(干)阻滞麻醉

对局部有感染、肿瘤者不适合。实施麻醉时将局麻药直接注入到神经干(丛)旁,暂时阻断神经传导,可同时阻断交感、副交感及感觉神经。常用于上肢及上肢带骨手术,指(趾)端手术等。

1. **臂丛神经阻滞** 对运动神经产生止痛、肌松、血管扩张作用。包括肌间沟阻滞法,锁骨上阻滞法,腋部阻滞法等。适应于肩部、上臂、肘部、腕部手术,但应避免双侧臂丛阻滞导致膈神经及喉返神经阻滞。

2. **其他神经阻滞法** 坐骨神经、股神经、桡神经、正中神经和尺神经阻滞法,目前临床上运用越来越多。

(四) 椎管内麻醉

1. **种类** 包括脊麻、硬膜外麻醉和脊麻-硬膜外联合麻醉。硬膜外麻醉又分为单次给药法、连续小剂量给药法。

2. **硬膜外麻醉的优缺点** 椎管内麻醉相对来说易引起呼吸循环的抑制,但由于老年硬膜外间隙变窄,麻药扩散广而快,麻药用量大大减少,即使出现呼吸循环抑制,也比脊麻来得缓慢,较容易发现和处理。但穿刺困难。麻醉平面在 T4 以下都不影响呼吸。

3. **脊麻的优缺点** 脊麻的特点是麻醉效果好、起效迅速、阻滞面广、用药量少、麻醉作用较长,而且,老年患者脊麻后头痛现象较少。但同样穿刺困难,麻醉平面宜在 T12 以下,用药量较难控制。麻醉术后尿潴留等。

4. **注意事项** 由于穿刺可导致椎管内出血,术前 1 周须停用抗凝药。凝血功能差的患者禁用椎管内麻醉。此外老年患者慎用氯胺酮,防止产生心血管意外。须常规面罩给氧,保证动脉氧分压。此外老年体瘦患者,椎管内麻醉时,如受凉易颤抖,导致血压异常升高,注意保暖。

(五) 全身麻醉

1. **全麻术中的注意事项** 麻醉诱导时,用药量从小剂量开始,气管插管时应在咽喉、气管表面麻醉效果显现时进行。患者血压较高时,注意控制血压、麻醉不宜太浅,同时可酌情给予β受体阻滞剂防止心肌缺血。进入麻醉维持后,注意麻醉深浅的控制,防止手术的刺激、患者体位的改变导致血压升高,引起心血管意外事件。在手术中有较大出血时,可酌情使用控制性降压技术,并注意持续的时长,防止长时低压导致心脑肾等重要器官缺血。

2. **全麻术后可能的并发症** 由于老年患者对麻醉药代谢能力降低、对麻醉药敏感,所以术后苏醒延迟,加上老年患者多存在高血压、冠心病、慢阻肺(COPD)、糖尿病等基础疾病,自主呼吸恢复慢,术后易导致痰多、呕吐恶心,甚至误吸、呼吸功能损害、认知障碍、躁动、谵妄、呼吸道感染、拔管延迟、拔管后肺不张、下肢深静脉栓塞等异常。

第五节 手 术 预 案

手术预案是指对手术过程中(从患者由病房接至手术室开始到患者术后回归病房)患者出现病情波动、病情发展或意外情况时,手术组为应对复杂情况所做出的准备应对诊疗措施和计划方案。

一、手术时长的预测

手术时长的预测对于手术的圆满结束有着重要作用。对于熟练的主刀医生,手术时长大致确定。但由于老年患者基础疾病的变化,手术过程中意外的出现,如手术过程中出现术前诊断未发现的移位骨折、取出内固定时工具不配套、取出锁定钢板时碰到冷焊现象、取出髓内钉和钢板螺钉时内固定断裂、手术意料外的自体骨移植、脊柱手术时大出血或硬膜囊破裂、有冠心病史患者出现心梗等,如这些情况术前不做预案和充分准备,则有可能出现手术的重大挫折甚至失败。尤其对于初定手术时间较短,事实上手术时间却大大超出设想时,则对于麻醉的选择、备血的情况、ICU的预定、手术风险的预测、对患者及家属的知情谈话等都应有一定的弹性,否则,看似简单的手术,实际上却蕴藏巨大风险。

二、备血与输血

老年患者的骨伤科手术,备血是一个必不可少的预案。对于无止血带的内固定手术、人工关节手术、脊柱手术、肿瘤手术等,由于老年患者凝血功能下降,多合并血管硬化或钙化,导致大的手术或手术时间长的手术,出血量较多,偶尔导致大的血管破裂,手术台上患者的血压可骤降。除去手术台上可见失血,术后3~4日内,隐性失血量也很大。所以,术前备血应认真对待。目前,血库血源趋紧,以及个别患者的特殊血型,术前需准备充足。

三、术中内科专家的会诊

严重的心脑血管疾病病史,经过术前的围手术期管理,包括专科的会诊及诊治,术前病情稳定,安排手术治疗,风险还是比较大。如心脏起搏器或支架安装病史、不稳定型或变异性心绞痛病史、心肌梗死病史、Ⅱ度以上房室传导阻滞病史、阵发性室性心动过速病史、频发室性早搏病史、心房纤颤病史、中重度瓣膜狭窄或关闭不全、病窦综合征等病史,则应高度重视,应请医务职能部门及时安排心内科专家术中会诊,确保手术过程心律、血压、内环境稳定,防止严重并发症。

四、麻醉施行控制性低血压

老年骨伤科手术中,出血量大的手术比较常见,如颈椎后路、胸腰椎经椎管后路及前路、骨肿瘤手术、骨盆手术等,出血量均很大。对于预计出血量大的手术,在做好术前准备的基础上,可酌情施行控制性低血压技术。如经术前输血,保证红细胞比容＞35％,血红蛋白＞110 g/L,即高血容量下的控制性低压技术,术中平均动脉压保证在55~60 mmHg,术中加强麻醉监测、尿量监测、出血量检测、体感诱发电位监测等。

五、术中对原定手术方案的调整

在术中发现需要调整原手术方案的情况并不少见：如术中发现新的骨折类型，原定内固定不适合；原定内固定型号不匹配；原手术方案中无植骨预备；闭合复位外固定支架术中发现骨折难于满意对位，需切开复位或改为其他方式内固定；术中发现病理性骨折；人工关节术中发现原定假体不匹配；假体骨床缺损超过术前预测、原定假体型号或类型难于安装；邻近关节的骨折内固定手术（尤其再次手术）未备用人工关节；人工关节翻修术中出现难于避免的新骨折；PVP 术中发现水泥注入困难，需调整为 PKP；脊柱后路术中 PLIF 和 TLIF 技术之间的调整；原定双侧同期手术但术中发现条件不具备；以及术中出现严重的并发症等。在这些情况下，主刀医师应及时酌情调整手术方案，预防风险事件出现。

六、术前内植物或器械的不同型号和类型的备份

在长骨干骨折的髓内固定术中，发现髓腔异常或内径超出预测；骨折钢板内固定术中发现骨折类型更为复杂或发现新的骨折；股骨颈骨折加压钉内固定术中发现选定钉子螺纹过长超出骨折线，失去加压作用；PVP 术中 PKP 的备份；胸腰椎前路术中钢板、Kaneda、钉棒系统等不同内固定的备份；内固定取出术中，同一个内固定物中须使用不同类型的手术器械和相同器械的不同型号，甚至包括进口和国产之分。像这些情况，术前必须做好准备。

七、术后 ICU（或麻醉恢复室）监护

老年患者，一般术前有较多的基础疾病或严重疾病史，老年骨伤科手术相对来说损伤也较大、出血也较多，尤其选择全麻，术后苏醒延迟、痰液较多、气道反应明显、自主呼吸恢复慢、内环境不稳定、认知功能障碍、术后进食困难、术后留置导尿管及尿液监测、监测气道插管拔管的后续问题等较多，特别注意防止家属及亲友间的过多探视，避免交叉感染等问题，应重视术后监护，直到病情稳定，再转回专科。

第六节　术后管理

术后管理同样也是围手术期管理的重要一环，台上顺利完成，手术只成功了一半。术后一些并发症、病情变化、突发情况未得到及时的处理，会给手术造成很大遗留问题，甚至导致手术失败。

一、疼痛的处理

疼痛引起保护性反应，但长时间的疼痛也会导致一系列的病理改变，严重的导致失眠、纳差、精神错乱、康复失败、甚至脑卒中、心肌梗死等。老年术后疼痛症状必须得到手术组的高度重视。

疼痛是人体的疼痛感受器接受外周神经传导的不良刺激并传至脊髓后索，由丘脑脊髓束上行，通过脑干中枢处理并分泌内生性疼痛控制因子应对来完成反射。要达到镇痛目的，主要从 3 个环节来进行干预：①减少致痛物质的产生：如 NSAIDS 类药。②阻滞疼痛感受由外周传入：如局部麻醉药。③降低疼痛中枢的兴奋性：曲马朵等。按给药途径来分，又可分为：

①口服类止痛药：阿片类如曲马朵，NSAIDS 类药如塞来昔布、美洛昔康等，肌松类药物如乙哌立松等。②肌内注射类止痛药：如哌替啶、吗啡、帕瑞昔布等。③静脉途径类止痛药：吗啡、芬太尼、氟哌利多等，及自控镇痛泵（PCA）。

此外，按照疼痛的程度来镇痛：①术后轻度疼痛：口服 NSAIDS 类药或曲马朵。②术后中重度疼痛：使用静脉或硬膜外 PCA。

近来，又提出超前镇痛的概念，即预先镇痛，指在伤害刺激前给予镇痛药或神经阻滞等方法以阻断疼痛向中枢传导，以缓解术后疼痛。

二、出血与血肿

出血问题应在刚上手术台就需特别重视，术中的微创操作、止血的层层递进、关闭切口时的对合紧密和逐层缝合，是止血的第 1 步。术后应及时使用血凝酶或抗纤溶系统止血剂以及中药止血药。同时，密切观察伤口渗血和引流管的引出量。脊柱术后应防止大出血产生大血肿压迫脊髓和神经，人工关节术后应防止大失血导致血压下降引发心脑血管事件，内固定术后防止出血导致肢体重度肿胀、张力性水泡等。此外，术后隐形大失血导致重度贫血、低蛋白血症，严重影响患者的内环境稳定和术口愈合，严重的还可导致伤口感染甚至骨髓炎。

三、尿潴留

老年患者术后尿潴留是一个常见的问题，多与前列腺肥大及麻醉方式、用药有关，尤其使用阿托品类药物导致平滑肌松弛、逼尿肌无力常发。年老体弱患者，术后下腹疼痛感知不明显，而实际膀胱已过度充盈，如不及时导尿，有膀胱破裂的危险。故对于老年患者椎管麻醉或全麻术后，宜留置导尿管 1～2 日；不宜留置导尿管的，宜下达医嘱记录每 2 h 尿量；或经治医师每 2 h 检查尿量，见尿量少时即行膀胱叩诊，听到实音及时导尿。

四、进食及营养

人体营养主要包括葡萄糖、脂肪、蛋白质、维生素、微量元素等。老年患者术中术后需要消耗大量能量，这些能量如不及时补充，必将对患者的术后恢复、伤口愈合、抵抗力的维持产生隐患，但补充营养的途径需根据患者的具体情况综合评估。对于术前有慢性胆道系统结石和胆道炎症、胃十二指肠溃疡、结肠炎等患者，静脉途径是较合适的途径，否则，有导致突发消化系统疾病甚至急腹症的可能，极大影响骨伤科手术效果。

五、低蛋白血症与肿胀

因术中出血及术后的隐形失血，围手术期老年患者血液及血清蛋白流失多，加上日常消耗，一般都存在较明显的低蛋白血症，甚至血清总蛋白可＜50 g/L，血清白蛋白＜25 g/L。手术出血可导致张力性肿胀，而低蛋白水肿却是组织间隙水肿，从而引起切口渗液、延迟愈合不愈合，甚至感染、骨髓炎等严重后果。低蛋白血症对于外科手术患者是极其危险的。

六、呃逆和腹胀

术后出现呃逆和腹胀等症状，可能是由于俯卧位手术，特别是脊柱后路手术、经胸及经腹脊柱手术等导致膈肌损伤或刺激、自主神经刺激或损伤等。对于术后腹胀，能进食的可口服青皮、陈皮制剂，复合维生素 B 等。但笔者在临床上发现，对于老年骨伤疾病患者术后出现腹胀、呃逆等,可进行针灸治疗。如腹胀可指压患者双侧合谷、足三里等穴位,呃逆可指压双侧内关穴,或针刺双侧合谷、足三里、内关穴,可收到良效。

七、失眠

术后疼痛的刺激、紧张忧虑、脑力耗损、贫血等,常常导致失眠。常规的处理是口服安定类安眠药。但某些呼吸功能不稳定的患者,不宜服用安定类药物。这时,可按照中医辨证论治服用中成药。如贫血为主的口服归脾丸、阿胶补血口服液等;阴虚或阴虚火旺的口服六味地黄丸、知柏地黄丸等;疼痛为主的口服七厘散、元胡索散等;耗伤心血的口服柏子仁丸、酸枣仁丸;脑力耗损的口服脑力静等。

八、认知障碍

术后认知障碍是老年患者常见术后症状,好发于全麻或开胸术后。其表现为术前正常,术后出现行为、意识、认知的改变以及焦虑和记忆力下降,严重的出现谵妄;可见患者兴奋和嗜睡交替出现,行为不协调,定向力障碍。认知障碍常见的病因有:麻醉用药,如氯胺酮、抗胆碱药、阿片类药等;也可能是继发某些疾病,如低血糖、低氧血症、低钠血症等。治疗主要是持续低流量吸氧,调节水电解质平衡,镇痛等,必要时可使用苯二氮䓬类药物。

九、便秘

有些老年患者术前即存在便秘现象,术后,由于大失血、手术或麻醉干扰自主神经,药物副作用导致肠蠕动减慢等原因,会加重便秘现象,严重的出现肠梗阻。术后应注意食物中添加含高纤维蔬菜,保证每日必须输液量。如术后多日未解大便,且有便意,可行辉瑞或肥皂水灌肠;后日常服用麻仁丸、乳果糖等。

十、切口愈合不良

老年患者,术后切口肿胀、渗液、溃烂、延迟愈合不愈合也较常见。分析其原因,有多方面的因素:①基础疾病,如长期糖尿病、血友病、长期使用激素、消瘦、营养不良、低蛋白血症等。②围手术期未严格无菌操作,如术前未严格备皮、术中未严格消毒、术后未无菌换药、引流装置未严格按规程护理、二便污染术口等。③特异性的皮肤愈合能力差。有些老年患者,一旦某些原因导致皮肤挫裂或切割伤,伤口长期不愈合。④过敏体质。有些老年患者,过敏体质,对切口缝线、消毒液、敷料等过敏,甚至对牛羊肉过敏,如医生不注意这个方面,不去除过敏原,则伤口延迟愈合或不愈合、甚至溃烂、感染等。⑤切口处压迫受伤,或缝合张力过大,影响切口血供而坏死。一旦出现切口愈合不良,先治疗基础疾病,主要还是换药治疗,不过,可使用中西医结合方法:先用双氧水冲洗伤口,去除皮痂和坏死组织,生理盐水再冲洗一遍,擦干,然后,从云南白药胶囊倒出一些药末,洒在伤口创面,每日一换药,伤口短于 3 cm 的一般 3 日左右见效。目前,临床有重组人表皮生长因子凝胶等促进皮损愈合的生物制剂前期运用。必要时应用VSD 手术。

十一、深静脉血栓栓塞

深静脉血栓形成的病因主要有 3 个:血流缓慢,静脉内膜损伤以及高凝状态。老年患者、脊柱手术、下肢手术和全麻术后多发。老年患者下肢人工关节置换术后,深静脉血栓的发病率高达 60%～70%。按照深静脉血栓产生的位置不同，把发生在小腿静脉丛的称为周围型，把发生在股静脉近端、髂静脉的称为中央型。中央型风险极大，有的上行导致重要器官血管栓塞。早期周围型的深静脉栓塞，可无明显症状，但可发展到全下肢，并出现下肢肿胀、疼痛，下肢静脉压痛明显，Hormans 征阳性（患肢小腿压痛，足部背伸疼痛明显），甚至出现并行动脉痉挛，造成患肢缺血。

对于深静脉血栓栓塞的防治，主要包括：术前术后行下肢血管 B 超，术中的微创操作，术后抗凝、下肢脉冲气压泵以及中药活血化瘀治疗，配合 CPM、双下肢肌肉等长等张训练。发现有血栓形成或存在栓子脱落风险的，则应考虑介入手术取栓、施放血管滤网等，以防止更大风险。

十二、压疮

老年患者，年高体弱，气血亏虚，术后明显贫血，伤口肿胀，如存在认知障碍，则非常容易导致压疮。如：牵引装置、外固定其他器材、CPM 锻炼、长时无翻身、无侧身垫，甚至伤口敷料胶带粘贴过紧等，都有可能产生压疮。老年患者术后压疮好发部位位于膝踝及骶尾部。

其基本治疗为纠正贫血及低蛋白血症，加强神经营养，进行基础疾病的治疗。压疮刚产生时，表皮坏死，可通过加强护理、外搽活血生新药膏、药酒等治疗，防止感染；如创面表浅但较大时，可用溃疡贴、VSD 技术等方法；当压疮深及皮下或肌层时，需结合 VSD 和手术治疗。

十三、术后窒息

老年患者术后窒息，包括上呼吸道梗阻和下呼吸道梗阻两种类型。上呼吸道梗阻可能的原因有：术后痰多、气道分泌物多、喉头水肿等；下呼吸道梗阻的原因有：插管全麻术后气管痉挛、全麻术后呕吐致胃内容物反流、慢支炎患者术后气道痉挛、颈椎前路术中拉钩损伤气道及术后血肿压迫气管、全麻术后哮喘复发等。对于痰液、呼吸道分泌物堵塞的，予及时吸痰；发现是血肿压迫的，及时剪开切口缝线，去除血肿、瘀血块；对于喉头水肿、气道痉挛、胃内容物反流的，予环甲膜穿刺、气管切吸术等（颈椎前路术后，床旁备气管切开包）；术后复发哮喘者，请专科会诊；病情较重者，直接转 ICU 监护。

十四、术后康复

老年患者骨伤科术后康复，主要包括：肌腱等软组织修复术后、关节脱位闭合及开放术后、骨折内固定术后、人工关节置换术后、脊柱骨折术后、腰椎间盘突出症术后、腰椎管狭窄症术后、腰椎滑脱术后、骨肿瘤术后等术后康复训练。

第八章　老年骨伤疾病营养管理及药膳疗法

肾为先天之本,脾为后天之本。饮食正常与否,质量高或低,直接影响老年人体质之强健、免疫力之水平。在骨伤科临床上,饮食管理好或坏,对于一些遭受较大创伤或手术治疗的老年人影响巨大。存一份胃气,留一份正气,如某些老年骨折患者,在骨折治疗后期,如进食较好,营养均衡,则骨痂生长较正常,愈合也快,康复较好;然而,临床中也存在一些教训,如老年患者在重点安排的手术前夕,饮食不节或不洁,导致腹泻,或发热腹痛甚至急腹症,被迫终止手术安排,打乱计划,甚至取消手术;有的人工关节置换术后饮食不节导致腹部炎症甚至急腹症发作,直接影响假体关节的术后康复,严重的造成人工关节手术失败。所以说,老年患者的营养和饮食管理非常重要,甚至可作为计划手术的重要评估指标之一。

第一节　膳食指南及营养干预

一、《中国居民膳食指南》平衡膳食宝塔

底一层：谷、薯、杂豆 250～400 g,水 1 200 ml,粗粮 200 g。
塔二层：蔬菜 300～500 g,水果类 200～400 g。
塔三层：畜禽肉 50～75 g,鱼虾类 50～100 g,蛋类 25～50 g。
塔四层：奶及奶制品 300 g,豆及坚果 30～50 g。
塔尖：植物油 25～50 g,食盐 6 g。

二、《中国老年人膳食指南》

(1) 食物要粗细搭配,松软,易于消化吸收。
(2) 合理安排饮食,提高生活质量,多与家人进餐,营造进食氛围。
(3) 重视营养不良与贫血:体重不足对老年人健康的负面影响,防止贫血。
(4) 多进行户外运动维持体重,如散步、慢跑、打太极拳等,促进消化。

三、老年患者微型营养评估法(MNA)

(一) 人体测量参数
患者的体重指数(BMI)、上臂围(MAC)、小腿围(CC)、近 3 个月体重的减少。

(二) 饮食评价
包含食欲、食物种类、液体摄入量、餐饮、摄食行为模式、有无摄物障碍。

（三）整体评价

包含生活类型、医疗及用药情况、活动能力、有无应急和急性病、神经和精神异常、自身健康和营养状况的评价，一共18个项目，每个项目分5个等级，评分各为：0，0.5，1，2，3，总分30分，根据总得分，做出营养诊断和评估。并分为3级：①MNA≥24分，营养正常。②17＜MNA≤23.5，潜在营养不良。③MNA＜17，营养不良。

（四）营养补充方式

包括口服、鼻饲及肠外或全肠外营养。

四、骨伤科老年患者的饮食注意事项

（1）损伤初期，特别有血肿、伤口形成时，不宜辛辣刺激物及发物：辣椒、红烧牛羊肉等。

（2）湿热体质，如黄汗、小便黄、大便溏、舌苔黄腻者不宜辛辣刺激物及发物饮食。

（3）有内科基础疾病者，如高血压、糖尿病、心血管疾病、脑中风、肾功能衰竭者宜按内科疾病饮食标准，分为：低盐低脂饮食、糖尿病饮食、低优蛋白饮食等。

（4）有痛风及尿酸高病史者，忌海鲜、豆制品（包括酱油），动物内脏、啤酒等，低嘌呤饮食。

（5）术后切口较大者，2个月内不宜辛辣刺激物及发物饮食。

（6）有人工关节置换术史或脊柱内植入物者，半年内不宜辛辣刺激物及发物饮食。嗜酱油红烧菜品者易诱发痛风及炎症。

（7）有慢性胆囊炎、胆石症病史的老年患者，术后注意减轻消化道负担，增加静脉通道补充营养，防止术后诱发宿疾，影响骨伤科手术的正常治疗和康复。

五、骨伤科老年住院患者的营养干预

（一）老年住院患者的营养状况

营养不良是骨伤科住院患者常见的合并症，根据临床资料统计，住院患者中40%～50%存在营养不良的问题，其中老年患者占50%以上。

（二）营养不良发生的原因

1. 需求升高　外伤类患者，尤其失血较多的患者，需要较多的营养补充。

2. 消耗增加　伤病导致的疼痛、失眠、发热、久卧及抵抗疾病等引起负氮平衡，蛋白等营养组分消耗增加。

3. 摄入不足　伤病所产生的痛苦、心情不舒服均影响食欲。

4. 吸收障碍　治疗的副作用、摄入营养的不均衡（维生素的缺乏和不均衡）、消化器官功能下降均影响吸收。

5. 利用（代谢）异常　肝肾等器官的功能下降及异常，可导致营养物质的代谢异常。

（三）营养不良的分型

1. 能量缺乏型（Marasmus综合征）　以能量摄入不足为主，表现为皮下脂肪和骨骼肌显著消耗，内脏器官的萎缩又称为消瘦型营养不良。

2. 蛋白质缺乏型（Kwashiorkor综合征）　蛋白质严重缺乏，能量摄入基本满足身体需要，也称之为水肿型营养不良。

3. 混合型　能量和蛋白质的摄入均缺乏，是临床上最常见的一种类型。

（四）营养不良的危害

（1）增加死亡率。

（2）增加手术失败的风险。

（3）增加平均住院时间。

（4）增加医疗费用支出。

（5）影响疾病的愈后。

（五）营养不良的筛查

老年患者应在入院 24 h 内常规进行营养不良筛查，由办入院手续的护士执行，具体实施包括以下几个步骤。

1. 营养风险筛查 现存的或潜在的，与营养因素相关的，导致患者出现不利临床结局的风险。采用方法为 NRS2002，总分≥3 分，说明营养风险的存在。

2. 营养不良风险筛查 是识别与营养问题相关特点的过程，目的在于发现个体是否存在营养不足的风险。采用方法首选 MUST 或 MST，均是国际上通用的筛查工具。

3. 营养不良的筛查 通过筛查直接得出营养不良的结果及其严重程度的判断。方法有多种，其中以 IBW（理想体重）和 BMI（体质指数）较为常用。IBW：实际体重为 IBW 的 90%～109% 为适宜；80%～89% 为轻度营养不良；70%～79% 为中度营养不良；60%～69% 为重度营养不良。BMI：18.5～23.9 为正常。

营养不足的诊断：符合以下 3 项中至少 1 项，即可诊断：①BMI＜18.5，同时伴有一般情况差。②院前 1 周摄食量减少 75%。③院前 1 个月内体重丢失 5% 或 3 个月内体重丢失 15% 者。

（六）营养评估及综合测定

1. 营养评估 对营养筛查阳性患者应常规进行营养评估，通过评估发现是否营养不良并判断其严重程度，营养评估应在患者入院 48 h 内由营养护士或营养师完成，对不同人群实施营养评估时应选用不同标准，目前国际上常采用 SGA，是营养评估的"金标准"，适用于一般住院患者，临床上常采用 MNA。MNA 比 SGA 更适合 65 岁以上的老人。常用于老年住院患者、社区居民和家庭看护患者。

2. 综合测定 综合测定应在患者入院 72 h 内完成，由多学科人员实施。对营养不良患者的身体、心理状况进行综合检查，从以下 3 个方面分析营养不良的原因、类型及后果。

从需求升高、摄入不足、吸收障碍、利用异常、消耗增多等 5 个环节对营养不良的原因进行分析。

从能耗水平、应急程度、炎症反应、代谢状况等 4 个维度对营养不良类型进行分析。

从人体组成成分改变、体能变化、器官功能、心理状况、生活质量等 5 个层次对营养不良的后果进行测定。

（七）营养不良的三级诊断及干预流程

1. 住院患者在入院 24 h 内进行一级诊断（营养筛查） 对无风险患者，应在一个治疗疗程结束后，再次进行营养筛查；对有风险患者，制定营养计划，对是否需要营养支持进行营养评估。

2. 对有营养风险患者 48 h 内进行二级诊断（营养评估） 对营养良好的无需营养干预；对营养不良患者，应进一步实施综合测定或同时实施营养干预。

3. 对营养不良患者，72 h 内进行三级诊断 对营养筛查阴性患者实施营养干预；对营养筛查阳性患者,要实施综合营养治疗,包括营养教育、营养补充、炎症抑制、代谢调节、体力劳动、心理疏导等方面。

(八) 营养管理新模式(HCH)

$$Hospital \Leftrightarrow Community \Leftrightarrow Home$$
　　(医院)　　　　(社区)　　　(家庭)

(九) 良好营养管理的"5E"标准

"5E"标准即:有效的(Efficient)、精确的(Exact)、生态的(Ecologic)、可行的(Enforceable)、节约的(Economical)。

(十) 肥胖的干预

老年患者体重超重或肥胖,除易导致各种慢性疾病外,还会增加手术失败的风险、延缓伤口的愈合、影响术后早期的功能康复训练,从而直接影响到治疗效果。

1. 肥胖的诊断标准　常规采用 BMI 和腰围测量标准。BMI 在 24~27.9 之间的,为超重;BMI≥28 的为肥胖。腰围男性≥90 cm、女性≥85 cm 的为腹部型肥胖。

2. 干预人群　BMI≥28 或 BMI>25 并带有风险因素,如:不断增加的腰围。

3. 每日摄入的能量　一般按照每日 20~25 kcal/kg 计算(此处体重为非肥胖患者)。如营养不良程度越重、持续时间越长,则起始给予能量越低,按照每日 10~15 kcal/kg 计算,防止喂养综合征。且按照患者不同的疾病状态,存在一个+5%~200%的校正系数,如重度烧伤,则需增加 200%的校正系数。其中,蛋白质的需求量一般按照每日 1~1.2 g/kg 计算,严重营养不良可按照每日 1.2~2 g/kg 计算。

4. 诺特减重五步法　探询互信、肥胖评估、干预建议、目标共识、互相支持。

5. 干预建议

(1) 结构性饮食干预(修改饮食成分):相对较多的蛋白质低 GI 值食物,适量的单、多不饱和脂肪酸和高膳食纤维,保持各种营养素的均衡摄入。

(2) 循序渐进、均衡的个体化运动:时间由短到长,运动量由小到大,选择平衡的运动方式,力量运动尤为关键,可以有效地减少体内脂肪,控制肌肉的萎缩。理想的运动方式是将肌肉的流失量小于所减体重的 10%~15%。

(3) 调整影响体重的药物:对于一些患有慢性病的患者,应避免使用增加体重的药物,如某些降血糖药、抗抑郁药、减肥药等,治疗时应注意选择一些减轻体重的药物,如双胍类的降糖药,GLP-1 激动剂等。

(4) 基于基因分型的生活方式干预:对肥胖人群的基因进行分型,采用"量身定制"的个体化的干预方案,同时肥胖饮食生活方式性疾病,减重离不开生活方式的干预。

(5) 营养评价与体重管理:减重前后的营养评价对于维持减重期间的营养均衡非常重要,同时也为长期的体重管理、健康维护提供了依据。其中包括脂肪酸谱、维生素、微量元素、同型半胱氨酸等一些化验室检测,可以对营养状况做出更为精确的评价。

六、骨伤科老年手术患者的营养治疗

(一) 营养不良的原因

(1) 疼痛影响食欲。

(2) 骨折等外伤疾患导致的应激状态。

（3）疾病导致的高消耗状态：感染、肿瘤、肺炎、结核。

（4）合并糖尿病、痛风的饮食限制。

（5）合并心脏病的胃动力缺乏。

（6）合并消化性疾病的吸收功能的下降。

（二）营养治疗

1. 营养治疗的指征　围手术期，患者术前 3 个月内体重下降 10% 以上，或血清白蛋白 < 35 g/L，需进行手术前的营养支持和补充。

风险筛查的阳性患者，经综合测定后确认存在营养不良问题，需实施营养不良治疗。

2. 营养治疗的原则　应用全营养治疗，首选肠内营养，必要时肠内和肠外营养联合进行。

3. 营养治疗的途径　静脉营养、管饲营养、膳食营养

4. 营养不良的五阶梯治疗　当下一阶梯不能满足 60% 目标能量需求 3～5 日时，应选择下一阶梯，即 A→B→C→D→E：A. 饮食＋营养教育；B. 饮食＋ONS（口服肠内营养剂）；C. TEN（全肠内营养）；D. PEN＋PPN（部分肠内营养＋部分肠外营养）；E. TPN（全肠外营养）。

（三）营养治疗的实施方案

总的指导思想是治疗方案的个体化，步骤是：营养评价→营养诊断→营养治疗。

1. 营养评价　由专业人员对患者的营养代谢、机体功能（如脏器功能、人体组成等）进行全面体检和评估，对病情复杂的患者制定营养支持计划时考虑适应证和可能的副作用。营养评价包括膳食调查、人体测量、体格检查和实验室检查。

2. 营养诊断　根据营养评价的结果，判断患者的营养不良分型，为后期营养治疗的实施提供准确的依据。

3. 营养治疗　包括膳食营养、管内营养和静脉营养。

（1）营养治疗的序贯疗法：PN→PN＋EN→EN→EN＋流食→半流＋普食。

PN→EN 不是相互竞争，是互为补充。根据病情逐步尽早由 PN（肠外营养）过渡到 EN（肠内营养）。

（2）营养治疗的"三要素"："四个需要量""三个比例""两个选择"。

"四个需要量"为：液体、热卡、蛋白质、微量营养素。

"三个比例"为：糖/脂肪的供能比、热卡/氮比、糖/胰岛素。

"两个选择"为：脂肪酸、氨基酸。

（3）营养治疗的食物种类选择：TPN→PN＋EN→EN（口入）。

处于 PN＋EN 时，食物的种类以面汤、粥类为主，逐渐增加蛋羹，以提高蛋白质含量，蔬菜类以增加膳食纤维摄入量，促进胃肠蠕动。

待完全口入食物时，饮食可增加易消化、容积小的面食、布丁、馄饨、蒸饺等。

食品种类应多样化，少量多餐，可适当增加高汤类食物（如鸡汤、鱼汤、排骨汤等）。

（四）辨证施膳

老年患者由于脏腑功能衰退，身体代谢水平下降，消化吸收能力减弱，加之手术刺激，术后以气血不足为常见证候，合并瘀血内阻和脾虚等证。

中医学认为"善用药者，使病者而进五谷者，真得补之道也"；脾为后天之本，气血生化之源。气血不足时，易导致气虚血瘀，饮食应选择温性食物，如鸡肉、羊肉、党参等。脾虚不能运化水谷精微，且脾为生痰之源，脾虚易致痰湿内生，使患者咳嗽咳痰，因此，饮食上应注意多进食入脾胃、肾经的食物，以健脾益肾，如淮山药、白扁豆、驴肉等。

第二节 药 膳 疗 法

药膳是中华民族的优秀饮食文化瑰宝,我们的先人早在新石器时代发明陶器后,即开始烹饪食物,"神农尝百草"后,食物和药物都成为了人们的食谱,其中,食物中加入某些药物,能起到特殊的治疗作用。

一、药膳基本理论

(一)阴阳学说

根据阴阳偏盛或偏衰的表现,进行食补,如海参、狗肉、雀脑补阳;乌龟、甲鱼、猪皮、枸杞滋阴等。

(二)脏象学说

如肝主筋藏血;肾主骨藏精生髓;脾主运化统血;肺主气通调水道;心为君主之官,心主神明。饮食上,有以食材内脏养脏之说,如食用猪肝养肝补血;食用猪腰子补肾补血;食用猪心肺汤补气血;食用猪肚补养脾胃;食用猪脊髓滋阴补肾等。

(三)气血津液学说

根据气血津液的亏损进行食补,如人参、黄芪、太子参补气;阿胶、当归补血;粳米、藕汁、天冬、麦冬生津。

(四)皮肉筋骨学说

肺主皮毛,脾主肌肉,肝主筋,肾主骨。皮肉为一身之外墙,筋能联络骨骼,维持肢节活动,骨为人体支撑,保护内脏。按照进食类补之说,猪皮能滋阴润肤,猪蹄筋能补筋养肝,乌骨鸡能补肾补血,牛肉、鹿肉补肉补脾等。

(五)药食性能学说

包括食材的四气、五味、药性归经、药的升降沉浮、脏器互养等。四气是指食材(药膳)的寒热温凉属性,"疗寒以热药,疗热以寒药";五味是指食材(药膳)的味道辛甘酸苦咸,如辣椒、薄荷、川椒味辛,具行气活血作用;如山药、饴糖、党参味甘,具补虚、和中、润燥作用;如山楂、乌梅、山茱萸味酸,具消化、收敛固涩作用;如苦瓜、苦荞、猪小肠味苦,具泄热泻火燥湿作用。可针对患者体质偏盛,选用不同味道的药食。

(六)辨证施膳

根据八纲辨证、脏腑辨证、气血津液辨证、卫气营血辨证的不同偏盛,选用不同的食材药膳。

二、药膳的四因施膳

(一)因证施膳

先对患者进行辨证,辨别人体气血阴阳的偏盛偏衰,阳虚的食用补阳药膳,阴虚的食用滋阴药膳。

(二)因时施膳

根据一年四季的不同节气,食用不同的药膳以调补脏腑,如春季养肝,食西红柿、山茱萸、山楂等;夏季清补,食山药、莲子、海带等,忌膏脂厚味;长夏宜淡补,食清蒸鸡蛋、冬瓜排骨汤等;秋宜平补,不宜过温热或过寒凉,食清蒸甲鱼、清蒸鱼虾等;冬宜温补,食用狗肉汤、羊肉汤、鹿肉汤等。

(三) 因地施膳

根据地域特点进膳,如南方人喜甜食,益脾燥湿;北方人喜咸,益肾滋阴;山地多风寒湿,嗜辣发汗祛风寒;西北多风寒燥,喜酸化阴润燥。

(四) 因人施膳

区别男女,体质强弱,如老年男人一般习惯少量饮酒,老年女性喜粥、汤类。体弱老人,可进滋补类,体质健壮者可予淡补、清补类。另外,个人饮食也有区别,有人嗜辣,有人嗜甜等。

三、骨伤常用药膳

(一) 骨折损伤类

1. 合欢花粥

制作:合欢花干品 30 g,粳米 50 g,适量红糖。常法熬粥至稠厚即可服用。

适应证:跌打损伤、骨折脱位之虚烦易怒,失眠健忘。

2. 消肿汤

制作:新鲜猪长骨 1 000 g,黄豆 250 g,丹参 50 g,适量桂皮、食盐。将丹参洗净,和入猪骨、黄豆,加清水 3 L,文火熬制黄豆烂熟。放入调料。滤汤、豆,每日 3 次,适量进食。

适应证:骨折初期伤患肿痛者。

3. 栀子虎杖粥

制作:栀子 5 g,虎杖 5 g,粳米 60 g。先将虎杖洗净用无毒面纱包裹与粳米加清水煮成稀粥,粥成后加入栀子烧煮即可。

适应证:骨折后瘀热互结,目赤肿痛,创口红肿等。

4. 糯米内金粥

制作:鸡内金 15 g,山药 45 g,粳米 50 g。先文火熬鸡内金 1 h 后,加入山药、粳米熬粥即成,每日服用 2 次。

适应证:骨折中期,瘀斑未净,肿未全消,或伤后食积不化,脘腹胀满。

5. 当归生姜羊肉汤

制作:当归 20 g,生姜 12 g,羊肉 300 g。置入食材,加清水 1 500 ml 炖制肉烂即成,每日 3 次服食。

适应证:骨折损伤后贫血、瘀血未消、血虚瘀滞之腹痛或痛经。

6. 蟹肉粥

制作:湖蟹 2 只,粳米 200 g,调料:姜、醋、黄酒、食盐适量。将蟹蒸熟取肉、蟹黄待用。将粳米加清水熬煮成粥,置入蟹肉及调料稍煮即成,适量服用。

适应证:跌打损伤后期脾胃虚弱者。

7. 山楂粥

制作:山楂干 30 g,粳米 100 g,适量白糖。将山楂洗净用无毒面纱包裹,与粳米加清水熬粥,取出山楂残渣,加入白糖即可服用。

适应证:腰椎压缩骨折中后期,腹胀、纳差、便秘。

8. 猪蹄薏米汤

制作:猪蹄 1 只,薏苡仁 50 g,适量红酒、食盐。将食材洗净,同入锅中熬煮,猪蹄烂后加入调料。适量服用。

适应证：骨折损伤后风湿痛、关节屈伸不利。

9. 粟米羊肉汤

制作：精羊肉 100 g，小米 100 g，适量生姜、葱白、花椒、食盐。将羊肉切细，与粟米同熬煮，粥快成时加入调料即可。适量服用。

适应证：跌打损伤、骨折后期气血虚弱、面黄肌瘦。

（二）脱位损伤类

1. 山楂红糖粥

制作：山楂肉 50 g，大米 100 g，适量红糖。将山楂和红糖文火煮开后加入大米熬粥。适量服用。

适应证：关节脱位初期瘀血阻滞。

2. 螃蟹饮

制作：鲜湖蟹 2 只，生姜 3 g。将蟹洗干净，加入生姜清水煮熟，饮汤食肉。

适应证：跌打损伤、脱位肿痛者。

3. 桑叶瘦肉汤

制作：生桑叶 5 片，猪瘦肉 50 g。将食材置入 150 ml 清水中煎煮至 100 ml 左右即可，饮汤食肉，1 日量。

适应证：跌打损伤、脱位瘀肿未尽，或热痛者。

4. 参归鸡

制作：光鲜黑雌鸡 1 只，人参 15 g，当归 15 g。将鸡洗净置入砂锅，加清水适量，煮熟去骨，再加入人参、当归再煮，加食盐适量即成，饮汤食肉。

适应证：外伤、脱位后气血不足、神疲乏力者。

5. 杜仲酿猪肚

制作：猪肚 1 只，杜仲 50 g。洗净猪肚，放入杜仲，白棉线缝合扎口，入砂锅中，煮烂去药，猪肚切片食用，饮汤，一日量。

适应证：各种跌打损伤、关节不利；腰膝酸软；习惯性脱位。

（三）筋伤类

1. 莲藕猪脊髓汤

制作：猪脊骨 500 g，莲藕 250 g。将两种食材洗净，加入清水文火炖 2 h，加入食盐适量，饮汤食藕隔日 1 次，连续 3 次。

适应证：陈旧性腰肌损伤，见腰痛或腰膝酸软，四肢乏力。

2. 葛根炖公鸡

制作：光鲜小公鸡 1 只，葛根 50 g。先将公鸡切块，热油精炒，半熟起锅。再用葛根加清水 700 ml 煎煮至 500 ml，倒入鸡块，加入适量姜丝、黄酒，文火焖烂，入食盐适量即成。佐餐食用。

适应证：落枕，颈项痛。

3. 胡椒根炖蛇肉

制作：胡椒根 100 g，乌梢蛇鲜肉 250 g。将食材洗净，胡椒根切成 3 cm 长，蛇肉切成 2 cm 长，同入砂锅，加入适量清水、葱、姜、黄酒、食盐。大火煮熟后，文火炖至蛇肉熟透。分次进食。

适应证：神经根型颈椎病，风湿、类风湿关节病，中风后遗留偏瘫等。

4. 黄芪桂枝蛇肉汤

制作：乌梢蛇鲜肉 250 g，生黄芪 60 g，桂枝 9 g，当归 12 g。先将蛇肉洗净，切成 3 cm 长，再将洗净的药材一起倒入砂锅，加入适量清水，文火炖煮至蛇肉烂熟，入食盐适量即可，随量食用。

适应证：肩周炎见风寒痹阻、气血亏虚者；风湿、类风湿关节炎。

5. 桂枝羊肉汤

制作：桂枝 9 g，葛根 3 g，精羊肉 90 g，生姜、食盐适量。将食材药材洗净，羊肉切块，同入砂锅加清水适量，文火炖至 2 h 左右羊肉烂熟，加入食盐。适量食用。

适应证：肩周炎，纤维织炎属风寒痹阻型。

6. 牛膝粥

制作：怀牛膝 20 g，粳米 100 g。将牛膝加入清水 200 ml 煎至 100 ml，去渣滤汁，入粳米再加清水 500 ml 熬煮成粥，每日早晚冷服，10 日 1 个疗程。

适应证：网球肘及其他风湿痹痛。

7. 徐长卿蛇肉汤

制作：乌梢蛇鲜肉 250 g，徐长卿 15 g，杜仲 25 g，川牛膝 15 g。先将蛇肉洗净，切成 3 cm 长，再将洗净的药材一起倒入砂锅，加入适量清水，文火炖煮至蛇肉烂熟，入食盐适量即可，随量食用。

适应证：网球肘，风湿性、类风湿关节炎、肌腱炎、腱鞘炎属风湿痹痛者。

8. 豨莶猪蹄饮

制作：猪蹄 1 只，豨莶草 90 g，黄酒 1 000 ml，适量花椒、食盐。上料一起文火炖，至猪蹄烂熟即可。分 3 次服用，食肉饮汤。

适应证：风寒湿痹，腰腿酸痛。

9. 川芎白芷炖鱼头

制作：川芎、白芷各 15 g，鳙鱼头 1 个。将鱼头洗净去鳃，与其他药材一起放入砂锅中，加入食盐、料酒、葱、姜适量。先武火煮沸，再文火炖熟，佐餐，每日 1 次。

适应证：颈椎病属风寒湿痹证，见喜温恶寒，得温痛缓。

（四）骨质疏松类

1. 海带虾皮汤

制作：海带、虾皮适量。做汤，加入油盐适量。一日三餐服用。

适应证：老年人骨质疏松。

2. 枸杞羊肾粥

制作：枸杞 30 g，羊肾 1 只，肉苁蓉 15 g，粳米 60 g。将羊肾剖开，除去内筋膜，切碎，和其他材料一起放入锅中，加适量清水，文火熬煮，粥成后，加入食盐调料。早晚热服。

适应证：骨质疏松症肝肾阴虚型，如视物昏花，筋脉拘急，眩晕耳鸣，形体消瘦，虚烦不寐。

3. 甲鱼椹杞补肾汤

制作：光鲜甲鱼 1 只（250 g 以上），枸杞子 30 g，桑椹子 30 g，熟地 15 g。先将甲鱼切成小块，与其他材料一起放入锅中，加适量清水，文火炖熟即成，食肉喝汤。

适应证：骨质疏松症之肝肾阴虚，头晕目眩，心烦不寐，五心烦热，或有骨折。

4. 茯苓牡蛎饼

制作：茯苓粉、米粉、羊骨粉、生牡蛎粉、白糖各等份。将上述诸粉加清水适量和成面饼，再擀成薄片,加适量油、盐做成小饼,烙熟即成,可作点心。

适应证:骨质疏松症见脾肾两虚者。

5. 雀儿药粥

制作:光鲜麻雀 5 只,枸杞子 20 g,大枣 15 g,粳米 60 g。将麻雀切碎,和其他材料一起放入锅中加清水适量同煮,粥熟后再加入葱、姜、盐,再沸即成,作早晚餐服食。

适应证:骨质疏松症见肾阳不足,腰膝酸软,形寒肢冷,疲倦乏力。

(五) 其他骨病类

1. 猪骨薏米汤

制作:新鲜猪长骨干 300 g,黄豆 30 g,薏苡仁 30 g,赤小豆 10 g,黄芪粉 3 g,适量葱、姜、料酒。将猪骨置入锅内,加清水适量烧沸,去浮沫,加葱、姜、料酒、食盐,再入赤小豆炖煮 2 h,再入黄豆、薏米仁与猪骨同炖至黄豆烂熟,再放入黄芪粉 3 g 及盐。食用,或佐餐。

适应证:辅治急慢性骨髓炎。

2. 清炒竹笋

制作:新鲜竹笋 250 g,切成细丝。烧热油后,放葱适量炸香,再入笋丝、姜、食盐,翻炒至熟,菜食。

适应证:痛风性关节炎之红肿热痛者。

3. 草莓饮

制作:草莓 80 g,砂糖适量。先将食材捣烂,放入冷开水 100 ml,搅拌而成,随饮。

适应证:痛风,食欲差。

4. 无花果粥

制作:无花果 20 g,粳米 50 g。先将粳米加入清水 450 ml 煮成稀粥,再加入无花果熬成稠粥即可。早晚服用。

适应证:各种骨肿瘤。

5. 蒲公英粥

制作:鲜蒲公英(连根)30 g,粳米 50 g。将蒲公英切细,煎水,去渣留汁 200 ml;加入粳米,再加清水 400 ml,熬成稠粥,加冰糖调味,1 日服两次,3～5 日为 1 个疗程。

适应证:痛风属湿热者,见关节红肿灼痛,口渴心烦,尿黄便干。

6. 土茯苓骨头汤

制作:土茯苓 50 g,猪脊骨 500 g,姜、醋、黄酒、食盐适量。将猪骨加入清水煨汤 1 000 ml左右,去骨撇油。将土茯苓洗净,无毒纱布包好,放入猪骨汤煮,熬成 600 ml 即成。每日服 1次,分 2～3 日饮完。

适应证:痛风热毒证,见关节红肿热痛,发热心烦,小便黄,大便干结。

(六) 术后气血亏虚、纳食差

1. 人参茯苓饮

制作:人参 15 g,白术 15 g,茯苓 15 g,炙甘草 9 g,生姜 10 g,白糖 25 g,大枣 5 枚。将上述材料一同置入炖杯中,加清水适量煮 25 min,后去渣滤汁,加入白糖即成。每日 1 剂,每日 3 次饮用。

适应证:术后脾胃虚弱,食欲差。

2. 田七炖老龟

制作:三七 25 g,芡实 150 g,乌龟 1 只,猪瘦肉 100 g,生姜、黄酒、葱各 10 g,盐 3 g。先将乌龟去头、内脏、尾,留龟壳及龟板,再打碎田七,精肉切细条,放入锅中,加清水适量,先烧沸,后文火煮 50 min,加盐即成。

适应证:术后阴血亏虚,阴虚内热、口干舌燥。

3. 枸杞炖乌鸡

制作:枸杞 20 g,桂圆 15 g,菱角 50 g,马蹄 50 g,光鲜乌鸡 1 只,黄酒、生姜、葱各 6 g,盐 3 g。将上述药放入乌鸡腹内,再将乌鸡放入锅中,加清水适量,再加入酒、姜、葱。先武火烧沸,再文火煮 50 min,加入食盐即可。每日 1 剂,吃肉 50～80 g。

适应证:女性术后贫血。

4. 旱莲炖甲鱼

制作:旱莲 100 g,光鲜甲鱼 1 只,黄酒 10 g,生姜 5 g,葱 8 g,盐 4 g,鸡汤 800 ml。将上述药材放入锅中,倒入鸡汤。先武火烧沸,再文火煮 45 min,加入食盐即可。每日 1 剂,吃甲鱼肉 50 g,饮汤,每日 2 次。

适应证:术后耗伤阴血。

5. 红枣炖阿胶

制作:红枣 4 g,阿胶 10 g,冰糖 25 g。将枣、胶放入炖杯中,加清水 250 g,武火烧沸,再文火煮 25 min。再加入冰糖即成。每日 1 杯。

适应证:术后贫血。

第九章　常见老年骨伤疾病中西医诊疗思维

老年骨伤科疾病，以骨质疏松性、退变性和慢性炎症性多见。由于西药存在一定的禁忌证和毒副作用，手术治疗难于被老年患者普遍接受，中医药具有调整阴阳、补益脾胃等特色，因此，取各家之长才是诊治此类疾病的方向。名老中医在长期的临床实践中，对老年性骨伤科疾病都积累了宝贵的经验，笔者在跟随名老中医临床学习中，颇有体会。

第一节　骨 质 疏 松 症

骨质疏松症是指单位体积内骨量减少，骨小梁变细、数量下降，骨皮质变薄，从而导致骨的强度下降和脆性升高所引起的一种全身性的骨病，主要表现为疼痛、畸形和易发骨折。本病分为原发性骨质疏松症和继发性骨质疏松症。原发性骨质疏松症包括Ⅰ型和Ⅱ型，Ⅰ型也称绝经后骨质疏松症；Ⅱ型称为老年性骨质疏松症（大于 70 岁）。继发性骨质疏松症主要由基础疾病所引起，如糖尿病、肝病、肾病、脑中风、胃病、心脏病、肿瘤化疗、长期使用激素治疗的疾病等。

一、病因病机

古代中医文献并没有骨质疏松的概念，现在多归纳为"骨萎""腰痛""骨痹"。《素问·痿论》记载"肾气热，则腰背不举，骨枯而髓减，发为骨萎"；"骨痹"为"风寒湿三气杂至""邪之所至，其气比虚"；腰为"肾府"，"不荣""不通"为之"痛"，故骨质疏松症多辨证为"肾虚、肾气虚、脾虚、血瘀"。

西医学认为，骨质疏松症是一种全身骨代谢异常的疾病，目前主要认为有四大方面的原因。

1. 内分泌异常　包括性激素水平异常和降钙素水平异常。性激素包括雌激素、雄激素、孕激素都可抑制骨吸收，促进骨形成，维持骨量。而降钙素是由甲状腺分泌的一种多肽，易与破骨细胞上的破骨细胞受体结合，抑制破骨细胞活性，减少骨吸收，并产生中枢性镇痛作用，但其镇痛机制尚不明确。绝经后女性、老年患者及甲状腺功能下降者常发骨质疏松症。

2. 户外活动及运动量下降　骨的压力负荷可以刺激成骨细胞活性，增加骨转换率，增加骨量。此外，日光浴可促进皮肤合成维生素 D，经过肝脏和肾脏的活化作用，帮助肠道吸收钙磷等矿物质，提高骨形成和骨矿化。患者如长期卧床、缺乏阳光照射，易形成骨质疏松。

3. 营养异常　包括营养食物缺乏和营养物质吸收障碍。营养食物应体现荤素搭配、补充新鲜水果的原则，其中蛋白质的摄入量每人每日应保持在 50 g 水平，与新鲜蔬菜、新鲜水果搭

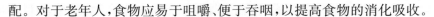

配。对于老年人,食物应易于咀嚼、便于吞咽,以提高食物的消化吸收。

4. **遗传因素**　现在的研究发现,有骨质疏松症的家族具有一定的遗传特点,即骨密度具有一定的遗传性,但也可能与相同的环境、生活习惯有关。与骨密度的遗传特性相关的基因有:D 体基因、受体基因、生长因子 β 等,但各种基因的致病机制尚在进一步的研究之中。

二、临床表现

1. **腰背部疼痛**　表现为夜间或凌晨疼痛,改变姿势时疼痛,久坐久站时疼痛,当肌肉痉挛时会产生剧烈抽掣痛。夜间痛主要由于骨吸收、骨小梁破坏所致。骨质疏松后,骨骼负载能力下降,会导致活动痛、肌肉痛。

2. **驼背、佝偻背**　脊柱存在 4 个正常的生理弯曲,当胸腰椎间盘或椎体病变时,会产生驼背、佝偻背。骨质疏松的患者,骨吸收增加,骨小梁变细,在压应力下不断产生微骨折,导致椎体楔形变,加上椎间盘脱水等病变,形成驼背、后凸畸形。

3. **常发特定部位的骨折**　骨质疏松症患者易发骨折,如胸腰段椎体压缩性骨折、桡骨远端骨折、肱骨近端骨折、髋部骨折、肋骨骨折等。

4. **呼吸功能下降**　当胸椎后凸畸形明显时,导致胸廓下沉,再合并肋骨骨折时,严重影响呼吸功能,加重呼吸困难。

5. **骨密度检查**　目前常用双能 X 线骨密度仪(DEXA)检查,T≤-2.5 诊断为骨质疏松。还有部位扫描更为精确的定量计算机断层扫描(QCT)检测。

6. **实验室检测**　主要包括骨形成指标、骨吸收指标、血和尿矿物质的检测等。原发性骨质疏松症包括Ⅰ型绝经后骨质疏松症和Ⅱ型老年性骨质疏松症,其中,Ⅰ型骨质疏松症多表现为骨形成和骨吸收过程均增高,称为高转换型;Ⅱ型骨质疏松症多表现为骨形成和骨吸收水平正常或降低,称为低转换型。

(1) 骨形成指标:AKP(碱性磷酸酶)、BGP(骨钙素)、PICP(血清Ⅰ型前胶原羧基端肽)。Ⅰ型骨质疏松症患者,多数 AKP 水平升高。骨更新率增高的代谢性骨病患者 AKP 水平也明显升高,如畸形性骨炎、甲状旁腺功能亢进、骨转移癌等。BGP 是骨更新的敏感指标,Ⅰ型骨质疏松症、畸形性骨炎、甲状旁腺功能亢进等疾病血清 BGP 水平多明显上升,Ⅱ型骨质疏松症患者 BGP 水平一般轻度升高。PICP 是反映成骨细胞活性的敏感指标,与骨形成呈正相关,畸形性骨炎、骨肿瘤、妊娠后期 PICP 水平升高,Ⅱ型骨质疏松症患者 PICP 水平一般无明显变化。

(2) 骨吸收指标:HOP(尿羟脯氨酸)、HOLG(尿羟赖氨酸糖苷)、TRAP(血浆抗酒石酸盐酸性磷酸酶)、PYr(尿中胶原吡啶交联)、NTX(Ⅰ型胶原交联 N 末端肽)。Ⅰ型骨质疏松症 HOP 水平升高;畸形性骨炎、甲亢、甲状旁腺功能亢进、骨转移癌等疾病 HOP 水平显著升高。

Ⅱ型骨质疏松症 HOP 水平变化不明显。HOLG 较 HOP 更灵敏,Ⅱ型骨质疏松症患者 HOLG 水平升高。TRAP 是反应破骨细胞活性和骨吸收的灵敏指标。畸形性骨炎、甲状旁腺功能亢进、骨转移癌、慢性肾功能不全、Ⅰ型骨质疏松症等 TRAP 升高;Ⅱ型骨质疏松症患者 HOLG 水平增高不明显。PYr 和 NTX 指标较 HOP 更为灵敏和特异,畸形性骨炎、甲状旁腺功能亢进、骨转移癌、Ⅰ型骨质疏松症等 PYr 和 NTX 水平明显升高;Ⅱ型骨质疏松症患者 PYr 和 NTX 水平增高不明显。

(3) 血、尿骨矿物质检测:血清中正常的钙、无机磷、镁离子水平维持机体正常代谢。当甲旁亢、摄入过多维生素 D 时,血钙升高;甲旁减、软骨病等血钙下降。甲旁减、维生素 D 中毒、慢性肾功能不全、生长激素分泌过多、Ⅰ型骨质疏松症等患者血磷升高;甲旁亢、软骨病等患者血磷降低。Ⅱ型骨质疏松症患者血钙、血磷大致正常。镁是构成骨组织的重要矿物质之一,血清镁浓度下降会影响维生素 D 的活性。Ⅰ型和Ⅱ型骨质疏松症、慢性肾功能不全、甲旁亢等患者血清镁均下降。尿中钙、磷、镁的测定一般记 24 h 内三种物质的总量。但尿矿物质的测定受多种情况影响,如季节、饮食、日照、药物等,临床测定需要严格限定条件。

三、中西医治疗

1. 中医辨证分型治疗

(1) 肾阳虚衰型:症见精神委靡,形寒肢冷,腰膝酸软冷痛,或浮肿、或阳痿,舌淡胖,苔白,脉沉弱。方选右归丸加减。

(2) 肝肾阴虚型:症见头晕目眩,耳鸣健忘,失眠多梦,咽干口燥,颧红盗汗,五心烦热,胁痛,腰膝酸软,或遗精,舌红,苔少,脉细数。方选左归丸加减。

(3) 脾肾阳虚型:症见畏寒肢冷,腰膝、下腹冷痛,泄泻,浮肿,舌淡胖,苔白滑,脉沉细。方选附子理中丸合四神丸化裁。

(4) 肾虚血瘀型:症见五心烦热,盗汗,口干咽燥,腰背疼痛夜间明显,疼痛局限,肌肤甲错,干燥,舌暗红见瘀斑,脉沉、涩。方选六味地黄汤合桃红四物汤化裁。

(5) 肾精不足型:症见齿摇发脱,耳鸣耳聋,健忘恍惚,委靡呆钝,肢软无力,或曾有幼时发育迟缓,囟门迟闭,身材瘦小,成年后不育不孕,月经早闭等。方选龟鹿二仙胶合六味地黄汤化裁。

(6) 肾气不固型:症见气喘自汗,腰膝酸软,夜尿频,小便清长,或尿有余沥、尿失禁、滑精,舌淡,苔白,脉沉弱。方选金匮肾气丸加减。

(7) 部分补益肝肾中成药及注射剂:仙灵骨葆、骨疏康、骨康胶囊、金乌骨通胶囊、右归丸、七味通痹口服液、还少胶囊等,以及复方骨肽注射液、鹿瓜多肽注射液等。

2. 抗骨质疏松药物

(1) 促进矿物质吸收的药物:包括维生素 D 类和各种钙剂。活化的维生素 D 类有阿法骨化醇和钙三醇;钙剂包括无机钙、有机钙和活化钙剂。

(2) 抑制骨吸收的药物:包括降钙素、二磷酸盐类、性激素和异丙氧黄酮(CT-80)等。

降钙素可以抑制原始细胞转化为破骨细胞,有较强的抑制骨溶解、镇痛作用,尤以鲑鱼降钙素活性强。分短期治疗:可第 1 周每日注射 50 U,第 2 周隔日注射 50 U;长期治疗:隔日注射 50 U,6 个月后改为每周 2 次注射 50 U。

二磷酸盐类药物可以抑制破骨细胞活性,从而抑制骨吸收,并有止痛作用。第 3 代二磷酸盐常用的有阿仑磷酸钠,最新的有唑来膦酸钠,每年使用一次即可。使用时注意保证血钙正常水平、补充生理盐水,使用后继续补充钙质、活性维生素 D。

性激素类主要有:雌激素、孕激素和替泼龙,需要有经验的妇科医生使用,掌握不好则有较大的副作用。

异丙氧黄酮具有抑制骨吸收和协同雌激素促进降钙素方面的作用,对Ⅰ型和Ⅱ型骨质疏松症作用较好。

(3) 促进骨形成的药物:甲状旁腺素(PTH)、雄性激素和蛋白同化激素、氟制剂。

PTH 的主要作用是调节并保持血钙浓度稳定,是一种强大的骨形成刺激素,和抗骨吸收药物合用可降低骨皮质的分解。但大剂量的 PTH 则可引起骨溶解。目前临床在用的商品药物有特立帕肽，皮下注射每日每次 20 μg，1 个疗程 1~6 个月。口服剂型也已上市。

雄性激素和蛋白同化激素由于不良反应较多较大，目前只用于老年男性骨质疏松症患者。氟制剂抗骨质疏松的治疗作用尚有不同意见，氟化钠等单一制剂不良反应多，目前临床使用不多。

3. 其他疗法

营养及药膳疗法：食用含维生素、微量元素、蛋白质丰富的食物，如虾类、鱼类、牛奶和羊奶、藻类、新鲜水果及蔬菜等；药膳有海带虾皮汤、枸杞羊肾粥、雀儿粥等。

日光浴：日光中的紫外线可促进皮肤合成维生素 D。老年患者上午下午适当背向晒太阳可以较好地帮助肠道对钙质的吸收。

运动疗法：骨骼失用可导致骨质疏松，适当的骨骼负载进行慢跑、散步等，均可一定程度的防止骨吸收。但老年患者不宜长时间下蹲、爬高、爬山、单手提重物等，防止损伤膝关节。

理疗：包括微波、超短波等理疗设备。

4. 中西医结合诊疗思维　对于Ⅰ型骨质疏松症患者，抓住绝经后更年期这个主要特征，先辨证，针对阴虚、血虚、脾胃虚弱等各种特点，选准方剂，对于肾精不足、月经早闭、早衰的，加强益肾填精的方剂，再结合活性维生素 D、钙剂、降钙素等，必要时请有经验的妇科医师运用激素疗法；严重的Ⅰ型骨质疏松症患者，可使用特立帕肽治疗。对于Ⅱ型骨质疏松症患者，抓住肝肾亏虚这个特点，辨证滋补肾阴或肾阳兼顾脾胃，培补后天之本；对腰背疼痛明显的，加强使用鲑鱼降钙素治疗，或增加二磷酸盐的治疗，严重的也可使用特立帕肽治疗。

由于骨质疏松症是一种复杂的涉及到增龄、衰老、营养、运动、接触阳光、基础疾病甚至基因等多方面的一种病症，目前尚没有特效疗法。中西医结合等综合治疗才能有一定的疗效。药物治疗方面，中医方面注重肾、肝、脾、胃等脏腑，注重补益脾胃、补益肝肾；西药多使用活性维生素 D、钙剂、降钙素等，必要时使用二磷酸盐、甲状旁腺激素等。随着人们对骨质疏松症的认识不断深入，将来会有更多、更好的治疗方案出现。

四、名老中医经验

江苏省名中医周福贻认为，骨质疏松症存在腰背部酸痛、夜间疼痛、跌仆易骨折、进食较少等特点，类似于中医的"骨萎"或"骨痹"。中医理论认为，肝主筋，肾主骨，脾主肌肉，"精不足者，补之于味""形不足者，温之于气""不通则痛""不荣则痛"。故周老认为，骨质疏松症的治疗，应强调补益肝肾、益气健脾，佐于活血行血；同时，老年患者骨质疏松症多是一种"废用病"，因此，强调"生命在于运动"，以达到强身健体的效果。周老已八六高龄，然家居每日仍爬 5 楼，晴好天气每周多次爬南京紫金山，仍保持精神矍铄、思维敏捷、乐观大度、身体硬朗、起居有常、进食有度，给学生们以身示范。按周老的观点，防治骨质疏松症，重在补益脾肾、精神乐观、运动强身、工作不辍、适度晒日光浴等。

第二节　尺桡骨远端骨折

桡骨远端 3 cm 以内的骨折，称为桡骨远端骨折，常合并尺骨茎突骨折。尺桡骨远端骨折是骨质疏松性老年患者常发骨折的部位之一，尤其多见于 55~70 岁之间的老年人，发病率女性高于男性。

一、病因病机

老年患者的尺桡骨远端骨折,多数是由于间接暴力引起,如跌倒时手掌撑地引起的。可分为伸直型和屈曲型两大类,其中涉及到关节面冠状位劈裂骨折的称为巴氏骨折(Barton 骨折),骨折线斜向背侧的,称为背侧巴氏骨折,骨折线斜向掌侧的,称为掌侧巴氏骨折。

(一) 伸直型骨折

伸直型尺桡骨远端骨折称为科氏骨折(Colles 骨折)。患者跌倒时,手掌背伸位撑地,身体重力和地面向上的反作用力交集于骨质疏松的桡骨远端,产生骨折,如暴力延伸,通过三角纤维软骨复合体(TFCC)和韧带的牵拉,导致尺骨茎突骨折。如由于高能量损伤或暴力巨大,桡骨关节面碎裂较严重,常合并下尺桡关节分离。骨折远端向背侧移位,近端向掌侧移位。见图9-2-1。

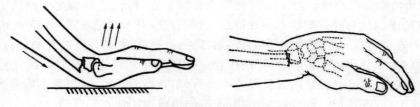

图9-2-1 伸直型桡骨远端骨折

(二) 屈曲型骨折

屈曲型尺桡骨远端骨折称为史密斯骨折(Smith 骨折)。这型骨折较少发生。患者跌倒时,腕背着地,产生骨折,骨折远端向掌侧移位,近端向背侧移位。见图9-2-2。

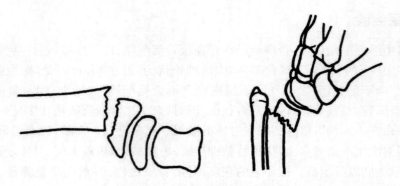

图9-2-2 屈曲型桡骨远端骨折

(三) 巴氏骨折

这型骨折主要是患者跌倒时,患腕旋前位着地,月骨等腕骨冲击桡骨关节面,如月骨窝,造成桡骨关节面的冠状位劈裂。如患腕掌侧着地,造成背侧巴氏骨折,如骨折移位明显,进一步造成腕关节背侧脱位;如患腕背侧着地,则造成掌侧巴氏骨折;如骨折移位明显,进一步造成腕关节掌侧脱位。见图9-2-3。

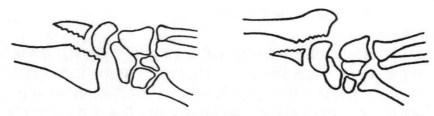

图9-2-3　桡骨远端背侧、掌侧巴氏骨折

二、临床表现

(一)伸直型骨折

典型的科氏骨折外观表现为"餐叉样"桡偏畸形,主要是由骨折远端背侧移位、桡骨压缩桡偏所致。有典型的骨擦感和功能障碍。X片可见骨折的移位方向、碎裂的程度、关节面是否完整、下尺桡关节是否分离、尺骨茎突是否骨折等。骨折碎裂严重的行CT平扫+三维检查,可了解骨折块的对应关系及骨折端的立体形态。

(二)屈曲型骨折

史密斯骨折外观表现为"枪刺刀"桡偏畸形,这是由骨折远端掌侧移位、桡骨短缩桡偏所致,存在典型的骨擦感和功能障碍。摄X片可见骨折的移位方向、碎裂的程度、关节面是否完整等,骨折碎裂严重的行CT平扫+三维检查。

三、分型治疗

(一)尺桡骨远端骨折

临床常用AO分型,分为A型(关节外骨折)、B型(部分关节内骨折)、C型(完全关节内骨折)。每个大型又分为3个亚型,即A1(关节外骨折,尺骨骨折,桡骨完整)、A2(关节外骨折,桡骨骨折,简单或嵌插)、A3(关节外骨折,桡骨骨折并粉碎)、B1(部分关节内骨折,桡骨,矢状面骨折)、B2(部分关节内骨折,桡骨,背侧Barton骨折)、B3(部分关节内骨折,桡骨,掌侧Barton骨折)、C1(完全关节内骨折,桡骨关节骨折简单,干骺端骨折简单)、C2(完全关节内骨折,桡骨关节骨折简单,干骺端骨折粉碎)、C3(完全关节内骨折,桡骨粉碎)。每个亚型又可分为3个亚亚型,这种细分法比较便于制定准确的治疗方案。

(二)A型和部分B型骨折

愿选择保守治疗方案者,可在止痛措施下(或基础疾病稳定后)进行手法复位:第1步,先进行持续和缓施力下的拔伸牵引,牵引2～3 min感到短缩畸形纠正后,在维持牵引下可使用另一手对向夹挤尺桡骨远端纠正下尺桡关节分离,再进行第2步,两手夹持患手大小鱼际持续牵引下极度掌屈(史密斯骨折则极度背伸),再双手夹持患腕回到中立位,进行第3步,以一手示指抵住尺骨茎突,双手发力使患手极度尺偏。施术中注意勿使用暴力,复位过程连贯、力道持续。再贴上活血化瘀膏药后,使用小夹板外固定。正确的小夹板固定位置是:背侧板、桡侧板超过腕横纹2～3 cm(史密斯骨折则掌侧板超过腕横纹2～3 cm,背侧板平齐腕横纹),掌侧板、尺侧板平腕横纹。再使用三道扎带固定小夹板。每道扎带横绕夹板后打结,打结后以扎带能上下移动1 cm为松紧度。固定稳当后,逐一牵引患手每个手指一下,起到捋筋作用,防止肌腱移位、扭曲。

（三）C型、大部分B型、手法不能复位的骨折

一般采用手术治疗。

外固定支架术：其优点是手术损伤较小，无术瘢遗留，对关节面碎裂且骨折块细小无法使用钢板螺钉固定者，麻醉下先施行手法复位后再行外固定支架固定术，可达到骨折的较好复位，如存在下尺桡关节分离，则可使用克氏针或可吸收钉横向固定。外固定架固定时间一般4～5周。拆除外固定架后配合手法治疗。固定期间，间隔1周需调整加固支架夹头，防止固定松动。外固定支架术需注意防止针眼感染、肌腱的损伤和"钉桩"效应。

解剖锁定板内固定：多数使用掌侧入路，对于骨折块斜向背侧移位明显的，可酌情使用背侧入路。对于尺骨茎突移位明显的，可使用克氏针或Hebert钉内固定。对这类老年骨折，谨慎使用多切口进行内固定，防止过分强调骨折的解剖复位，而遗留较多、较大术疤、肌纤维粘连等，影响术后康复锻炼，从而造成术后较大的功能受限。

（四）中医药治疗

口服中药：按照骨折三期辨证用药，早期（约2周内）使用活血化瘀、消肿止痛剂，如桃红四物汤加减，成药有独一味、迈之灵、地奥思明等消肿效果较好；中期（2～4周）使用和营止痛、接骨续筋方，如和营止痛汤、接骨活血汤等化裁，成药有接骨七厘片、盘龙七；后期（4周后）予补肝肾、补气血，兼补脾胃，辨证方选十全大补汤合左或右归丸，成药有仙灵骨葆、骨康胶囊等。

外用中药：拆除小夹板或切口愈合后，可使用外用中药泡洗患处。使用温经通络方剂如海桐皮汤或自制制剂煎水泡洗，待水温调至50℃左右时，腕关节以下进行泡洗。热水可促进皮肤开放毛细血管，促进血液循环，促进药液吸收，再进行康复锻炼，起到温经通络、滑利关节的作用。

（五）抗骨质疏松治疗

一般术后使用阿法骨化醇或维生素D_3，后期可结合钙剂。中后期配合中成药如：仙灵骨葆、骨疏康、骨康胶囊、金乌骨通胶囊等。

（六）功能康复训练

小夹板外固定：外固定完成后即开始主动锻炼，前两周常做握拳伸指运动、握乒乓球运动。2～4周期间可做腕关节运动，科氏骨折（背侧巴氏骨折）常做屈腕运动，史密斯骨折（掌侧巴氏骨折）常做背伸运动。拆除小夹板后，可进行被动康复功能训练。如患手指逐一进行牵拉抖动、屈伸摇转腕关节等。再配合主动提拉1～2kg重物等，可加速功能康复。

手术治疗后：术后1～4周，可按小夹板固定后的主动锻炼进行。4周后可加强被动康复训练，尤其对于C型骨折，如关节面碎裂、部分移位，骨碎片移位等。笔者曾自创"牵抖摇转手法"针对不稳型尺桡骨远端骨折术后进行康复训练，收效良好。通过手法治疗，可较好地消肿止痛、疏经通络、滑利关节、强筋健骨等，特别使骨折后关节较好匹配，防止创伤性关节炎。

施行手法康复时需注意：如背侧骨块复位不良或长时间固定患手不进行康复锻炼，需防止拇长伸肌腱等断裂。

（七）营养治疗

骨折中后期需加强营养，进食鱼虾、牛奶等高蛋白食物，也可自制药膳进食。

四、名老中医经验

江苏省名中医周福贻青年时代求学于河南平乐正骨学院，深得平乐正骨的精髓，对手法整复骨折脱位造诣深邃,尤其在尺桡骨远端骨折的手法整复上,总结出一套"三步三折顶"手法,运用于临床,具有患者痛苦较小、手法操作简便、整复效果佳、复位成功率高的特点。如整复科氏骨折:第1步,牵引下背伸折顶;第2步,尺向横挤折顶;第3步,掌屈反折顶,三步手法一气呵成。这套手法,在周老50余年的骨伤科工作生涯中,曾让成百上千的尺桡骨远端骨折患者获得满意治疗和康复。当下,许多需手术治疗的复杂尺桡骨远端骨折,麻醉后,无论外固定支架治疗或切开复位钢板内固定术治疗,手法整复仍是第1步的操作。手法整复的效果好与坏、骨折复位满意与否仍对随后的手术操作起重大影响。手法整复后,周老强调外敷医院制作的伤科药膏,以小夹板外固定,重视以后的患肢康复训练,交代患者每周门诊复诊。小夹板固定时间4～5周,拆除小夹板后,强调患者握拳伸指等康复训练;手指及腕关节僵硬的患者,强调施以牵拉的手法治疗,辅以中草药袋泡剂外熏洗,以助患者获得满意的功能康复。

第三节 肱骨近端骨折

肱骨近端骨折主要包括外科颈骨折、解剖颈骨折、大小结节骨折等,常见外科颈骨折。外科颈位于解剖颈下 2～3 cm,在大小结节下缘与肱骨干交界处。肱骨近端是老年患者常见的上肢骨折好发部位之一。此处由于骨质疏松明显,骨小梁稀少,常导致骨质压缩、骨缺损,是较难处理的骨折类型之一。

一、病因病机

老年人肱骨近端骨折多数是跌倒所致,或是直接患肩着地,前者为间接暴力,后者为直接暴力。

1. 间接暴力 这种暴力类型多见,一般表现为患者跌倒,手臂伸开,手掌着地,身体重力与地面反冲力互相作用于肱骨近端,导致骨折。

外展型骨折:跌倒时患者外展伸开手臂,手掌撑地,导致骨折端外侧皮质压缩嵌插,内侧皮质断裂,向内成角,常合并大结节撕脱性骨折。

内收型骨折:跌倒时患者手臂内收位撑地,身体前倾,导致外侧骨皮质断裂,内侧骨皮质压缩嵌插,骨折向外成角。

复杂型骨折:当患者体重较大,或暴力较大时,常合并大小结节骨折、解剖颈骨折、粉碎性骨折,甚至肩关节脱位。

2. 直接暴力 此型较少见。当跌倒时,老人来不及伸手臂,或直接上臂撞击墙面、障碍物,可导致肱骨近端直接暴力骨折。表现为肱骨近端粉碎、远折端内移。

二、临床表现

1. 症状表现 伤后肩臂疼痛明显,伤及腋神经时肩部麻木,活动受限。

2. 专科检查 患者一般佝偻背部,托住患侧肘部。由于局部血运丰富,肩臂部肿胀明显,压痛,骨擦感,纵轴叩击痛,肩臂部活动障碍。1日以后,肿胀向下部发展,1～2日后,肘部青紫肿胀。腋神经损伤后,三角肌肌张力下降。

3. 影像资料检查 常规摄 X 片可见骨折的位置、骨折线、移位的方向、骨折块的数目、是否合并脱位等。CT 平扫及三维可见骨折是否压缩、缺损、骨折断端的对应位置以及隐匿的骨折线等。MRI 检查可以排除肿瘤性病理骨折、肩袖是否损伤等。

三、分型治疗

（一）肱骨近端骨折

常用 Neer 分型或称为四部分分类法：第 1 部分为肱骨头关节面，第 2 部分为肱骨大结节及附属其上的肌肉和肌腱（冈上肌、冈下肌、小圆肌），第 3 部分为小结节及附属其上的肩胛下肌，第 4 部分为结节下或外科颈部的肱骨干。一部分骨折是指无移位的骨折，不论骨折线的数目和骨折部位；二部分骨折包括一个部分的移位骨折、肱骨大结节和外科颈双骨折；三部分骨折是指肱骨头、外科颈和一个结节的移位骨折；四部分骨折是指肱骨头、外科颈、两个结节的移位骨折。

（二）一部分骨折、二部分骨折

可以选择保守治疗，包括小夹板或石膏托、上肢托等外固定。由于肱骨近端骨折对解剖复位的要求并不是很高，加上老年患者手术风险较大、肩部肌肉损伤较大、创伤性肩周炎的概率高，因此，保守治疗配合及时的康复锻炼，一般能取得较好的疗效。外固定时间 4～6 周。笔者曾使用小夹板外固定治疗一位 92 岁老年女性此类骨折，骨折对位约 1/3，但 6 周后大量骨痂生长，经康复训练，患肢能达到基本满足生活自理。

（三）三部分骨折及四部分骨折

可以选择解剖锁定板或交锁髓内钉内固定。当骨缺损较多时，锁定板内固定需要植骨配合，包括人工骨、自体髂骨、腓骨段等，并注意肱骨距处螺钉的固定到位。对于老年患者，此处骨折不建议用 2 枚以上钢板内固定。对于大结节撕脱骨折，可使用克氏针固定或铆钉固定。如术前发现存在肩袖损伤的，术中要探查、修补。已有一种肱骨近端多孔（钉中钉）交锁髓内钉（直钉）在临床运用，可以较好地复位固定多个骨折块，损伤较小、复位效果好。见图 9-3-1。

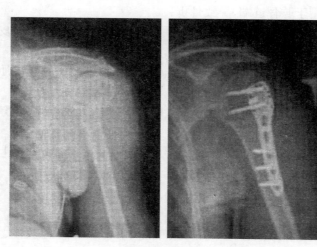

图 9-3-1　肱骨近端骨折钢板内固定

（四）少数四部分骨折，解剖颈骨折

肱骨头坏死可能性大，如平时生活质量较高的患者，可以直接行人工关节半肩置换术。术中注意肩袖肌群的缝合固定。

（五）中医药治疗

口服中药：按照骨折三期辨证用药，早期（约2周内）肿胀明显，使用桃红四物汤加桑枝、泽兰、泽泻等，成药有独一味、迈之灵等；中期（2~4周）使用和营止痛汤、接骨活血汤等化裁；后期（4周后）辨证方选十全大补汤合左或右归丸等。

外用中药：使用小夹板外固定或手术切口愈合后，可使用外用中药膏外敷，加速消肿。

（六）抗骨质疏松治疗

可服用阿法骨化醇或维生素 D_3，后期可结合钙剂。中后期配合中成药如：盘龙七片、接骨七厘片、仙灵骨葆、骨康胶囊、骨疏康冲剂等。

（七）功能康复训练

小夹板外固定：外固定完成后即开始主动锻炼，前2周常做握拳伸指运动、伸屈活动手腕及肘关节。2~4周后可做肩关节的前屈后伸活动。拆除小夹板后，可进行小云手、大云手及肩关节的环转锻炼。最后进行双手过顶拉环训练。

手术治疗后：术后第2日可主动进行手、腕及肘部的活动锻炼。4周后可逐渐加强小云手、大云手及肩关节的环转锻炼。最后进行双手过顶拉环训练及提拉重物训练。

（八）营养治疗

骨折中后期需加强营养，进食鱼虾、牛奶等高蛋白食物，做药膳食用。

四、名老中医经验

肱骨外科颈骨折也是老年骨质疏松性骨折的常见类型。江苏省名中医周福贻认为，老年人肱骨外科颈，骨质疏松明显，骨折后松质骨压缩缺损，但血运丰富，骨折愈合较快，故周老强调，老年患者肱骨外科颈骨折，绝大多数可按保守治疗方案进行。甚至有些高龄患者，骨折对位约1/3，经颈臂吊袋悬吊固定，同时，保证营养及顾护胃气，一般6周左右，骨折就能愈合，配合及时进行康复锻炼，竟能获得满意的骨折愈合及功能康复。手术治疗存在骨折难于固定、骨折压缩缺损较多、并不一定能达到较满意的患肢功能康复，术后并发创伤性肩周炎的概率较高，反而影响患者日常生活。

已辞世的南京市中医院骨伤科名老中医李裕顺生前认为，老年患者肱骨外科颈骨折，可以按照保守治疗方案治疗，以避免手术对患肩的进一步损伤并遗留功能不佳，并首创"甩肩疗法"治疗肱骨外科颈骨折。由于骨折后肩部三角肌、肱二头肌、肱三头肌等肌肉的收缩，肱骨外科颈骨折一般都呈短缩成角或旋转畸形，这为肢体下垂或负重以对抗肌肉的收缩力提供依据。因此，嘱患者垂下手臂，再予手握1 kg左右重物，边内外甩动患肢，以达到骨折顺势复位的目的。李氏施之于临床，收效甚佳。

第四节　股骨粗隆间骨折

股骨粗隆间骨折为囊外骨折，是指股骨大小粗隆部位的骨折，是老年骨折的常见类型，其发生率约占全身骨折的1.4%，而骨折后长期卧床病死率高达15%~20%。股骨粗隆部血运丰富，一般情况下，骨折能良好愈合，但是，如何根据患者伤前体质情况、合并基础疾病、行走活动能力等情况制定一个合理的诊疗方案，使老年患者得到一个较好康复，提高老年人生活质量，是这种骨折治疗的主要方面。

一、病因病机

老年患者多数患有多个基础疾病,骨质疏松明显,在扭伤、撞击、跌倒等情况下,容易发生股骨粗隆间骨折,损伤机制则直接暴力和间接暴力均可见。

1. 直接暴力　髋部在外物撞击、跌倒撞击时表现为直接暴力损伤,表现为大小转子骨折甚至转子下骨折、出血较多、疼痛剧烈,在髂腰肌、外旋肌群作用下,出现下肢短缩外旋畸形。

2. 间接暴力　在扭伤髋部、踏空、非直接撞击地面跌倒等情况下,则为间接暴力损伤,骨折线顺转子间、大小转子骨折较少、骨折线较少、内侧支撑结构损伤较轻、骨折较稳定。

二、临床表现

1. 症状和体征　股骨粗隆间骨折后,肿痛明显,不能行走活动。外观局部肿胀,骨折处以下部位青紫,下肢外旋或短缩畸形,压痛,纵轴叩击痛,髋关节活动功能障碍,患肢较健肢缩短。

2. 影像检查　X片可见骨折大致形态,包括骨折线走形、骨折碎裂程度、移位方向等。CT平扫＋三维可见骨折块的对应关系、内侧支撑结构是否完整、大转子是否存在冠状面碎裂等。

三、分型治疗

（一）常用骨折分型

按改良Evans分型法,根据骨折线的方向和骨折的稳定性分为两大型,即Ⅰ型、Ⅱ型和Ⅲ型。Ⅰ型为骨折线从小粗隆向上、外延伸,细分为Ⅰa型,即骨折无移位,小粗隆无骨折;Ⅰb型,即骨折有移位,小粗隆有骨折,但骨折复位后能稳定;Ⅱ型分Ⅱa型和Ⅱb型,Ⅱa型表现为骨折有移位,小粗隆有骨折,但骨折复位后内侧皮质不能附着,不能稳定,Ⅱb型表现为粉碎骨折,包括大小粗隆4部分骨折、骨折不稳定;Ⅲ型为粗隆下骨折,骨折不稳定,骨折远端常向内移位。

（二）必要的检查措施

完善心脏彩超、心脏Holter、肺功能测定及下肢动静脉彩超等。进行必要的专科会诊,进行基础疾病的调治。如彩超发现下肢动脉斑块、静脉血栓等,必须进行预先干预,稳定斑块、请介入外科进行治疗,置入滤网,取出血栓,配合抗凝治疗。

（三）治疗原则

纠正髋内翻畸形、缩短与外旋畸形,缩短患者卧床时间,尽快下地活动行走进行康复训练,降低老年患者的病死率。先进行病情评估,基础疾病平稳后尽早手术治疗。手术方式以髓内固定为主,钉板固定只适合于内侧支撑结构完整的;骨折稳定的,可选用外固定支架固定;对于不稳定型股骨粗隆间骨折,患者不能配合长期卧床的,可选择人工股骨头置换术治疗。

（四）保守治疗的选择

对于年老体弱、基础疾病不能调治平稳、不能耐受手术打击的、伤前生活质量低、活动行走能力差、坚决拒绝手术治疗的,选择保守治疗方案。对骨折粉碎的、移位明显的、短缩加大的,行骨牵引治疗;对合并严重糖尿病的、免疫力低下的、骨折较稳定的、骨折无移位的,可选择皮肤牵引加丁字鞋外固定,或直接垫高患肢消肿加丁字鞋外固定。保守治疗外固定卧床时间5周左右。

（五）手术治疗

Ⅰb型、Ⅱa型和Ⅱb型及Ⅲ型股骨粗隆间骨折患者，伤前行走活动能力较强、基础疾病能调治稳定者，适用手术治疗。

钉板系统内固定术：适用于内侧支撑结构及外侧皮质均完整者，大转子冠状位劈裂者慎用。包括：DCS、DHS（见图 9 - 4 - 1）、股骨髁解剖锁定板、TSP 板等。这种手术时间较短、显性及隐形出血量较少。缺点是术后离下地负重行走窗期长，不利术后康复锻炼。

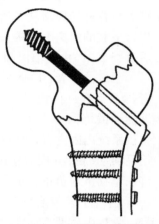

图 9 - 4 - 1　股骨粗隆间骨折动力髋螺钉（DHS）固定

髓内锁钉内固定术：几乎适用于所有类型的股骨粗隆间骨折，尤其适合不稳定性骨折，包括：γ髓内钉、股骨重建钉、PFNA、Intertan 等。对逆转子型、转子下型，可选 Intertan。其优点是：微创小切口、软组织损伤较小、固定较坚强可靠、手术时间较短、显性出血较少、较快下地负重行走康复训练。缺点是：隐形出血量较大，常导致术后贫血及低蛋白血症，常需多次输血及人血白蛋白纠正。术中如复位困难，可使用复位钩、Schanz 牵引针等帮助。

人工股骨头置换术：适用于年高且伤前行走活动能力尚好、骨折属不稳定型。一般选用生物型双动股骨头。其优点是：手术创伤较小、出血量较少、术后能较快下地行走活动、术后康复较快。缺点是需切除股骨颈及头，活动量大、负重活动剧烈时易造成髋臼的磨损。

人工全髋关节置换术：适用于大转子冠状劈裂、碎裂，骨折内固定困难；且伤前行走活动能力较强的老年患者。一般可选用生物型全髋，术后加速康复锻炼，尽快下地行走活动。

（六）中医药治疗

口服中药：按照骨折三期辨证用药，早期使用桃红四物汤加牛膝、黄柏、泽泻；或服用中成药盘龙七片（高血压患者不宜服用）等；中期使用和营止痛汤、接骨活血汤等化裁，或服用中成药接骨七厘片、仙灵骨葆等；后期辨证方选十全大补汤合左或右归丸等。

外用中药：使用保守治疗方案，可使用外用中药膏、油膏外用，如青鹏软膏、白脉软膏、奇正消痛贴等加速消肿。

（七）防治深静脉血栓

包括理疗和药物疗法。理疗包括：CPM 锻炼、脉冲静脉泵等，药物包括：低分子肝素制剂（一般使用 2 周左右）、利伐沙班口服剂、迈之灵等。活血化瘀类中药注射剂具有较好的活血、止血、祛瘀、通经作用，包括：丹参类注射剂、红花类注射剂、三七类注射剂等，需要说明的是，这类注射剂不仅有较好的活血作用，其本身就具有较好的止血作用，尤其是丹参类注射剂。笔者所在科室近 20 年运用此类中药注射剂配合髋膝部手术，没有出现过严重后果的下肢深静脉血栓患者。

（八）贫血和低蛋白血症的处理

当血红蛋白<100 g/L 时，应及时输入红悬；当血浆白蛋白水平<30 g/L 时，应及时输入人血白蛋白或冰冻血浆。

（九）抗骨质疏松治疗

可服用阿法骨化醇或维生素 D_3，后期可结合钙剂。中后期配合中成药如：仙灵骨葆、骨康胶囊、骨疏康冲剂等，或补血剂，如鹿血晶等。合并腰背部疼痛者，可使用降钙素制剂、二磷酸盐类,如鲑鱼降钙素制剂、密固达等。

（十）功能康复训练

保守治疗方案者:抬高消肿,外固定完成后即开始主动锻炼,前1周常做足趾伸屈运动、踝关节背伸跖屈活动。后可做下肢肌肉的静力收缩功能训练。5周左右拆除外固定,卧床可进行下肢的肌肉等张等长抬高活动训练。8周后建议扶双拐下地不负重行走活动锻炼。12周后复查X片,由经治医师允许扶单拐下地负重行走。

手术治疗者:PFNA术后第2日可主动进行下肢肌肉收缩活动锻炼,内外侧壁结构完整者,3日后允许扶拐下地行走活动锻炼。人工股骨头置换术者术后2h可主动进行下肢肌肉收缩活动锻炼,4h后可进行CPM机锻炼,第3日可在助步器保护下允许下地行走活动锻炼。钉板系统内固定者,可卧床进行下肢的肌肉静力收缩功能训练,两周后可进行双下肢等张等长抬高活动训练,6周后建议扶双拐下地不负重行走锻炼,8周后复查X片,由经治医师允许扶单拐下地负重行走。

（十一）营养治疗

骨折中后期需加强营养,进食高蛋白食物,如鱼虾、牛奶等,配合做药膳食用,如雀卵粥、海参粥等。

四、名老中医经验

股骨粗隆间骨折也是老年性骨质疏松性骨折之一,其特点是骨折血运丰富,愈合良好。江苏省名中医周福贻认为,十余年前,股骨粗隆间骨折多数进行保守治疗,无移位的可用中立鞋外固定,不稳定骨折可进行骨牵引治疗,而当前,为了加速骨折后的康复训练,防止长期卧床的严重并发症,多数患者已接受手术治疗方案。不管采用何种治疗方案,周老强调骨折后三期辨证用药:初期当活血化瘀消肿,中期当和营生新、接骨续筋,后期当补益肝肾、脾胃等。尤其在骨折初期特别强调使用桃红四物汤加减,下肢骨折使用引经药"怀牛膝",四物汤养血补血止血,怀牛膝引药达病所。另外,无论保守治疗还是手术治疗,要特别注意防止骨折畸形愈合,防止髋内翻畸形。在保守治疗过程中,要经常检查骨牵引装置,保持患肢外展45°左右,患足保持中立位,每两周左右要复查X片。要经常进行双下肢长度对比,防止过牵或牵引重量不足。

第五节 股骨颈骨折

股骨颈骨折是指股骨头下至股骨颈基底部之间的骨折,是老年人常见骨折类型之一,约占全身骨折发生率的3.58%,由于股骨颈部位血供较差(4种血供来源:来自于旋股内侧动脉终末支至外骺动脉、来自于旋股外侧动脉分支的下骺动脉、来自于闭孔内动脉之股骨头圆韧带动脉和来自于股骨干骨髓内动脉分支不到达头部,见图9-5-1),且老年患者股骨颈处骨质疏松(为双能X线骨密度仪的两个标准的检测部位之一,此处有压力、张力骨小梁的交叉空窗部位Ward三角,见图9-5-2),属于关节囊内骨折(只有前外侧小范围在囊外),故老年股骨颈骨折,其不愈合率高达15%左右,股骨头坏死率高达30%,前些年的病死率更是高达20%。

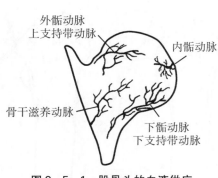

图 9-5-1　股骨头的血液供应

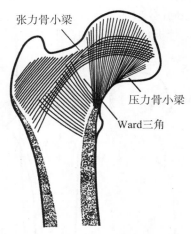

图 9-5-2　股骨上端骨梁结构特点

一、病因病机

　　老年人髋部骨质疏松,肌力下降,平衡与协调能力较差,在外力作用下及跌倒时易导致股骨颈骨折。由于髋部有大转子突起及丰厚的肌肉包裹,故股骨颈骨折的暴力绝大多数是间接暴力,表现为杠杆作用力和传达暴力。当老年人跌倒时,如果是超前趴的姿势,则股骨颈骨折多是外展型;如果是别着腿倒下,则骨折多是内收型。如从高处踏空跌下而跟部着地,则股骨颈骨折骨折线较垂直,Linton 角较大,Pauwell 角较小,骨折极不稳定。如果是从床上掉下而髋部着地或遭外侧直接撞击髋部,有可能存在股骨颈骨折合并髋关节中心性脱位。如果地滑或雪天地上结冰,老年仰面跌倒,则有可能股骨颈骨折合并胸腰椎骨折,如果当时有手掌撑地动作,则可能合并尺桡骨远端骨折。

二、临床表现

　　髋关节是人体下肢重要的支撑关节之一,股骨颈骨折类型表现复杂,其骨折形态是我们制定治疗方案的重要依据之一。

　　1. 症状和体征　　受伤骨折后,患者一般有髋部疼痛,活动受限,不能站立行走活动,但也有少数裂隙骨折、不完全骨折、嵌插型骨折患者疼痛不明显,尚能慢步行走。查体:外观局部肿胀或青紫,骨折移位者见屈髋屈膝位下肢外旋和短缩畸形,压痛,纵轴叩击痛,髋关节活动功能障碍,患肢较健肢缩短。

　　2. 影像检查　　X 片可见骨折形态,如外展型、内收型、骨折的程度、骨折移位的程度等。CT 平扫＋三维可排查是否合并股骨头骨折、髋臼骨折、骨破坏等,还可客观显示骨折端的立体形态及移位状况。MRI 检查可以排查是否合并骨肿瘤,包括转移瘤等,这对采取手术治疗者很重要。

三、分型治疗

　　(一) 常见的骨折分型

　　目前临床使用最广泛的分型方法是 Garden 分型法,如果根据骨折线的走向来预测骨折的愈合则使用 Pauwels 分类法,也可根据骨折线的位置来分型。

Garden 分型法分为 4 型。Ⅰ型:不完全性骨折,呈嵌插状;Ⅱ型:完全骨折,无移位;Ⅲ型:完全骨折,部分移位;Ⅳ型:完全骨折,完全移位。见图 9-5-3。

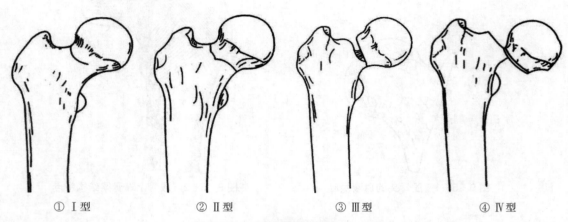

①Ⅰ型　　　　　②Ⅱ型　　　　　③Ⅲ型　　　　　④Ⅳ型

图 9-5-3　股骨颈骨折 Garden 分型

Pauwels 分型法中,骨折线下段与两侧髂嵴连线的夹角称为 Pauwels 角;骨折线与股骨干纵轴的垂线的夹角称为 Linton 角。Pauwels 分型Ⅰ型:骨折线较水平,Pauwel 角<10°,骨折不愈合的危险性较低;Ⅱ型:介于Ⅰ型和Ⅲ型之间的骨折,Pauwel 角为 50°左右,骨折不愈合的危险性较低;Ⅲ型:骨折线较垂直,Pauwel 角>70°,骨折不愈合的危险性最大。

根据骨折线的位置分为 4 型:头下型,经颈型,颈中型,基底型。头下型则愈合率最差,基底型则骨愈合率较高些。

（二）术前检查及措施

术前完善心脏、肺脏相关检测等。请专科会诊,进行基础疾病的调治。如彩超发现下肢动脉斑块、静脉血栓等,必须进行预先干预,稳定斑块、请介入外科进行治疗,置入滤网,取出血栓,配合抗凝治疗。

（三）治疗原则

对于 GardenⅠ型、伤前活动行走能力差、合并有严重感染的、近 3 个月有心肌梗死或脑梗死伴偏瘫的、基础疾病重且术前不能控制平稳的、坚决拒绝手术治疗的可酌情考虑保守治疗。对于非头下型的 GardenⅡ型骨折、基底部骨折、近半年有心肌梗死或脑梗死伴偏瘫的 GardenⅢ型及Ⅳ型骨折酌情考虑经皮三枚加压空心螺钉内固定术治疗。其余的股骨颈骨折类型可考虑人工关节置换术治疗,对于行走活动能力强、生活质量较高、体质较强的老年患者可进行人工全髋关节置换术治疗,其余的可行人工股骨头置换术治疗。以减轻患者疼痛,缩短卧床时间,尽快进行康复训练,提高患者的生活质量,降低老年患者的病死率为最高目标。

（四）保守治疗方案

股骨颈骨折保守治疗可选择皮肤牵引加丁字鞋外固定,活动能力差的患者可直接外展位单纯丁字鞋外固定,外固定时间 10～12 周。治疗期间防止压疮、防治骨折严重并发症、加强抗骨质疏松治疗、督促患者卧床期间进行全身功能锻炼。

（五）手术治疗方案

随着生活水平的提高,老年人对生活质量的要求提高,对"人生的最后一次骨折",目前倾向于手术治疗,以加强术后康复训练,减少痛苦。

三枚加压空心螺钉内固定术:具有微创小切口、软组织损伤较小、固定较可靠、手术时间较短、出血较少、减轻骨折后疼痛等优点。缺点是:对移位骨折难于解剖复位、术后仍需长期卧床、仍有股骨头坏死的可能。手术时注意:使用全麻利于复位、使用牵引架利于 C 臂 X 线机投照蛙式位、大转子部三枚加压钉尾呈倒"品"字形、下位一枚螺钉应靠近股骨距、三枚拉力钉的钉头螺纹应全越过骨折线才能起到加压作用,见图 9-5-4。对于 Pauwels Ⅲ型骨折,宜经大转子加一枚横形拉力钉,四枚钉固定,使用 Garden 指数来检验骨折复位效果,见图 9-5-5。

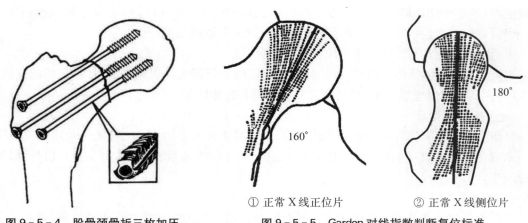

① 正常 X 线正位片　　② 正常 X 线侧位片

图 9-5-4　股骨颈骨折三枚加压　　图 9-5-5　Garden 对线指数判断复位标准
　　　　　空心螺钉内固定

人工股骨头置换术:适用于年高且伤前行走活动能力不强、预估生存期可能较短的、基础疾病较多较重的、近半年有心肌梗死或脑梗死伴偏瘫但疼痛明显的移位骨折。酌情选用生物型或骨水泥型双动股骨头。其优点是:手术创伤打击相对较小、出血量较少、术后较快下地康复训练、术后减轻骨折处磨损疼痛等。缺点是当活动量大、负重活动剧烈时可能造成髋臼的磨损及假体柄的松动。手术时注意:人工股骨头的型号应与髋臼匹配,骨质疏松患者防止术中骨折,假体柄的前倾角应保持在 15°~20°,保证合适的偏心距。

人工全髋关节置换术:适应于行走活动能力强、生活质量较高、体质较强、局部骨质较好、无预估生存期恶性病的老年患者可进行人工全髋关节置换术治疗。首选生物型人工全髋关节置换术,对于股骨近端骨质疏松的,可选择生物型髋臼配骨水泥型假体柄。手术切口可选择Hardingger 入路、Watson-Jones 入路、Gibson 入路等。其优点是:术后 3 日即可下地助步器保护下行走康复训练、回复较正常的行走活动时间较短、减少骨折严重并发症、减轻骨折后功能衰退等。缺点是:手术时间较长、出血量较多、有导致严重并发症的可能(如深静脉血栓导致重要脏器栓塞等致命并发症),术后常需输血和人血白蛋白,存在 1%~2% 的术后假体感染。手术时注意:假体臼型号应与髋臼骨床匹配,并保持 45° 左右的外展角、15° 左右的前倾角,假体柄的前倾角应保持在 15°~20°,保证合适的偏心距。近来,微创"DAA"切口 THA 术已运用成熟,术后第 2 日即可下地行走,康复较快。

(六)快速康复外科技术在人工髋关节置换术中的运用

围手术期营养支持:经口或经静脉补充蛋白质(氨基酸)、复合维生素以及碳水化合物等。

椎管内麻醉优先,术前 2 h 酌情口服 50％葡萄糖液 20～40 ml。术后 24 h 内拔除尿管、引流管。

微创的理念:微创小切口,维持正常的偏心距(off-set),彻底止血。

围手术期镇痛:术前口服塞来昔布 0.2,术后连续 3 日予帕瑞昔布 40 mg 静注,每日 2 次,后口服塞来昔布 0.2 及曲马朵 50 mg,每日 2 次,1 周后停药。

围手术期血液管理:对于术前血红蛋白<100 g/L 的,术前肌注促红细胞生成素;术后使用氨甲环酸止血;术后血红蛋白<100 g/L 时输红悬。

术后预防深静脉血栓:术前检查双下肢血管 B 超;存在大血管堵塞风险的,术前予溶栓或安放滤网;术后予依诺肝素 40 mg 皮下注射,每日 1 次,共 10 日;后酌情口服利伐沙班 1～2 周;术后口服迈之灵片 2～3 周;术后第 1 日即行双下肢静脉泵治疗。

术后加强康复训练:详见术后康复训练部分。

出院后管理:包括约定门诊复诊时间;出院后的康复训练计划和方法;日常生活的其他注意事项,尤其注意慎坐矮凳子、矮马桶,慎跷二郎腿、患侧卧等。

(七)中医药治疗

口服中药:按照骨折三期辨证用药,术后 3 日可辨证选方如十全大补汤合六味地黄汤等。

术后使用丹参类注射剂、红花类注射剂、三七类注射剂等(可选择其中一种),以加强活血止血效果。

(八)抗骨质疏松治疗

术后服用阿法骨化醇或维生素 D_3,配合钙剂。酌情选用中成药如:仙灵骨葆、骨康胶囊、骨疏康冲剂等,或补血剂鹿血晶等。合并腰背部疼痛者,可酌情选用降钙素制剂、二磷酸盐类,如鲑鱼降钙素制剂、密固达等。

(九)功能康复训练

保守治疗方案者:可做患肢肌肉的静力收缩功能训练。双上肢拉环及握力训练,健侧下肢的肌肉等张等长抬高活动训练。10 周后复查 X 片见骨折愈合后扶双拐下地不负重行走活动锻炼,12 周后可徒步下地行走,半年内注意不可背负重物及大强度及剧烈运动。

人工关节置换术后康复训练详见本书相关内容。

(十)营养治疗

人工关节术后需加强营养,进食高蛋白食物,如鱼虾、牛奶等,配合做药膳食用,如雀卵粥、海参粥等。

四、名老中医经验

股骨颈骨折是全身几个难于愈合的部位骨折之一,老年患者更是由于血供差而难于愈合。江苏省名中医周福贻认为,对于无移位的老年股骨颈骨折,如患者不接受手术治疗或有手术禁忌证的,可进行保守治疗;保守治疗强调使用桃红四物汤加怀牛膝、地鳖虫、自然铜、生山楂。周老认为,桃红四物汤是四肢骨折专方,而加用怀牛膝,便引药下行达下肢;地鳖虫和自然铜是股骨颈骨折药对,其中,地鳖虫破血逐瘀之力较强,对股骨颈骨折而言,可以破血生新;自然铜是骨折要药,促进骨折愈合。另当今之人,由于生活水平提高,高血脂患者不在少数,而老年患者高血脂者占比例较大,故加用生山楂以消食化积、活血化瘀,从而加强水药方的功效,以提高骨折愈合率。

第六节　骨质疏松性椎体压缩性骨折

骨质疏松性椎体压缩性骨折(osteoporotic vertebral compression fracture 简写 OVCF)，主要的发生部位在胸腰椎，一般在 T10～L5 椎之间，多见于 T12～L3 椎之间，是更年期后妇女及老年人常见的骨质疏松性骨折类型，在轻微的力量作用下就易导致骨折，也是所有骨质疏松性骨折中发病率最高的。我国目前患骨质疏松症者已超过总人口的 5.6%，且绝经后的妇女的骨质疏松患病率超过 30%，全世界每年都将有 1 亿～2 亿人遭遇骨质疏松性骨折。我国 60～70 岁的绝经后妇女，胸腰椎压缩性骨折的发病率最高。由于胸腰椎是人体的中枢负重骨骼，胸腰椎骨折严重影响患者的直立行走，影响患者的康复及以后的生活质量，已日益受到骨科界的重视。

一、病因病机

(1) 骨质疏松的病理基础：当人进入老年后，骨形成和骨吸收呈现负平衡，骨量逐年丢失，骨小梁逐渐稀少。不同性别之中，更年期后老年女性骨丢失较快，而老年男性相对骨丢失较缓慢。在全身不同部位之中，桡骨远端、肱骨近端、胸腰椎、髋部、肋骨等处骨吸收明显，而胸腰椎骨丢失最快、骨小梁吸收最多，这样，胸腰椎的骨强度下降也最快。

(2) 当老年人腰背部被撞击，或仰面跌倒，或弯腰抬搬重物，或高处坠跌，或坐交通工具颠簸等情况下，胸腰椎遭受间接暴力，胸腰椎屈曲呈保护姿势，在上半身重力和胸腹部肌肉收缩等力量作用下，发生胸腰椎屈曲型骨折，而胸腰段又是椎体形态发生显著变化的交接部，因此是骨折的常发部位。

二、临床表现

(1) 患者受伤后，觉腰部疼痛，特点是疼痛下传，即疼痛一般位于骨折椎体的下方椎体，一二日后出现便秘，或原有便秘加重。T11～L2 椎体严重骨折损伤脊髓可能出现小便异常，腿部感觉异常、小腿肌无力等。

(2) 胸腰椎生理弯曲异常，棘突处压痛、叩击痛，胸腰椎活动受限或障碍，或下肢感觉减弱，肌力下降等。

(3) 影像学检查：X 片检查可初步判断骨质疏松的程度及椎体的压缩状态等。CT 平扫＋三维可排查是否存在椎体后壁破裂、爆裂性骨折、椎管占位、硬膜囊及神经根受压等，还可客观显示胸腰椎是否存在滑脱、滑脱的程度，是否合并骶椎隐裂、腰椎骶化、骶椎腰化等。MRI 检查可以确定是否新鲜骨折，排查是否合并骨破坏、骨肿瘤、椎管内肿瘤，包括骨转移瘤等。

三、分型治疗

(一) 分型

根据欧洲骨质疏松研究小组(EVOSG)分类系统，骨质疏松性脊柱骨折分为 3 型，即 A 型(楔形)、B 型(鱼尾样)、C 型(压扁样)。A 型又分两个亚型，A1 型仅有前柱压缩变短，A2 型为除前柱变短外还有上终板下沉入椎体。B 型为椎体中部压缩变短而椎体前部后部高度基本不变。C 型表现为总个椎体压扁，又分为 3 个亚型，C1 型表现为椎体被压缩成一薄骨片，但椎体后壁完整；C2 型表现为椎体压扁，前壁前突；C3 型表现为椎体中柱爆裂，后壁突入椎管，压迫硬膜囊或神经。

（二）治疗原则

对于 X 片难于诊断且只有 MRI 才能确诊的轻微压缩骨折、合并有严重感染、近 3 个月有心肌梗死或脑梗死伴偏瘫、基础疾病重且不能俯卧位配合手术、坚决拒绝手术治疗者可酌情考虑保守治疗。对于伤前行走活动能力好、生活质量较高、体质较好的老年患者可建议进行微创椎体成形术（PVP）或椎体后凸成形术（PKP）治疗。对于 C 型骨折，骨折压缩大Ⅲ°及以上的，建议行后路植骨加椎弓根钉（或骨水泥型椎弓根钉）棒系统内固定术，或前路人工椎体植入加钢板（或 Kaneda）内固定术治疗。利于减轻患者疼痛、缩短卧床时间、尽快进行康复训练，防治加快骨质疏松进展，提高患者的生活质量。

（三）保守治疗方案

仰卧床时间 10～12 周。前期可垫薄枕，以达到骨折的后伸复位。并逐渐加强卧床期间的功能康复训练。治疗期间防止压疮、防治骨折严重并发症、加强抗骨质疏松治疗、督促患者卧床期间进行全身功能锻炼。

（四）手术治疗方案

椎体成形术（PVP）：对于椎体压缩不超过Ⅱ°的非爆裂性稳定性骨折，适用于 PVP 术治疗。这种介入治疗具有创伤小、手术时间较短、减轻疼痛明显等优点。缺点是：对压缩程度达Ⅱ°以上的不适合，对陈旧性骨折不适宜。以腰椎为例，手术治疗应注意：术前一日训练俯卧位，每次达 2 h；使用局麻利于保证手术安全，术前注射止痛剂或镇痛剂；防治出现心脑血管严重并发症；术中可使用过伸位进行复位再进行 PVP 术；术中患者平卧时，胸腰段有一定的弧度，DSA 透视机头应垂直伤椎（责任椎），选准椎弓根体表穿刺点；术中应先感触责任椎的上关节突，应在其外缘与横突交界处进针；推入骨水泥时，应在拉丝期，防治骨水泥过稀发生渗漏；一般骨水泥注入量一侧 2～3 ml；术中严格进行 DSA 或 CT 截图监控，防止穿刺途径进入椎管或达椎体外；术后第 2 日可带腰围下床行走活动，慎弯腰。胸椎的 PVP 操作，椎弓根穿刺点无明显特征，应严格按照 DSA 定位，术中行三维成像，以明确穿刺针未进入椎管。

椎体后凸成形术（PKP）：适用于椎体压缩超过Ⅱ°的非爆裂性骨折。其优点是：手术中通过球囊扩张来达到压缩椎体的抬高复位，骨水泥渗漏更少，手术安全性较高；可适宜陈旧性骨折等。缺点是：由于注入椎体的骨水泥多呈卵圆形团块，其弹性模量与周围骨质不同，可形成椎体内空洞，术后椎体塌陷；手术时间较长，体质差的患者难于耐受。手术的注意事项：可参照 PVP 术；注意扩张球囊时的安全压力范围；单个椎体骨水泥注入量 4～7 ml。

后路减压植骨加钉棒系统内固定术：适应于 C3 型爆裂性骨折，椎管占位或损伤神经根的。手术的目的在于椎管减压成形，再撑开复位，植骨加钉棒系统三柱固定。骨质疏松严重、普通椎弓根钉把持力较小者，可使用骨水泥加强型椎弓根钉。注意横突间植骨。卧床 2～4 周，其间加强康复训练。后带腰围下地行走活动，慎弯腰。

前路椎体重建加内固定术：适应于 C1、C2 型压缩达Ⅲ°及以上的骨折，胸腰椎严重不稳且无神经根损伤症状的。手术的目的在于重建脊柱前柱中柱，防止脊柱塌陷及严重后凸畸形。手术方式可采用自体骨块移植或人工椎体植入加钢板（或 Kaneda）内固定术。术中注意勿损伤腰动脉、输尿管及腹部大血管及交感干等重要脏器结构。卧床 3～4 周，其间加强康复训练。后带腰围下地行走活动，慎弯腰及负重。

后路椎体截骨、植骨加钉棒系统内固定术：适应于陈旧性椎体楔形压缩性骨折，后凸畸形明显,或椎管占位或损伤神经根的。手术的目的在于椎管减压、椎体短缩矫正畸形,植骨加钉棒系统三柱固定,多采用经椎弓根椎体截骨。卧床 4～6 周,其间加强康复训练。后带腰围下地行走活动,慎弯腰。

（五）快速康复骨科技术在胸腰椎开放性手术治疗中的运用

围手术期的营养支持:促进食欲、消化;酌情补充复方氨基酸、中长链脂肪乳、输入血白蛋白等。

麻醉的选择:一般使用全麻,必要时使用控制性低压技术。防止术后认知障碍。

减轻外科刺激:术前 2 h 口服 20％葡萄糖液 40 ml。术中控制液体量,术后尽早拔除尿管。术后每日使用地塞米松 10 mg＋20％甘露醇 250 ml 输液滴入,连续 3 日,以及使用短效胰岛素 5 U 等。术后尽量不使用引流管。

血液管理:对于术前血红蛋白＜130 g/L 的,术前肌注促红细胞生成素;术中关闭切口时,使用氨甲环酸外用及输液止血;术后血红蛋白＜100 g/L 时输血,或补血剂鹿血晶等;血浆白蛋白水平＜30 g/L 时,输入人血白蛋白或冰冻血浆。

多模式镇痛:术后连续 3 日予帕瑞昔布 40 mg 静注,每日 2 次;曲马朵针剂 100 mg 肌注,每日 1 次。后口服塞来昔布 0.2 g 及曲马朵 50 mg,每日 2 次;局部冷疗止痛;出院后带药:塞来昔布 0.2 g,每日 2 次,6 周剂量。

围手术期预防深静脉血栓:术前检查双下肢血管 B 超;存在大血管栓塞风险的,术前予溶栓或安放滤网;术后酌情口服利伐沙班 2 周;口服迈之灵 2～3 周;术后第 1 日即行双下肢静脉泵治疗等。

预防术后感染:包括术前使用抗生素,术后使用 3 日;切口每日消毒和更换敷料直至切开干燥无分泌物;防止二便污染切口周缘。

术后加强康复训练:术后第 2 日进行 CPM 机锻炼、双手拉环训练。切口拆线后进行卧床挺腹抬臀、三点式、五点式功能训练。忌弯腰动作。

（六）中医药治疗

口服中药:按照骨折三期辨证用药,骨折早期 1 周内先缓攻通便,解决便秘,使用承气养营汤加减。术后 3 日可辨证选方十全大补汤合六味地黄汤等。

术后使用丹参类注射剂,以加强活血止血效果。

（七）抗骨质疏松治疗

术后服用阿法骨化醇或维生素 D₃,配合钙剂。酌情选用中成药如:仙灵骨葆、骨康胶囊、骨疏康冲剂等。合并腰背部疼痛明显者,可酌情选用降钙素制剂、二磷酸盐类,如鲑鱼降钙素制剂、密固达等。

（八）功能康复训练

保守治疗方案者:卧床进行 CPM 机锻炼、双手拉环训练,腰部垫薄枕。后进行卧床挺腹抬臀、三点式、五点式功能训练。忌弯腰动作。

椎体开放性术后康复训练见本书相关章节。

（九）营养治疗

可服用补血药膳。

四、名老中医经验

《素问·缪刺论》记载"人有所坠堕,恶血流内,腹中满胀,不得前后,先饮利药",这跟胸腰椎单纯压缩性骨折的发生机制比较相似。已故南京市名中医李裕顺生前认为,老年骨质疏松性胸腰椎压缩性骨折的发生机制主要在于胸腰椎的骨质疏松特点,这种骨折在低能外力作用下即可发生,骨折类型表现为椎体单纯屈曲压缩楔形变,骨折后疼痛不明显,尚能行走,2~3日后,由于腹膜后血肿刺激,出现便秘,或小便不利。这种骨折的治疗上,《素问》强调"先饮利药",李氏解释,"利药"即下药,攻下逐瘀之药,"桃核承气汤""大成汤"之属。由于老年人肝肾已亏虚,李氏强调"使用利药,中病即止",即大便一通,即停服"利药"。如果通过 X 片、CT 片、MRI 片能确定为单纯胸腰椎压缩型骨折,能排除爆裂性椎体骨折及脊髓、神经根受损,可进行保守治疗。可在俯卧位下过伸位进行手法按压复位:即于患者前胸和大腿前侧垫高、腹部悬空,医师叠掌轻按骨折椎体棘突数次,以有骨折复位的拉伸感为佳。后仰卧位、腰部垫薄枕,绝对卧床休息 1 个月;外用医院自制制剂"活血膏";按骨折三期辨证用药,服用水药方,先用利药,大便通后服用医院自制制剂"损伤复元合剂"。骨折 3 周后即可开始补益肝肾、强壮筋骨。四周后即可进行三点式、五点式挺腹抬臀功能锻炼。6 周后即可带腰围下地不负重、不弯腰行走活动。这种方案,可以使椎体压缩骨折得到较好复位,通过三期辨证用药使得骨折愈合强度较高。李氏强调,传统中医骨伤科的精髓,手法、中医药辨证处方应该得到很好的传承和发展。

第七节　肋　骨　骨　折

人体胸廓是由胸椎、肋骨、胸骨及附属肌肉、胸膜所构成。由于肋骨的弯曲形态具有较大弹性,且肋骨由胸肋关节、肋软骨与浮动胸骨相连接,故成人在一般暴力作用下,肋骨不会轻易骨折。然而,对于老年人,由于骨质疏松明显,肋骨脆性增加,肌肉萎缩退化,较轻微的暴力都可能造成骨折,甚至咳嗽、打喷嚏都可能骨折。由肋骨骨折所造成的胸肋疼痛、呼吸不畅甚至呼吸困难、胸闷气憋、心跳异常等一系列症状,给老年患者的生活造成严重影响甚至致命威胁。

一、病因病机

由于胸肋的特殊结构,即第 1~第 3 肋骨在深部被锁骨保护,第 11、12 肋骨为较短的浮肋,故发生骨折的一般为 4~9 肋骨。

1. 肌肉收缩　当患者剧烈咳嗽、打喷嚏等时候,内外肋间肌强烈收缩,可能造成肋骨骨折。

2. 间接暴力　当患者跌倒时,造成胸廓前后挤压,引起肋骨骨折。

3. 直接暴力　当患者前胸撞击某个物体、或被某种暴力打击肋骨,造成肋骨骨折。这种骨折可为单根单处骨折,单根双处骨折,多根单处骨折,多根多处骨折。骨折可能引起胸膜、肺组织损伤破裂,导致气胸、血胸。严重的引起肺部压缩、纵膈移动、扑动等,甚至危及生命。

4. 病理性骨折　除骨质疏松外,当发生肋骨转移性肿瘤、多发性骨髓瘤、甲状旁腺功能亢进等疾病时,轻微力量可引起肋骨骨折,且这种骨折愈合较差。

5. 呼吸异常　当开放性骨折的破口形成活页的,患者不敢呼吸,吸气时,活页开放,空气进入胸膜腔,吸气困难,呼气时,活页关闭,空气排出困难,这样胸膜腔压力越来越高,呼吸越来越困难,直至缺氧、发绀,称为张力性气胸。多根多段骨折的,呼吸时形成连枷胸,即骨折处胸壁吸气时凹陷,呼气时凸出,严重影响呼吸,称为反常呼吸(图 9-7-1),当两侧胸腔压力不平衡时,造成纵膈摆动、扑动,甚至引起心律失常、心脏停搏。存在气胸血胸的,可发生刺激性咳嗽,咳嗽加重气胸血胸,开放性血胸易感染成脓胸。当胸部严重损伤后,呼吸困难或反常呼吸,包括张力性气胸,导致呼吸浅表、急促,不能咳嗽,分泌物滞留,以致气管痉挛,通气与换气障碍,造成肺部缺氧、机体缺氧,毛细血管更多渗出,肺泡积液堵塞,或肺泡萎陷,肺的顺应性降低,引起血氧含量降低,血中二氧化碳含量升高,形成创伤性湿肺(I型呼衰),也称成人呼吸窘迫综合征(ARDS)。

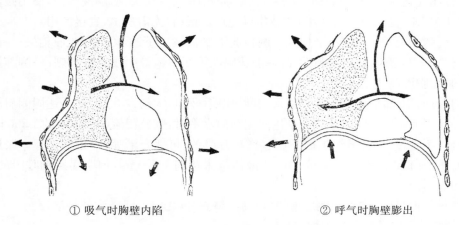

① 吸气时胸壁内陷　　　　　　② 呼气时胸壁膨出

图 9-7-1　胸壁软化时出现反常呼吸

二、临床表现

1. 临床症状　患者诉骨折处疼痛明显,呼吸不利、不敢深呼吸及咳嗽;严重的胸闷气憋、呼吸困难;开放性骨折的,破口处有空气进出等。

2. 专科检查　患者轻挪步态,不敢言语、咳嗽,弯腰并手护骨折处,可见局部青紫肿胀,肋间隙饱满,骨擦感,胸廓挤压分离试验阳性。听诊患侧呼吸音减弱。合并血、气胸的,叩诊呈实音、鼓音。形成连枷胸的,随呼吸而胸壁凸出和凹陷。开放性气胸的,破口处溢血;张力性气胸的,见发绀,破口处空气进入而不排出。

3. 影像学检查　X片可初步判断肋骨骨折的情况,但不能确诊;可明确肋膈窦是否清晰,如肋膈窦弧形,说明有胸腔积液(积血)500 ml 以上;还可以看到肺纹理是否变粗,有无雪花样改变等。CT 平扫＋三维可明确肋骨骨折的部位、形态、数目以及是否并发血胸、气胸、创伤性湿肺等情况。

三、分型治疗

(一)骨折分型

根据骨折的数量和位置,可分为:单根单处骨折,单根双处骨折,多根单处骨折,多根多处骨折。根据骨折端是否与外界接触,可分为:闭合性骨折,开放性骨折。

(二)保守治疗方案

对于单根或两根移位骨折,可在止痛措施下(或基础疾病稳定后)进行手法复位:第 1 步,患者双手叉腰,背对医生端坐于凳子上。医生两手置于患者腋窝拔伸牵引,牵引 2～3 min 后稍加力向上抖动两下。再进行第 2 步,触摸骨折处是否连续光滑。肋骨外形光滑后,外敷膏药,带好肋骨带外固定4～5周。对于闭合性的连枷胸,则以胶布固定胸壁。外带肋骨带固定,复查 X 片(肋骨正斜位片)。

(三)血气胸的处理

开放性气胸的处理:野外发生的,及用干洁的手帕或餐巾纸堵住伤口,用手掌按住,即赴医院急诊;到医院后,急诊清创,污染严重的,清创前行污染物培养加药敏试验。缝合关闭伤口,转为闭合性气胸,再按常规处理。抗生素(常规使用一、二代头孢)输液治疗,使用破伤风抗毒血清(即 TAT,需皮试阴性后使用)或破伤风免疫球蛋白(无需皮试,直接使用)。

闭合性气胸的处理:摄胸部平片见一侧肺被压缩30％以下的,可自行吸收消失;一侧肺被压缩30％～50％的,需做胸腔穿刺排气,一般选同侧第2肋锁骨中线上方穿刺;一侧肺被压缩50％以上的,做胸腔闭式引流。

血胸的处理:胸部平片见肋膈窦弧形,胸腔积液(积血)大约500 ml,液平达同侧肩胛下角时,胸腔积液(积血)大约1 000 ml,液平达同侧肺门水平时,胸腔积液(积血)大约1 500 ml。胸腔积液(积血)不超过1 000 ml的,且不明显影响呼吸的,可保守治疗,予止血处理。服用中药汤剂。胸腔积液(积血)超过1 000 ml的,或液体量未达到1 000 ml,但明显影响呼吸的,与水封瓶胸腔闭式引流。

对于严重的血气胸,或进行性加重的血气胸,请胸外科会诊,或转胸外科治疗。

(四)创伤性湿肺的处理

呼吸窘迫综合征的最大危害是,肺的顺应性下降,气体交换障碍,有效通气减少,造成机体缺氧、二氧化碳潴留,后期易形成肺泡萎缩、肺组织机化、纤维化。一般需转 ICU 处理,机械通气。

(五)肋骨牵引术治疗

对于多根多段肋骨骨折,形成浮动胸壁的,可行肋骨牵引术。一般选用中间肋骨中段做巾钳悬吊牵引,牵引重量约3 kg,牵引时间4～5周。

(六)手术治疗

对于多根肋骨骨折,移位明显,复位不佳的,可选择手术治疗,可选择记忆合金异型接骨板。

(七)中医药治疗

口服中药:按照骨折三期辨证用药,早期(约10日内)使用宽胸理气、消肿止痛方剂,选择复元活血汤、血府逐瘀汤、顺气活血汤之一加减;中期(2～4周)使用和营止痛、接骨续筋方,如和营止痛汤、接骨紫金丹等化裁;后期(4周后)予补气血,兼补脾胃,理气止痛,辨证方选八珍汤合柴胡疏肝散等。

外用中药:外带肋骨带前,可贴上膏药或外擦药膏,如青鹏软膏、白脉软膏,奇正消痛贴或自制膏药。

(八)抗骨质疏松治疗

一般使用阿法骨化醇或维生素 D_3。中后期配合中成药如:仙灵骨葆、骨疏康、骨康胶囊、金乌骨通胶囊等选择其中一两种。

(九)骨折后肋间神经痛的处理

由于骨折对位不佳,或骨折挫伤肋间神经,发作肋神经炎,遗留长时间的肋间神经痛。可做局部肋间神经封闭,中药汤剂三棱和伤汤加减,旁贴双氯芬酸钠贴片(来比新)消炎止痛。

（十）功能康复训练

保守治疗外固定的：外固定完成后可开始主动锻炼均匀呼吸，幅度逐日加深。防止感冒，忌辛辣刺激饮食，防止咳嗽。不必卧床休息，每日散步活动锻炼。

手术治疗后：术后第2日可开始主动锻炼均匀呼吸，幅度逐日加深。术口拆线后，逐渐加强行走活动锻炼。防止感冒，忌辛辣刺激饮食。

（十一）营养治疗

骨折中后期加强营养，不宜鱼虾荤腥，宜猪瘦肉、鸡肉、蛋品，蒸煮为主，忌辛辣刺激食品，也可自制药膳如冬瓜排骨煲进食。

四、名老中医经验

胸肋部损伤甚至骨折，影响患者呼吸，如肋骨骨折产生严重的并发症，如气胸、血胸、张力性气胸等，存在致命的风险。胸胁损伤，中医诊断为胁痛。江苏省名中医周福贻认为，人体遭受暴力损伤后，"恶血留肝"，血瘀胁痛当以疏肝祛瘀为主，《医学发明》首创复元活血汤，是为损伤胁痛之经典方。方中熟大黄荡涤瘀血、柴胡疏肝理气共消胁下之瘀痛而为君药，红花、桃仁、当归活血化瘀、消肿止痛是为臣药，炮甲片破瘀走窜通络，天花粉清热润燥，生甘草调和诸药，诸药协同，使瘀去新生、气行顺畅、胁痛自消。周老认为，对于老年患者，合并咳嗽咳痰者，酌加百部、石菖蒲；咳喘者，酌加杏仁、款冬花；气憋者加用瓜蒌皮；疼痛明显者酌加乳香、延胡索。临床上，复元活血汤使用得当，可起到立竿见影的效果，比单独使用西药止痛剂效果还要满意。患者服用汤剂后，自觉胸胁疼痛渐消，呼吸较为顺畅，精神转佳。当然，如胸片、CT片发现较重的气胸或血胸，则需要胸腔穿刺水封瓶引流，严重的需转胸外科治疗。

第八节　手及腕部腱鞘炎

腱鞘是肌腱的附属结构，分为两层：外层为纤维性鞘膜，内层为滑液膜。滑液膜又分两层：壁层和脏层，壁层衬于纤维性鞘膜内面，并反折覆盖于肌腱上，形成脏层。壁层和脏层形成盲囊，包裹滑液，对肌腱的收缩活动起润滑作用。当机体气血亏虚时或年老体质差后，加上肌腱的反复抽动摩擦，造成局部的水肿渗出等炎性反应，反复刺激腱鞘增生肥厚，导致肌腱的通道变窄，从而形成腱鞘肿胀、疼痛、活动不利，称之为腱鞘炎。

一、病因病机

（1）当人体到达50岁时，体质开始明显变弱，尤其女性，更年期后，体内激素水平紊乱，气血亏虚，易出现多种病症。在人体遭受各种打击或劳损以及感受风寒湿邪后，血液循环薄弱部位炎性反应难于及时修复；反复刺激后，腱鞘和肌腱增生肥厚、粘连，形成肌腱抽动通道狭窄，形成腱鞘炎疼痛、肌腱活动困难。

（2）指屈肌腱狭窄性腱鞘炎：当手抓持物体或劳作后，肌腱直接跟物体接触、摩擦，尤其在用力时，这种摩擦更加剧烈，当环境温度较低时，加上年老气血亏虚，贫氧代谢，废物留聚，导致屈指肌腱鞘炎性反应明显，久之形成屈指肌腱狭窄性腱鞘炎。这类人群包括：钳工、手握把件的工人、下冷水的厨工、洗衣工、老年家庭妇女等。一般男女发病率为女性多于男性。

（3）桡骨茎突狭窄性腱鞘炎：桡骨茎突部有一骨性突起，称之为"Lister"结节，其根部有一浅沟，与腕部背侧韧带形成一骨纤维鞘管，其中通过拇长展肌腱和拇短伸肌腱，此两肌腱通过纤维鞘管后反折成一定角度，止于拇指近节指骨和第 1 掌骨。当老年人手及手腕反复劳作、冷环境下用力活动手及腕部、持续抱小孩等，导致腱鞘炎发生。一般男女发病率为 1∶6。

二、临床表现

（一）指屈肌腱腱鞘炎

一般起病缓慢，先发作掌指关节处酸痛，以拇指和中指多见，在劳累后、冷环境下，甚至晨起发作明显，甚至短时间的晨僵。时间长后，手指活动不利，不能伸直，甚至交锁、活动弹响，形成扳机指。专科检查：手指轻度肿胀，局部肤温下降或肤温升高，掌面压痛，掌指关节处压痛明显，拇指和中指此处或可触及小硬结，或肌腱上可触及小包块，通过狭窄的指间横纹时，又弹跳感和弹响。手指屈伸活动受限。一般不做影像检查，实验室化验血象可轻度升高。

（二）桡骨茎突腱鞘炎

发病一般较缓慢，少数突发。患者诉桡骨茎突处酸痛、胀痛，并可向远近端放射，拇指活动受限。专科检查：桡骨茎突处肿胀，压痛，拇指伸屈、对掌等各方向活动均受限，芬克斯坦征阳性。

三、分型治疗

根据国家中医药管理局 1995 年颁布实行的《中医病证诊断疗效标准》，狭窄性腱鞘炎辨证分型为：瘀滞型、虚寒型。对于老年患者，狭窄性腱鞘炎一般进行保守治疗。而且抓住两个发病机制：气血亏虚和寒凝瘀滞。

（一）中药煎水泡洗

瘀滞型一般方选桃红四物汤加桂枝、桑枝、威灵仙、姜黄、艾叶等，虚寒型方选乌头汤合四物汤加桂枝、川椒、艾叶等。制剂方法：将中药倒入旧铝锅中，加水约 1 000 ml，烧开后倒入脸盆中，再加入适量冷水，兑至 50 ℃左右，再将患手或腕部没入水中，泡洗，至皮肤发红为佳。后握伸手指达 100 次。这种方法效果较好，特别对于急性期的腱鞘炎起效较快。一次治疗时间 10 min，每日 2～3 次。疗程 10～20 日。

（二）手法按摩

可使用牵引、抖动、摩法、擦法，配合外用油膏油剂、药酒等，至局部皮肤发红、肤温升高。一次手法时间 5 min，每日 2 次。

（三）封闭治疗

封闭治疗的常规用药是局麻药（1％利多卡因）加激素（醋酸泼尼松），但对于老年患者，不建议使用激素治疗。一则多种基础疾病所限不宜使用；二则防止局部感染化脓；三则老年患者对激素封闭不敏感。老年封闭用药可使用丹参注射剂、红花注射剂、当归注射液、维生素 B_{12}、维生素 B_6 等。

（四）理疗

可使用神灯照射、红光治疗仪、微波治疗仪、周林频谱仪等理疗方法。

（五）小针刀治疗

对于肌腱已形成结节、包块，导致"扳机指"，其他方法无效的，可进行小针刀治疗。小针刀刺入后，顺肌腱走行将腱鞘狭窄部切开，并防止伤及肌腱。

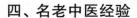

四、名老中医经验

由于手及腕部腱鞘炎具有感受寒冷、劳作伤损后复发或加重的特点,故应重视热疗的作用。已故的南京市名中医李裕顺等名老创立院内制剂"加味透骨袋泡剂",用于熏蒸、泡洗患部,特别对于急性期腱鞘炎(尚无活动弹响阶段)有较好效果。以草药包加冷水 1 500 ml 烧开,后倒入盆中,利用蒸汽熏蒸患部;再兑入冷水,当水温达到 50 ℃左右时,将患肢放入盆中泡洗,以能使皮肤达到潮红为佳。方中当归、苏木、虎杖、红花、艾叶养血祛瘀、通络止痛,制川乌、制草乌、寻骨风、艾叶、伸筋藤、透骨草祛风胜湿、散寒止痛,虎杖、苦参清热、利湿消肿,积雪草、透骨草、伸筋草、寻骨风疏通经络、治肿节。诸药入煎,中药成分析出,再相互作用,以达到消炎、消肿、促进患肢新陈代谢的作用。对老年患者而言,可以达到比激素封闭治疗更好的效果,又避开了激素的副作用。李氏认为,此方组方严谨,法度有序,既有养血补血,又有活血祛瘀;既有疏风散寒、温热除湿,又有苦寒活血、清热利湿的功效。本方中寻骨风含马兜铃酸,唯肾功能不全老年患者,慎用。然草药包煎煮麻烦,若以制剂成小纸袋装袋泡剂,只要使用开水冲化后即可治疗,即可以方便患者,节省时间,确实发挥中草药简便验廉的特色,紧随时代发展步伐。

五、康复调护

(1) 腱鞘炎发作疼痛后,患手应停止工作、劳作 2 周左右,防止进一步加重劳损。
(2) 应注意防止受凉、下冷水、抓握金属等,以免血管收缩加重局部缺血。

第九节 肩 周 炎

肩周炎是肩关节周围炎的简称,是肩关节周围的关节囊、韧带、肌腱、滑囊等结构的慢性非特异性炎症所引起的粘连、变性等病变,导致疼痛、关节僵硬、活动受限,甚至肌肉萎缩的一种疾病,也是一种中老年常见的疼痛性疾病之一,其别称有"五十肩""漏肩风""冻结肩"等,其实是一组疾病的统称。老年人肩周炎具体可分为"肩峰下滑囊炎""冈上肌腱炎""肱二头肌长头肌腱炎""肩袖陈伤""三角肌腱炎""肩峰撞击综合征""喙突炎"等,后三种临床较少见。本病有自限性特点,病程一般 1~6 个月,7~12 个月后自愈,但临床也有病程超过 2 年的病例,给老年患者的生活带来较大的痛苦和不便。

一、病因病机

肩周炎作为一种慢性特异性炎症反应,其致病机制至今尚未完全明确,但目前认为,可能跟以下几种原因有关。

1. 与肩部的退变有关　年老以后,肩部活动劳作减少,局部气血循环变差,加之肩部易受风寒,导致冈上肌腱炎或钙化、肩峰下滑囊炎或钙化、肱二头肌长头肌腱炎等。

2. 慢性劳损　壮年以后,气血逐渐亏虚,肩部的劳损积累,难于及时修复,到一定程度时,会发作肩部疼痛,活动障碍,尤其夜间酸痛剧烈。

3. 肩部的创伤　当老人肩部遭受创伤后,尤其肩袖损伤、三角肌拉伤等,由于气血亏虚,伤久不愈,再加上长时间的外固定或有创治疗,气血运行再次破坏,造成慢性炎症。

4. 肩周炎的病理过程　一般认为可分 3 期，即凝结期、冻结期和解冻期。

凝结期：这一期主要表现为关节囊的改变，造影发现关节囊紧缩、关节囊皱褶粘连、肱二头肌肌腱与腱鞘有薄状粘连，病变程度逐渐加重后，进入下一期。

冻结期：又称粘连期，表现为关节囊炎性反应加重，滑膜充血、水肿、增厚、弹性下降，关节囊严重萎缩，关节外软组织也萎缩，如肱二头肌长头肌腱炎、冈上肌及冈下肌炎性反应、喙肱韧带炎性挛缩，肩关节外展外旋活动障碍。

解冻期：也称缓解期，在 7～12 个月后，炎症消失、疼痛消失、肩关节外展外旋活动逐步恢复正常。

二、临床表现

一般起病可见两种现象，即以劳损和受风寒后的慢性发病，以及外伤或有创治疗后的急性发作，发作时整个肩周疼痛，也有以单一某处疼痛为主，在劳累后、冷环境下、夜间发作明显，疼痛呈酸痛、钝痛、刀割痛，严重影响梳头、穿衣服等日常生活。2～3 周以后，肩关节活动障碍，不能主动活动。不同部位为主的肩周炎，临床表现各有特点。

（一）肩峰下滑囊炎

以肩峰下肩关节间隙压痛为主，外展肩关节时疼痛明显。X 片可见滑囊钙化，MRI 可见滑囊积液。

（二）冈上肌腱炎

以冈上窝处压痛，外展抬起手臂时出现疼痛弧，即外展外抬上肢从 0°～60°时无疼痛和障碍，从 60°～120°疼痛明显或不能抬起手臂，当超过 120°时无疼痛。X 片可见肌腱钙化，MRI可见冈上肌水肿信号。

（三）肱二头肌长头肌腱炎

疼痛位于喙突前方及三角肌内缘，屈肘外旋试验阳性。

（四）肩袖陈伤

肩袖包括冈上肌、冈下肌、小圆肌及肩胛下肌。止于肱骨头外侧周缘并包裹之。当肩袖损伤，长时间不愈，会导致肱骨头周围深压痛，肩关节外展受限。MRI 可见肩袖损伤水肿或积液信号。

（五）肩峰下撞击

有一部分人的肩关节存在肱骨头较大，但盂窝较小，或肩峰异常下移，肱骨头与肩峰间隙狭窄，当上肢外展上举时，导致大结节部与肩峰触碰，肩峰下滑囊卡压，形成疼痛、活动受限。X 片可以较好显示肱骨头和盂窝、肩峰的关系。

（六）三角肌腱炎

患者的痛点靠近三角肌止点处，外抬肩部受限。

（七）喙突炎

喙突是喙锁、喙肩、喙肱韧带的附着点，还是喙肱肌、肱二头肌短头腱、胸小肌等附着点，易形成劳损和慢性炎症。指压喙突尖有明显疼痛感。

三、分型治疗

根据国家中医药管理局 1995 年颁布实行的《中医病证诊断疗效标准》，肩周炎辨证分型为：风寒湿型、瘀滞型、气血虚型。

（一）手法按摩

可使用牵引、抖动、摩法、擦法，配合外用油膏油剂、药酒等，至局部皮肤发红、肤温升高。一次手法时间 5 min，每日 2 次。

（二）封闭治疗

老年封闭用药建议使用丹参注射剂、红花注射剂、当归注射液、维生素 B_{12}、维生素 B_6 等。

（三）中医药治疗

口服中成药：按照补益气血、祛风散寒、除湿止痛、疏经通络的治则，可辨证服用二十五味珊瑚丸、盘龙七片、七味通痹口服液、痹祺胶囊、风湿骨痛胶囊、通滞苏润江胶囊、活血止痛胶囊、血塞软胶囊等，选择其中 1~2 种。

外用中药：可外用青鹏软膏、白脉软膏、辣椒膏、双氯芬酸钠贴片、复方南星止痛膏、奇正消痛贴等，选择其中一种。

也可选用中草药包热敷治疗：风寒湿型方选乌头汤合蠲痹汤，瘀滞型一般方选桃红四物汤加桂枝、桑枝、威灵仙、姜黄、艾叶等，气血虚型方选黄芪桂枝五物汤加桂枝、桑枝、威灵仙、艾叶等。制剂方法：将中草药倒入一自制棉布袋中扎紧，在冷水中浸泡 5 min，后隔水蒸熟，取出，先蒸汽熏，凉至 50 ℃左右，再将药包外敷患肩，至皮肤发红为佳。后外展外旋、外抬上举患肩。一次治疗时间 15 min 左右，每日 2~3 次，每日 1 剂。1 个疗程 2 周。

（四）理疗

可使用神灯照射、红光治疗仪、微波治疗仪、频谱仪等理疗方法。所有具有温热效应的理疗方法都可以促进气血运行，促进外用药物透皮吸收，促进炎症消退而止痛。

（五）针灸治疗

可取阿是穴、肩髎穴、肩髃穴、肩井穴、肩外腧穴、巨骨、曲池等穴，以泻法为主，配合灸法。

四、名老中医经验

肩周炎的发病，以妇女更年期后多发，男性患者在 60~70 岁之间多见。发病特点尤以夜间酸痛难忍，或肩关节僵硬，但一旦某种动作或惯性造成肩关节错动以后，则关节活动明显好转。肩周炎，俗称"漏肩风""冻结肩"，江苏省名中医周福贻认为，以"夜间酸痛"、关节僵硬为主要特点，中医学认为，"不荣则痛"，其表现为"筋强"，故治疗上要抓住这两个重点特征。尽管国家中医药管理局制定的行业规范里肩周炎辨证分型为 3 种，但其基本的一条就是要"养血荣筋""养血柔筋"，以四物汤为基本方，加重炒白芍用量，加用上肢引经药，如炒桑枝、桂枝、姜黄等。所以基本方为：当归 10 g、炒白芍 20 g、赤芍 10 g、川芎 6 g、熟地 10 g、炒桑枝 10 g、桂枝 10 g、姜黄 10 g、防风 10 g。辨证为风寒湿型的，酌加制川乌、制草乌、威灵仙；瘀滞型酌加乳香、没药、延胡索、三七；气血虚型酌加黄芪、鸡血藤、丹参。再加强肩关节活动锻炼，配合内服水药，一个疗程为 2 周。

五、康复调护

（1）坚持锻炼：包括蝎子爬墙式、手拉吊环、弯腰划圆锥形运动等。

（2）应注意防止受风寒、夜寐时穿好坎肩等。

第十节　腰椎管狭窄症

　　腰椎管狭窄症是指由于腰椎中央管、侧隐窝和椎间孔之中的一处或几处变形或狭窄导致马尾或神经根受压,椎管内微循环障碍,而产生下腰痛、腿痛腿麻、腰不能背伸或不能远行等一系列症候群。本病好发于老年患者,男性发病率高于女性。其好发部位在于第4、第5腰椎,其次为第5腰椎、第1骶椎及第3、第4腰椎。中医古籍上并无这一疾病名称,目前多把它归为"腰腿痹痛"的范畴。

一、病因病机

(一)病因

　　临床上可分为先天性、退变性、创伤和骨病性以及医源性,在老年患者,主要表现为退变性、创伤和骨病性。

　　1. 退变性腰椎管狭窄　是老年性腰椎管狭窄的主要原因,由于年龄增加,导致腰椎的附件结构和软组织发生退行性变,造成椎管狭窄。

　　椎体后壁和关节突增生:可见椎体后壁增生突起、后纵韧带钙化、椎体后部不规则呈锯齿样改变,关节突周缘增生肥厚、关节间隙不对称、向椎管内聚,造成侧隐窝和椎管狭窄。硬膜囊前方脂肪变少、缺失、纤维化。

　　椎板和椎弓根增生肥厚:椎板增生造成椎管矢状径减小,椎弓根增生造成椎管横径减小。

　　黄韧带退变:包括黄韧带肥厚、皱褶、松弛,这些都可使椎管的矢状径和横径变小。

　　腰椎间盘的退变造成腰椎滑脱或侧凸,间接造成椎管错开而狭窄,或造成椎间隙狭窄、椎体滑移,间接导致椎管狭窄。

　　2. 创伤和骨病性腰椎管狭窄　腰椎的爆裂性骨折后畸形愈合,造成椎管狭窄;多间隙的椎间盘突出膨出、肿瘤占位、结核破坏致干酪样坏死而导致腰椎管狭窄。

(二)分类

　　1. 单纯性椎管狭窄

　　中央管狭窄:可压迫马尾导致会阴麻木、排尿异常。

　　侧隐窝狭窄:直接卡压神经根,导致神经根性痛。

　　椎间孔狭窄:神经根出神经根管在椎间孔处受到卡压,腰部活动时卡压症状明显。

　　2. 复杂的腰椎管狭窄　包括多间隙椎间盘突出膨出导致的腰椎管狭窄,合并腰椎不稳的腰椎管狭窄,合并腰椎滑脱的腰椎管狭窄,合并腰椎侧凸的腰椎管狭窄等。

(三)病机

　　1. 椎管狭窄　正常的腰椎管比较宽大,且硬膜囊前方还有一些脂肪,在CT的横截面上,可以看到典型的硬膜囊和两旁的神经根。由于椎体后壁增生、后纵韧带钙化、小关节突肥厚增生、内聚,椎板和椎弓根肥厚增生,黄韧带的肥厚增生,整个造成腰椎中央管、侧隐窝、神经根管、椎间孔等处狭窄,由此导致椎管内压升高,静脉瘀滞、扭曲,血流缓慢,动脉血供也由此减少,最后硬膜囊及神经根缺血,造成神经根失用,下肢肌肉暂时失神经支配而跛行。下蹲或坐下休息数分钟后,神经根缺血现象缓解。

　　2. 退变性椎体滑脱并腰椎管狭窄　老年患者,腰椎间盘的退变、Modic改变等导致椎间隙变窄,小关节囊松弛、撕裂,造成腰椎不稳,时间长后,小关节磨损畸形,失去对椎体的把持力,产生腰椎滑脱。滑脱后,腰椎管节段错位,引起神经根牵拉、受压。

3. 退变性腰椎侧凸并腰椎管狭窄　老年患者的腰椎间盘退变、Modic改变、突出膨出等导致椎间隙两侧不平衡,加上小关节囊松弛造成腰椎侧凸,时间长后,侧凸加重,从而导致凹侧神经根在椎间孔处受压,引起神经症状。

二、临床表现

(一)临床症状

中央管狭窄:典型表现为间歇性跛行,即行走一段距离后,腰酸痛,单腿或双腿酸胀、麻木、乏力,至无力行走后,蹲下或弯腰休息一段时间后,症状减轻,再次行走一小段距离后,复发上述症状。向后伸腰时,也可出现上述症状。坐立、弯腰、骑自行车等无上述症状。

侧隐窝和神经根管狭窄的症状:由于椎间盘后外侧突出钙化、小关节突增生内聚,侧隐窝狭窄、神经根管狭窄造成神经根卡压一般是持续性的,且活动和行走时症状加重,休息和卧床减轻,症状以单侧多发。

椎间孔狭窄的症状:和侧隐窝狭窄、神经根管狭窄症状相类似,尤其存在退变性侧凸时,凹侧在腰部加大侧弯时加重。

临床上,腰椎管狭窄以中央管狭窄为常见,或以腰椎中央管狭窄合并侧隐窝狭窄、神经根管狭窄、椎间孔狭窄的一项或几项。

(二)专科检查

中央管狭窄:典型的症状多,体征少。腰椎可以无畸形,直腿抬高试验和加强试验均可阴性,感觉检查可阴性,肌张力正常,下肢肌力Ⅴ级。

侧隐窝和神经根管狭窄的症状:腰椎生理前屈可变直,直腿抬高试验和加强试验可呈阳性。小腿、足部肌力下降、感觉异常,肌张力下降,时间较长后肌肉萎缩。膝腱反射、跟腱反射可减弱。

椎间孔狭窄的症状:和侧隐窝狭窄、神经根管狭窄症状相类似,尤其存在退变性侧凸时,凹侧在腰部加大侧弯时加重。

(三)影像检查

常规摄腰椎正侧位X片可见腰椎的退变程度,如椎体正面呈鱼骨样改变,椎间隙狭窄,椎间隙处唇样增生、桥接,侧凸;侧位片可显示是否腰椎生理前屈变直、甚至后凸,下腰椎椎间隙不相等,腰椎滑脱等;斜位片可显示椎弓根是否断裂(断裂则见狗颈项圈征);过屈过伸位X片可显示是否腰椎不稳、滑脱等。CT平扫及三维可见腰椎中央管、侧隐窝、椎间孔等是否狭窄;小关节突是否增生肥厚而内聚、关节间隙狭窄、不匀称;后纵韧带是否破裂、钙化,黄韧带肥厚程度、是否钙化;椎间盘是否突出、钙化等。MRI检查可以排除肿瘤、新鲜骨折;可以显示椎管内的层次结构,如脂肪、后纵韧带、神经根、硬膜囊、黄韧带等。椎管内造影可见不同平面的椎间隙蛛网膜下腔部分或完全梗阻,完全梗阻时见造影剂中断。

三、中西医分型

(1)结合国家中医药管理局1995年颁布实行的《中医病证诊断疗效标准》,自拟腰椎管狭窄症辨证分型为:风寒痹阻型、肾气亏虚型、气虚血瘀型、湿热型。

(2)按部位可分为:腰椎中央管狭窄,侧隐窝狭窄,神经根管狭窄,椎间孔狭窄,混合型。

（3）按合并症可分为：单纯性腰椎管狭窄，腰椎滑脱并腰椎管狭窄，腰椎侧凸并腰椎管狭窄，腰椎后凸并腰椎管狭窄。

四、中西医诊疗方案

老年性腰椎管狭窄症以退变性因素为主，病因多种，病理机制复杂，症状有反复发作的特点，与环境气候、情志饮食有密切关系。治疗上，大多数老年患者知情选择保守治疗方案，对于有手术指征的，知情选择手术治疗的，可采用手术治疗。近年来，腰椎手术不断朝精细化、微创化发展。

（一）保守治疗方案

1. 理疗　可使用神灯照射、红光治疗仪、微波治疗仪、频谱仪等理疗方法。所有具有温热效应的理疗方法都可以促进气血运行，促进外用药物透皮吸收，促进炎症消退而止痛。每日1次，10次为1个疗程。

2. 中药包塌渍治疗　以独活寄生汤为基本方，风寒痹阻型加制川乌、制川乌，肾气亏虚型加巴戟天、补骨脂、狗脊等，气虚血瘀型加红花、三棱、莪术、艾叶等。制剂方法：将中药倒入一自制棉布袋中扎紧，在冷水中浸泡5 min，后隔水蒸熟，取出，先蒸汽熏，凉至50 ℃左右，再将药包外敷腰背，至皮肤发红为佳。一次治疗时间15 min左右，每日2次，每日1剂。1个疗程10日。

3. 手法按摩　可使用牵引抖动、屈髋屈膝拉伸及直腿抬高屈踝等方法，腰背摩法、擦法配合外用油膏油剂、药酒等，至局部皮肤发红、肤温升高。一次手法时间5 min，每日2次，10次为1个疗程。

4. 针灸治疗　可取肾俞、志室、命门、腰阳关、环跳、次髎、委中、足三里、承山等穴，配合灸法。每日1次，10次为1个疗程。

5. 水针治疗　相当于封闭治疗，可使用丹参注射剂、红花注射剂、当归注射液、维生素B_{12}、维生素B_6等其中一种针剂，做局部注射，注射部位在小关节突、椎板、骶管，禁止注入硬膜囊。每日1次，10次为1个疗程。

6. 中医药治疗　口服汤剂：风寒痹阻型方选独活寄生汤加减，肾气亏虚型辨证选方左归丸或右归丸，气虚血瘀型方选补阳还五汤加减，湿热型方选加味二妙散加减。每日1剂，10日为1个疗程。

口服中成药：可辨证服用二十五味珊瑚丸、盘龙七片、七味通痹口服液、痹祺胶囊、风湿骨痛胶囊、通滞苏润江胶囊、活血止痛胶囊、湿热痹胶囊等，选择其中1～2种。

外用中药：可外用青鹏软膏、白脉软膏、辣椒膏、双氯芬酸钠贴片、复方南星止痛膏、奇正消痛贴等，选择其中一种，或一种西药膏加一种中药膏。

7. 其他　中央管狭窄如果主要是由腰椎滑脱引起的，可酌情行骨盆带牵引、腰围外固定。

（二）手术治疗方案

1. 手术指征　①腰腿疼痛明显，神经根放射痛，保守治疗3个月均无效。②间歇性跛行严重，一次只能行走100 m左右者。③神经根痛和神经功能损害，尤其马尾神经损害导致排尿障碍的，应尽快手术。④明确的腰椎滑脱、腰椎侧凸导致椎管狭窄，且进行性加重者。⑤影像资料检查能明确狭窄部位，且狭窄较严重、临床症状明显者。

2. 开放手术　一般认为，对于以骨性增生为主的腰椎管狭窄症，开放性手术包括后路全（或半）椎板摘除＋椎管扩大成形＋椎间隙植骨融合＋钉棒系统内固定术（PLIF）、后路切除部分关节突经神经根孔行椎间隙植骨融合＋钉棒系统内固定术（TLIF）还是较为常规的手术方案等。

3. 微创手术　对于轻中度腰椎管狭窄症合并 1°、2°滑脱和轻中度腰椎管狭窄症合并退变性侧凸的患者，特别是腰椎间盘包容性较好的膨出型的，微创腰椎手术是一种较好的选择，如 OLIF 手术，椎间孔镜行减压和斜外侧腰椎椎间融合术；对于骨质疏松的腰椎管狭窄症，可运用 OLIF 手术使用经皮骨水泥强化型椎弓根钉棒系统内固定术治疗。

五、名老中医经验

腰椎狭窄症在传统中医学上，应属于"腰腿痹痛"。已故的南京市名中医李裕顺生前认为，相比于简单的腰扭伤、腰肌劳损、腰椎间盘突出症、腰椎增生性关节炎，腰椎管狭窄症已是更为复杂的腰椎综合性病变。李老尤其善于使用几个药对，如"牛膝、五加皮，双脚不能移""仙灵脾、仙茅，身轻似仙"。李氏认为，腰腿疼痛，行走困难，主要责之于"肾、肝"，肝主筋、肾主骨，肾主腰膝，目前临床上，腰椎管狭窄症的类型以肝肾亏虚夹寒湿痹的混合型为多，处方上，以独活寄生汤为主，加牛膝、五加皮、淫羊藿、仙茅、补骨脂，诸药合煎，以补益肝肾、祛瘀通络、强筋壮骨、散寒除痹、益气健脾等功效。另外，对于腰腿放射痛、活动行走困难的老年患者，李氏常以长针刺入腰眼、环跳、秩边，加强刺激并留针，以患者腿肌有抽动感为佳，以达到消除神经粘连、疏经通络的效果，颇获患者肯定。此外，再采用手法，于患者俯卧位，做股神经牵拉试验，即腰腿的过伸活动，以加强疗效。

六、康复调护

（1）坚持锻炼：保守治疗者，急性发作期卧床休息 2 周，卧床期间行挺腹抬臀、三点式、五点式、俯卧飞燕式以及下肢等长等张抬腿训练；手术治疗者，一般须等到植骨融合后，再带腰围下地行走活动等。

（2）应注意防止受风寒、腰部慎剧烈活动等。

第十一节　跟　痛　症

跟痛症是一组以跟骨周围疼痛为表现的疾病群的总称，主要包括：跖腱膜炎、跟骨骨刺、跟底滑囊炎、足跟脂肪垫炎、跟腱滑膜炎、痹证性跟痛症、肾虚性跟痛症、跟骨内高压症等。对于老年患者，跟痛症常见跖腱膜炎、跟骨骨刺、痹证性跟痛症、肾虚性跟痛症等几种。

一、病因病机

老年性跟痛症是一组症候群，从中医角度来看，总离不开寒湿致痹、气血阴阳亏虚、血瘀致痛的总病机。从西医角度来看，可以归纳为：软组织慢性炎性反应、神经和软组织的机械卡压、跟骨内循环高压痛、骨质疏松性疼痛的致痛机制，但每一种具体的病症又有不同的特点。

（一）跖腱膜炎

跖腱膜是足底维持纵弓的弹性筋膜组织，起自跟骨底结节，向前分别止于 5 个足趾的趾骨，并有横向筋膜交织串联，是人体足底负重结构的重要组成部分之一。当跖腱膜反复受到硬底摩擦、坚硬物刺激（踩石子）以及风寒湿邪刺激后，形成慢性炎性反应，导致疼痛。

（二）跟骨骨刺

跟骨骨刺其实是跟底结节跖腱膜起点钙化骨化的结果，形成以后，当人体行走负重时，刺激压迫足底滑囊、脂肪垫及跟底部神经分支，引起疼痛。

（三）痹证性跟痛症

足底跟部长期处于寒湿工作或休息环境，如矿工、水产业者、冰库工作者等，日久成痹。

（四）肾虚性跟痛

老人肾虚形成跟部骨质疏松，跟部松质骨内静脉窦血液循环淤阻，骨内压升高、缺血、水肿而疼痛。

二、临床表现

老年性跟痛症，病因多种，但症状主要表现为跟部疼痛，并有所侧重。

（一）跖腱膜炎

行走负重时疼痛明显，可由足跟部向前放射，休息后减轻。压痛部位在跟底前部或靠近中间部。X 片可无异常表现或轻度跟底结节骨刺。

（二）跟骨骨刺

行走负重疼痛明显，休息后减轻。压痛部位在跟底结节部。X 片可见跟底结节骨刺明显，横向前生长。

（三）痹证性跟痛症

跟部红肿疼痛，遇寒加重，行走活动时跛行，休息时疼痛不减或稍减。跟周压痛、肤温升高。X 片可有轻度骨质增生表现。

（四）肾虚性跟痛

行走、站立时腿脚乏力酸软，或腰膝酸软，站立、行走较久后跟部酸痛明显，抬高跟部酸痛减轻。X 片可见跟骨骨小梁稀少、骨皮质变薄等。

三、分型治疗

根据临床表现，老年跟痛症中医临床分型可分为：寒湿痹型、气滞血瘀型、肾虚型。

（一）保守治疗方案

1. 理疗　可使用神灯照射、微波治疗仪、频谱仪等理疗方法。每日 1 次，10 次为 1 个疗程。

2. 手法按摩　可使用摩法、擦法配合外用油膏油剂、药酒等，至局部皮肤发红、肤温升高。一次手法时间 5 min，每日 2 次，10 次为 1 个疗程。

3. 针刀治疗　对于跖腱膜炎，可使用针刀纵行切开筋膜表面减压。

4. 水针治疗　可使用丹参注射剂、红花注射剂、当归注射液等其中一种针剂，做局部注射，注射部位在压痛点。每日 1 次，10 次为 1 个疗程。

5. 中医药治疗

口服汤剂：寒湿痹型方选独活寄生汤加减，气滞血瘀型方选当归鸡血藤汤加减，肾虚型辨证方选左归丸或右归丸。每日 1 剂，10 日为 1 个疗程。

口服中成药：可辨证服用二十五味珊瑚丸、七味通痹口服液、痹祺胶囊、风湿骨痛胶囊、金乌骨通胶囊、抗骨增生胶囊、活血止痛胶囊等，选择其中 1～2 种。

外用中药：可外用青鹏软膏、双氯芬酸钠贴片、南星止痛膏、奇正消痛贴等，选择其中一种。另可中药包塌渍治疗：以独活寄生汤为基本方，寒湿痹型加制川乌、制川乌，肾虚型加补骨脂、千年健等；气滞血瘀型方选桃红四物汤加鸡血藤、艾叶等。制剂方法：将中草药倒入一铝锅中，加水 1 升，烧开后倒入脚盆，兑冷水，凉至 50 ℃左右，再将两足放入足盆泡洗，至皮肤发红为佳。一次治疗时间 15 min 左右，每日 2 次，每日 1 剂。10 日为 1 个疗程。

（二）手术治疗方案

1. 手术指征　①跟骨结节骨质增生明显，保守治疗 1 个月无效者。②跟骨内压增高、胀痛明显，保守治疗 1 个月无效者。③跖腱膜炎疼痛明显，严重影响直立行走，保守治疗 1 个月无效者。

2. 手术治疗　对于跟骨内压升高者，可行跟骨外侧切开行钻孔术治疗。跖腱膜炎严重影响行走的，可行跖腱膜止点切断或部分切断术。跟骨结节骨质增生明显的，可开放手术切除。

四、名老中医经验

对于老年跟痛症，已故的南京市名中医李裕顺生前认为，此病在老年身上多表现为"跟骨骨刺"，其次为"肾虚型跟痛"。跟骨骨刺其实为跟骨的跖腱膜止点钙化，属于筋因失去濡养而失去韧性、弹性；肾虚跟痛为肾虚致骨失濡养而痛。此两种类型，《医宗金鉴》载一方"补筋丸"较为适合。方中"熟地、肉苁蓉"滋阴补肾，"人参、茯苓、当归、五加皮"益气养血活血，"沉香、广木香、公丁香、川牛膝"温肾降气、引药下行，"白莲心、丹皮、木瓜、蛇床子"祛湿、凉血坚阴，方中有补有散、活血疏经、通络止痛。李氏尤善使沉香，《日华子本草》云"沉香，辛、苦、温，归脾、胃、肾经，补五脏、益肾壮阳、暖腰膝、止转筋"。李氏认为，沉香具有乳香、没药样良好的活血化瘀作用，又避开了两位药物的异味碍胃的缺点，还具有沉气下行的良好作用，配合公丁香，更加强"益肾壮阳、暖腰膝、行气止痛"作用。加上"木瓜、川牛膝、蛇床子"引药下行，祛湿以强筋健骨。另外，配合南京市中医院自制制剂"加味透骨袋泡剂"外用，煎水熏洗浸泡，以加强补益肝肾、疏经通络止痛之功。

五、康复调护

（1）注意穿软底鞋、勿倒行、勿踩石子锻炼，跟痛症发作时注意抬高休息等。

（2）应注意避免感受寒湿邪等。

第十二节　膝关节骨性关节炎

膝关节骨性关节炎是一种常见的老年性疾病，有资料显示，超过 60 岁的老年人，一半以上 X 片可见膝骨关节炎表现，约 50% 的患者有临床症状。膝骨性关节炎是指以膝部的关节软骨变性、破坏及丢失以及所引起的关节腔炎性反应、关节边缘及软骨下骨骨质增生为特征的一种退变性疾病。

中医典籍中并无"骨性关节炎"的名称，现把它归为"骨痹"的范畴，如《素问·痹论》中有"风寒湿三气杂至，合而为痹也"；《伤寒论》中有"风湿相搏"而有"骨节烦痛、掣痛不得屈伸，近之则痛剧"；王清任提出"痹为瘀血"；叶天士发论"虚人久痹，宜养肝肾"等论述，为中医诊治骨性关节炎提供圭臬。

一、病因病机

（一）病因

骨性关节炎的发生与多种因素有关，目前主要认为与年龄、人种、性别、肥胖、饮食（Kashin-Beck 病）、受力不均、外伤、免疫反应、生物酶、细胞因子和生长因子及遗传有较大关系，对于老年患者，老龄化、人种、性别、肥胖、受力不均、外伤、生物酶、细胞因子和生长因子、免疫反应等因素与发病有直接关系。

1. 老龄化　原发性骨性关节炎是老年人的常见病，主要与关节的退变有关。血液循环的趋缓，导致代谢的缓慢，劳损后的修复困难。

2. 人种　有资料显示，白种人和黑种人在 65 岁之前骨关节病的发病率无显著性差异；65岁之后，白种人比黑种人发病率明显升高，而白种人比黄种人在髋、膝骨关节病的发病率上明显升高。

3. 性别　在 35 岁以前，男女在骨关节病的发病率上无显著性差异；进入老年之后，男性的髋关节病发病率明显升高，而女性在膝骨关节病的发病率上明显升高。

4. 肥胖　肥胖和体重大的老年患者，膝关节磨损大，多呈内翻畸形。

5. 受力不均　走路的姿势不正或身体两侧负重不均衡，造成一侧膝关节劳损；道路不平、穿鞋不平（鞋底一侧磨损不平）造成膝关节一侧劳损，从而导致骨性关节炎。

6. 外伤　老年人膝关节外伤，包括骨折、滑膜炎、血肿、半月板损伤、韧带损伤、软骨损伤等，均易导致软骨代谢异常，加速退变，形成骨关节病。

（二）病机

人体在成年后，关节既存在退行性变，又不断进行着形态学的修复，包括负重关节面的应力重新分布和关节的稳定性重建。进入老年后，关节的退变加快，而修复缓慢，动态平衡被打破。

1. 关节力学的改变引起软骨的变化　下肢的正常力线是经过股骨头中央、胫骨关节中部直至踝关节中央，当关节受损、下肢畸形时，膝部出现内外翻畸形，引起关节两侧关节面受力不均，倾斜侧的关节面单位面积内压力增高，引起软骨下骨骨小梁微骨折，导致关节面不平和塌陷；破坏的软骨不能像正常时那样受压时分泌具润滑作用的滑液，导致软骨下骨硬化和囊性变，加快软骨的磨损；关节面的不平导致关节不稳，引起侧副韧带和十字韧带等附属结构的撕裂和松弛，加剧了关节的退变。

2. 生物酶的刺激作用　目前已知在骨关节病的病理过程中起作用的酶有：金属蛋白酶、硫酸蛋白分解酶和血清蛋白分解酶等，其中，金属蛋白酶、蛋白淀粉酶和胶原酶起主要作用，促进骨关节病的进展。

3. 细胞因子和生长因子　近来有实验证明，在骨关节病患者的膝关节滑膜和软骨细胞中发现 IL-α、β 的含量升高。IL-1 和 TNF 能促进蛋白酶合成胰岛素样生长因子，分两种类型：IGF-Ⅰ和 IGF-Ⅱ，能调控软骨基质合成与代谢的平衡。当 IL-1 和 TNF 含量升高时，软骨基质合成与代谢的平衡被打破，软骨加速退变。

4. 免疫反应　人类软骨细胞和基质无血液供应，不能被自身免疫系统识别，当软骨碎屑接触滑膜后，引起淋巴细胞免疫反应，从而产生自身免疫滑膜炎，刺激分泌病理性滑液，并进一步导致软骨破坏。

（三）病理过程

1. 关节软骨的变化　正常的关节软骨是淡蓝、透明、光滑的，退变早期渐变得浑浊、淡黄色、粗糙,弹性和黏性均降低。继续发展,则软骨表面破坏、凹陷、变薄,软骨下骨裸露。同时,软骨裂隙不断深入。软骨细胞发生黏液性水肿,表层软骨脱落,产生大量黏多糖,接着发生纤维化。同时,三酰甘油及复合酯类不断在软骨基质沉积,促进软骨退行性变。

2. **软骨增生和硬化**　破坏后的软骨细胞溶酶体会释放蛋白分解酶,和滑液中的透明质酸酶与血浆酶进一步促进软骨分解,关节软骨深部产生钙化灶,钙化继续发展,同时,软骨下血管和滑膜血管侵入钙化层,通过软骨内化骨,后骨板变厚硬化,并与软骨下骨相连。这时,软骨表面失去玻璃软骨,而由纤维或纤维软骨覆盖,变得不耐摩擦,负重受限。

3. **囊性变**　负重关节面软骨下骨小梁发生骨折,形成囊腔,内容物为黏液或纤维;囊腔如开口关节腔,则形成纤维软骨性囊肿;硬化的关节面碎裂,滑液进入骨髓腔,也可形成囊肿。

4. **关节形成骨刺**　关节边缘血管侵入软骨,产生一种被纤维或纤维软骨覆盖的松质骨;另一方面,关节囊、肌腱、韧带等附着的起始部形成软骨,软骨又以软骨内化骨的方式形成新骨,这些骨性赘生物,俗称骨刺。

5. **关节囊和滑膜的退变**　骨关节病早期,尚无明显变化;后期则见关节囊纤维化而肥厚、滑膜出现滑膜绒毛增生;滑膜又因吞噬软骨碎屑而肥厚。

6. **关节游离体**　关节内游离体是由滑膜化生出的软骨团块,软骨块中间坏死而周围靠滑液渗透营养。

二、临床表现

1. **关节疼痛**　早期,膝关节可无疼痛;接着膝关节反复疼痛持续 1 个月以上。疼痛可持续数分钟,很少超过半小时,活动后稍缓解。寒冷潮湿天气或雨天加重,或伴晨僵,但晨僵一般不超过 30 min。疼痛的部位一般在关节间隙,当引起滑膜炎时,则全关节疼痛,有时伴关节摩擦感或咯喇音。

2. **膝关节活动、负重受限**　早期膝关节在负重时感不适。进行性发展后,膝关节在负重、下蹲、上下楼梯时感到困难。当引起滑膜炎后,患者惧怕疼痛,不敢行走活动,久之膝部周围肌肉萎缩,关节僵硬。

3. **膝关节畸形**　晚期膝骨关节炎,膝部肿胀,内侧间隙狭窄呈内翻畸形。

4. **膝部查体**　晚期膝部外观肿胀,周缘凹凸不平,肤温可能升高,髌骨和关节间隙压痛,膝过伸过屈试验阳性,浮髌试验可能阳性,膝部伸直时可能有咯喇音,后期可见关节内翻屈曲畸形。

5. **影像资料检查**

X 片检查:早期可无明显异常。中期膝关节有明确的骨赘,髁间突增生,关节间隙可能狭窄或正常;晚期见膝关节骨赘多,关节间隙明显狭窄,髁间突增生明显,软骨下骨部分硬化,严重的可见关节边缘巨大骨赘,髁间突赘生明显,关节间隙明显狭窄,软骨下骨严重硬化,明确的内翻畸形等。侧位片或髌骨轴位片可见髌骨软骨面不平、硬化,髌股关节面两侧间隙不均衡。

CT 平扫及三维:早期可无异常。中期膝关节可见骨赘,髁间突增生,关节面毛糙,关节间隙狭窄;晚期见膝关节骨赘多,关节间隙明显狭窄,髁间突增生明显,软骨下骨部分硬化,囊性变、裂隙;严重的可见关节边缘巨大骨赘,髁间突赘生明显,关节间隙明显狭窄,软骨下骨严重硬化、碎裂、缺损,大的囊腔,关节内游离体,明确的内翻畸形等。并可见髌骨软骨面不平、硬化、囊性变或缺损。

MRI 检查:早期可无明显异常。中期膝关节有明显积液,关节间隙可能狭窄或正常,可能合并半月板损伤和十字韧带损伤变性信号;晚期见大量积液,膝关节边缘骨赘多,关节间隙明显狭窄,严重的可见关节边缘巨大骨赘,关节间隙明显狭窄,股骨髁与胫骨平台关节面软骨碎裂、缺失,软骨下骨水肿、骨硬化,囊性变;髌骨软骨面不平、碎裂、缺失和硬化信号;腘窝内可见囊肿等。

核素扫描(ECT):利用^{99m}Tc核素扫描,可见膝关节放射性核素摄入增加。

三、诊断和分型

(一)诊断依据

根据中华医学会骨科分会2007版《骨关节炎诊疗指南》的诊断标准,主要有以下6项:①近1个月内膝关节反复疼痛。②X片(站立或负重位)示关节间隙变窄、软骨下骨质硬化和(或)囊性变,关节缘骨赘形成。③关节液(至少2次)清亮、黏稠,白细胞$<2\times10^9$/L。④中老年患者(≥40岁)。⑤晨僵≤30 min。⑥活动时有摩擦音(感)。如符合①、②,或①、③、⑤、⑥,或①、④、⑤、⑥就可确诊为膝骨性关节炎。

(二)分型

根据临床表现,结合国家中医药管理局1995年颁布实行的《中医病证诊断疗效标准》,自拟膝骨性关节炎辨证分型为:瘀血阻滞型、阳虚寒凝型、湿热型、肾虚精亏型。

(三)分级

根据骨关节炎 Kellgren-Lawrence 影像分级标准,分为五级:0级,影像正常,无骨赘、关节间隙无狭窄;Ⅰ级,关节间隙可能狭窄,可能有骨赘;Ⅱ级,明确的骨赘,关节间隙可能狭窄或正常;Ⅲ级,中度骨赘,关节间隙明显狭窄,软骨下骨部分硬化,可能有畸形;Ⅳ级,巨大骨赘,关节间隙明显狭窄,软骨下骨严重硬化,明确的畸形。

四、中西医治疗思维

(一)保守治疗方案

1. 保守治疗的选择 骨关节炎 Kellgren-Lawrence 影像分级:0级,Ⅰ级,Ⅱ级的;或对于骨关节炎 Kellgren-Lawrence 影像分级属Ⅲ级或Ⅳ级,但患者年老体弱、基础疾病不能调治平稳、不能耐受手术打击的,平时生活质量低、活动行走能力差、坚决拒绝手术治疗的,选择保守治疗方案。

2. 中医药治疗

口服汤剂:瘀血阻滞型方选补肾活血汤加减,阳虚寒凝型选方阳和汤合乌头汤加减,湿热型方选四妙丸合五神汤加减,肾虚精亏型方选独活寄生汤合左归丸加减。每日1剂,10日为1个疗程。

口服中成药:可辨证服用抗骨增生胶囊、七味通痹口服液、痹祺胶囊、金乌骨通胶囊、二十五味珊瑚丸、通滞苏润江胶囊、盘龙七片、风湿骨痛胶囊、仙灵骨葆胶囊、湿热痹胶囊、右归丸等,选择其中1~2种。

外用中药:可外用青鹏软膏、白脉软膏、双氯芬酸钠贴片、复方南星止痛膏、奇正消痛贴等,选择其中一种。

3. 理疗 可使用神灯照射、微波治疗仪、红光照射、频谱仪等理疗方法。每日2次,10次为1个疗程。

4. 手法按摩 可使用摩法、擦法配合外用油膏、油剂、药酒等,至局部皮肤发红、肤温升高。一次手法时间5 min,每日1次,10次为1个疗程。

5. **水针治疗**　可使用丹参注射剂、红花注射剂、当归注射液等其中一种针剂，做局部注射，注射部位在压痛点。每日1次，10次为1个疗程。

6. **针灸治疗**　基本选穴包括内膝眼、外膝眼、阴陵泉、阳陵泉、足三里、三阴交，瘀血阻滞型配穴血海、膝阳关，阳虚寒凝型配穴梁丘，湿热型委中、悬钟，肾虚精亏型配穴肝俞、肾俞、太溪。每日1次，10日为1个疗程。

7. **控制症状的药物**　消炎镇痛药，如对乙氨基酚；NSAIDs类药物，如双利芬酸钠制剂等，选择性COX-2抑制剂，如美洛昔康、塞来昔布、依托考昔等。如患者有胃肠道疾病、严重心脑血管疾病则慎用。

阿片类中枢镇痛剂：可待因、盐酸曲马朵、氨酚曲马朵等。

8. **软骨保护剂**　氨基葡萄糖类、硫酸软骨素、双醋瑞因等，可以选择1~2种。

9. **关节腔注射治疗**　透明质酸钠制剂，或玻璃酸钠等，一般1周注射1次，每疗程3~5次。

（二）手术治疗方案

1. **手术治疗的选择**　骨关节炎 Kellgren-Lawrence 影像分级Ⅱ级、Ⅲ级、Ⅳ级，能耐受手术，疼痛剧烈、畸形明显、知情选择手术治疗、依从性较好者，可以进行手术治疗。

2. **膝关节镜手术**　膝内翻<5°，Outerbridge软骨分级<Ⅲ级者，可以进行关节镜游离体摘除术、清理术、关节镜软骨钻孔术等。

3. **膝关节融合术**　对于单侧严重的骨性关节炎，疼痛明显，活动困难，但活动量较少的老年患者；TKA术后失败者，可考虑膝关节融合术。

4. **截骨保膝术**　对于较年轻患者，活动量较大，关节间隙一侧破坏或力线不正者，人工膝关节置换术前，可考虑截骨矫形术，分为"HTO（High Tibial Osteotomy，HTO）"胫骨高位截骨保膝疗法和"DFO（Distal Femur Osteotomy，DFO）"股骨远端截骨保膝疗法。

THO的适应证：①年龄男性小于65岁，女性小于60岁。②膝关节活动度基本正常。③屈曲挛缩小于10°。④膝关节内翻大于5°，小于20°。⑤胫骨近端角小于85°。⑥外侧半月板和软骨无明显破坏。

DFO的适应证为：①膝内外翻畸形，畸形部位在股骨远端。②年龄在20~60岁间，基础病已稳定。③骨折畸形愈合。

截骨矫形术时，应防止出现一些严重并发症，如重要的神经血管损伤、合页骨折、感染、DVT等。截骨术前应精确划好下肢力线，精确设计截骨部位、截骨量、截骨角度等。

5. **UKA手术治疗**　适合于只有单间室的膝骨性关节炎，目前，越来越得到骨科界的重视。对于老年患者，其适应证为：体重小于90kg；关节活动范围大于90°；屈曲挛缩畸形小于10°；膝内外翻畸形小于15°；活动量不大的；一侧关节间隙明显狭窄而另一侧关节间隙无或轻度狭窄的。

据瑞典关节中心登记报告，UKA假体10年生存率大于90%。

6. **TKA手术**

手术适应证：老年膝骨性关节炎，多间室破坏，Kellgren-Lawrence影像分级Ⅲ级、Ⅳ级，或创伤性关节炎；疼痛明显，活动行走明显受限，或合并有屈曲挛缩畸形不大于30°，内外翻畸形不大于15°，依从性较好，知情选择TKA术者。

手术禁忌证：全身或局部感染、膝部失神经支配、膝部肌肉萎缩者。

手术目标：减除疼痛，矫正畸形，维持行走活动功能，保持关节的稳定性。

（三）快速康复理念在 TKA 中的运用

①围手术期的营养支持。②麻醉的选择。③微创的理念。④术中彻底止血。⑤减轻外科刺激。⑥血液管理。⑦多模式镇痛。⑧围手术期预防深静脉血栓。⑨预防术后感染。⑩术后加强康复训练。⑪出院后的管理。详见本书第四章第十七节相关内容。

五、名老中医经验

江苏省名中医周福贻认为，"肾主腰膝"，膝关节疼痛，屈伸不利，当属"骨痹"，老人年高，肝肾亏虚，不断感受"风寒湿邪"，合而杂致肿痛，萎废不用，治疗上当内外结合。外用奇正消痛贴、关节止痛膏、南星止痛膏、青鹏膏等。口服中药治予温补肝肾、活血通络、祛风胜湿为主，药用：制附片、制狗脊、巴戟天、炙杜仲、丹参、威灵仙、伸筋草、川续断、怀牛膝、鸡血藤、生甘草，肿胀明显的，酌加白芥子、生薏仁、茯苓、炒白术。方中制附片、巴戟天、炙杜仲、制狗脊、川续断温补肝肾，丹参、怀牛膝、鸡血藤、威灵仙活血通络，制附片、威灵仙、制狗脊祛风胜湿。另外，周氏强调，人应在青少年时期就加强锻炼，以达到强筋健骨、身体强壮，进入老年时期后，应起居有常、心胸开阔、持续锻炼、饮食有节，才能保持身形健康、腰膝强健。周氏年过八旬，然家居五楼，每日步行上下楼达 6 次以上，每周还爬南京紫金山，即得益于年少就"黎明即起，洒扫庭院"，劳作不息，才有如今精神矍铄、思维敏捷、筋骨健强。故对于膝骨性关节炎老年患者，建议日常适当平地行走散步，以维持关节功能、肌肉活力，不应久卧久坐。对于青少年，则应晨起锻炼，规律训练，到老才能筋骨强健，延缓病痛。

六、日常调护

（1）适当减轻体重，包括控制饮食、食物搭配均衡、进行有氧运动等，可以进行游泳、骑自行车、平地散步等活动。

（2）避免加重膝关节负担，不宜长时间跑、跳、下蹲以及爬楼、爬山等。

（3）防护措施：行走时使用手杖、拐杖或助步器等。

（4）适时更换鞋子：使用一段时间后，绝大多数鞋跟是外侧磨损，行走时易导致膝关节呈内翻位磨损，故鞋跟磨损后应及时更换。

第十三节　老年股骨头缺血性坏死

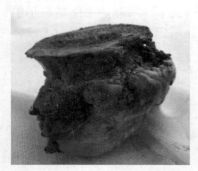

图 9-13-1　股骨头缺血坏死晚期外观

股骨头缺血性坏死（osteonecrosis of the femoral head，ONFH）又称股骨头无菌性坏死，是指由于多种原因造成股骨头血运障碍，引起股骨头内骨细胞和其他活性成分坏死为主要病理改变的一种病变，依据其发病特点，可分为发育性股骨头缺血坏死（小儿股骨头缺血坏死）和成人股骨头缺血坏死，总体来说，以小儿和青壮年发病率最高。但对于老年患者，股骨头缺血性坏死也是常见病，近年来是造成老年残障的主要疾病之一（图 9-13-1）。

中医典籍无股骨头坏死的称谓，目前把它归集为"骨蚀""骨痹"的范畴，认为其发病既有外邪，又有脏腑功能失调；也可能是外伤、七情、酒欲过度的后果。

一、病因病理

（一）病因

股骨头缺血性坏死的发生有多种原因，目前，主要认为与髋关节创伤、血液疾病、Legg-Calve-Perthes 病、使用激素、减压病、乙醇中毒、痛风、盆腔放射治疗后、烧伤及股骨头特发缺血性坏死有关系，对于老年患者，股骨颈骨折、股骨头骨折、创伤性髋关节脱位、先天性髋关节发育异常、使用激素、酗酒是主要病因。

1. 髋关节创伤　股骨颈骨折、股骨头骨折、创伤性髋关节脱位等都可能造成股骨头圆韧带血管、支持带血管的损伤，导致股骨头血运障碍而坏死。

2. 先天性髋关节脱位　先天性髋关节脱位患者中股骨头缺血坏死的发病率高达 68%，可能与圆韧带血运障碍和股骨头位置上移导致血管梗死有关。

3. 使用激素　目前，学界认为使用皮质激素引起股骨头坏死的机制主要有 3 种学说，一是脂肪栓塞学说，即研究发现，长期使用皮质激素后，常导致脂肪肝、高脂血症和脂肪栓塞；二是凝血机制异常学说，长期使用皮质激素后，常导致血管处于高凝状态及脉管炎，引发血管栓塞；三是骨质疏松学说，即长期使用皮质激素后，引起骨质疏松，包括股骨头骨质疏松，负重引起软骨下骨即骨小梁骨折而塌陷。研究表明：使用激素时间越久，频率越高，使用中长效激素越多，股骨头坏死的概率越大。

4. 酗酒　长期大量饮酒，尤其饮用烈性酒，易引起脂肪肝、高脂血症和胰腺炎，这些都可引起脂类代谢异常，产生脂肪栓塞，引起股骨头缺血坏死。

5. 受力不均　有些老人，由于素有脊柱侧凸、跛脚（两腿长度相差明显），长期导致两侧下肢受力不均，且易形成凹侧下肢股骨头内侧的剪切力，导致软骨损伤和软骨下微骨折，形成塌陷。

（二）病理过程

1. 坏死期表现　研究发现，股骨头最重要的血液供应来自于旋股内侧动脉的上下支持带血管。对股骨头血供越重要的血管受到伤害，则股骨头的伤害越大。股骨头缺血 12～24 h 后，缺血区内的骨细胞坏死，但软骨细胞由于滑液的营养，尚无明显改变。缺血 24～48 h 后，缺血区内的骨髓细胞、骨细胞及血管内皮细胞发生萎缩、溶解，骨陷窝空虚。94 h 后，大部分的骨陷窝已经空虚。骨小梁的坏死是在缺血 2 周后开始，3～4 周后完成。

2. 恢复期表现　恢复期的典型特征是在伤后 2 周，会死和修复同时进行。表现为骨小梁之间的毛细血管和原始间叶细胞增生和延展。8～12 周后可延展至大部分的坏死区，在坏死骨表面化生成骨细胞，以爬行替代的方式形成新骨。关节软骨受到骨修复组织和滑膜的血管翳生物的包围和侵犯，并逐步被破坏。

3. 塌陷期表现　坏死区被新生血管长入，于成骨之前，与髋臼受力摩擦时，发生塌陷。青壮年股骨头坏死后，发生塌陷较多，老年患者修复活动低下，发生塌陷较少。

二、临床表现

（一）临床症状

股骨头坏死早期并无明显临床症状，渐则出现偶发髋关节痛或膝关节痛，后出现明显的骨内收肌痛。疼痛呈间歇性或持续性，交替发作。后期，疼痛发作剧烈，髋关节外展、内外旋活动障碍,并出现间歇性跛行。

（二）临床体征

早期可有腹股沟区及骨内收肌起点压痛,髋关节伸直及屈曲障碍,髋内旋受阻,晚期可有髋部肌肉萎缩、髋关节半脱位、下肢短缩等。床边试验、托马氏征、存德伯格征阳性等。

（三）影像学表现

1. X片表现　按照Ficat股骨头缺血坏死分期法,可以比较好地揭示股骨头缺血坏死的整个过程。

（1）0期和Ⅰ期：X片无明显异常表现,只有在MRI和ECT上可见异常表现。

（2）Ⅱ期：股骨头外形完整,关节间隙正常,但股骨头内可见骨再塑形表现,如斑点状低密度区及囊性变,外围有密度增高的硬化带。

（3）Ⅲ期：股骨头外形尚完整,但在持重区有软骨下骨的塌陷,可见一轮1～2cm宽的弧形透亮带,形象地称为"新月征"。采用下肢牵引摄X片,"新月征"更明显。

（4）早Ⅳ期：股骨头软骨下骨不同程度碎裂、塌陷,股骨头失去正常圆整外形,软骨下骨可见硬化骨,但关节间隙仍正常。

（5）Ⅳ期：可见股骨头内上方塌陷,股骨头失去正常外形而变扁平。关节间隙狭窄,髋臼边缘骨刺。见图9-13-2。

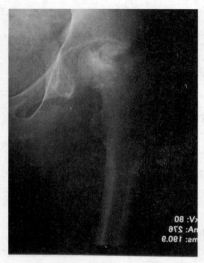

图9-13-2　股骨头缺血坏死晚期X片表现

2. CT表现　CT可以早期发现微小病灶以及病灶的位置和范围,为治疗方案的选择提供依据。股骨头坏死及其病理改变,在CT上可以分成早、中、晚三期。

（1）早期：缺血坏死区骨吸收形成囊性变,股骨头中心星芒状骨小梁异常,有吸收区、增多增粗区,股骨头关节面部分吸收或中断。

（2）中期：股骨头内出现多个大小不一的囊性变区,出现典型的中心环绕死骨的透亮骨吸收带、外围新生骨硬化的三层结构。

（3）晚期：出现典型的股骨头塌陷变形,关节软骨因塌陷而形成"皱褶"样增生或蘑菇状外形,软骨下骨出现小骨折片,股骨头中心密度不均匀,或出现较大低密度区。髋臼增生、硬化、囊性变,臼缘骨化明显。

3. MRI表现　正常情况下,骨髓内的脂肪和造血细胞的短T1和长T2形成MRI的高信号。股骨头阻断血供12～24h引起造血细胞死亡,阻断血供24～48h引起脂肪细胞坏死,这时,炎性反应的纤维组织取代造血细胞和脂肪细胞,从而引起MRI信号的改变。从股骨头缺血坏死的病理过程看,最初可见股骨头内不均匀低信号,常局限于顶上方。随着时间的增加,股骨头内可见大片不均匀、不规则的低信号区,并延向颈部,其间夹杂高信号。并可见低信号带横跨股骨头。后来出现典型的"双线征"：环形低信号区围绕一个相对正常信号区,即T1加权相单一的低信号区显示正常骨质和缺血骨质的分界区,T2加权相的高信号区显示血供丰富的肉芽组织。这时还可见关节积液,T1加权相低信号,T2加权相的高信号。

4. 动脉造影　有学者研究发现,股骨头坏死的患者做股动脉造影显示,上支持带动脉都不显影,而圆韧带和髋臼动脉充盈增加,下支持带动脉增宽。

5. 关节镜检查　关节镜检查可早期发现股骨头表面的异常。Sekiya 于 1997 年将关节镜下股骨头表面异常作了分期标准,分为六期:Ⅰ期为关节表面正常;Ⅱ期为关节表面裂隙,但没有可压缩碎块;Ⅲ期为有可压缩碎块,但股骨头形态正常;Ⅳ期为有可压缩碎块,但股骨头塌陷;Ⅴ期为关节表面分层,松质骨外露;Ⅵ期为髋臼关节面出现退变。

6. 放射性核素扫描　ECT 检查对于股骨头缺血坏死的早期诊断具有重要意义。早期放射性核素在股骨头没有浓聚,说明股骨头没有血供;如在放射性核素缺失区外有一条浓聚带,则提示股骨头没有血供,但已在周围已有血管长入及组织修复现象,而在股骨头坏死后期,股骨头则出现放射性核素浓聚,显示局部的血管再生和组织修复活跃。

三、分型治疗

1. Ficat 五期分类法　股骨头缺血性坏死的临床分期目前最常用的是 Ficat 五期分类法。

0 期:当对侧有明确的股骨头缺血坏死时,单侧尚未有症状,X 片和 MRI 检查正常,定为 0 期。

Ⅰ期:关节有疼痛、僵硬感,夜间明显,活动受限,X 片可见轻度骨密度下降表现。

Ⅱ期:临床症状持续存在、加重,X 片可见弥漫性的骨质疏松,有股硬化和囊性变,股骨头承重区有骨硬化斑,MRI 可见新月状改变,但关节间隙和股骨头球面尚正常。

Ⅲ期:症状更加严重,行走障碍,跛行或需扶拐,X 片可见骨小梁断裂,有透亮的"新月征",股骨头部分塌陷或变平,关节间隙正常或增宽。

早Ⅳ期:临床症状同Ⅲ期,X 线片可见关节间隙仍有 2 mm 宽的全周形相连的间隙。

Ⅳ期:软骨面进行性丧失,股骨头关节面失去球形面而变成扁平髋,髋臼骨赘形成,呈现骨性关节炎改变。

2. Steinberg 分期法　结合了股骨头的骨扫描、核磁共振影像进行分析,对股骨头坏死进行分期。见表 9 - 13 - 1。

表 9 - 13 - 1　Steinberg 分期法

分期	判断标准
0 期	X 片平片、骨扫描及 MRI 未见异常
Ⅰ期	平片正常,骨扫描或 MRI 异常 A:轻微——<15%股骨头累及 B:中等——<15%～30%股骨头累及 C:重度——>30%股骨头累及
Ⅱ期	股骨头内囊性变和硬化灶 A:轻微——<15%股骨头累及 B:中等——<15%～30%股骨头累及 C:重度——>30%股骨头累及
Ⅲ期	股骨头软骨下骨塌陷、新月征、股骨头未扁平 A:轻微——<15%股骨头累及 B:中等——<15%～30%股骨头累及 C:重度——>30%股骨头累及

（续　表）

分期	判断标准
Ⅳ期	股骨头扁平 A：轻微——<15％股骨头面积或塌陷<2 mm B：中等——<15％～30％股骨头面积或塌陷 2～4 mm C：重度——>30％股骨头面积或塌陷>4 mm
Ⅴ期	关节间隙狭窄、髋臼累及 A：轻微 B：中度 C：重度

3. ARCO 五期分类法　股骨头缺血性坏死的临床分期目前最新的是国际骨循环研究会（Association Research Circulation osseous，ARCO）于 1993 年提出，于 2006 年发表于《骨与关节杂志》上的 ARCO 五期分类法，此分型法考虑了股骨头坏死和塌陷的位置和面积，因而较为合理。见表 9-13-2。

表 9-13-2　股骨头坏死 ARCO 分期

分期	0	Ⅰ	Ⅱ	Ⅲ	Ⅳ
所见	所有当前检查（一）	X 线、CT 正常，MRI 检出	无新月征、X 线硬化、稀疏	新月征或头变扁	关节间隙窄并髋臼破坏
技术	X 线、CT、骨扫描、MRI	骨扫描，MRI 定量	X 线、CT、骨扫描、MRI+X 线定量	X 线、CT 只在 X 线片定量	X 线片
二次分类	无	头坏死区在髋臼顶区内 1/3	头坏死区在臼顶内中 2/3	头坏死区在臼顶内、中、外 3/3	无
定量	无	头坏死面积定量 轻 A<15％ 中 B=15％～30％ 重 C>30％	新月征长度 A<15％ B=15％～30％ C>30％	头关节面塌陷 A<15％ 或<2 mm B=15％～30％ 或=2～4 mm C>30％	无

4. 中医药辨证治疗　按照中华人民共和国中医药行业标准 1995 版《中医病证诊断疗效标准》，股骨头缺血坏死按中医辨证分型可分 5 型：气滞血瘀型，风寒湿痹型，痰湿型，气血虚弱型和肝肾不足型。

（1）气滞血瘀型：选方身痛逐瘀汤加丹参、三七等，中成药可选脉血康、活血止痛胶囊、接骨七厘片、血塞通胶囊中的 1～2 种。

（2）风寒湿痹型：选方独活寄生汤加制川乌、制草乌、丹参等，中成药可选盘龙七片、七味通痹口服液、痹祺胶囊、骨康胶囊、金乌骨通胶囊、益肾蠲痹丸中的 1～2 种。

（3）痰湿型：选方四妙散加陈皮、石菖蒲、焦山楂、蔗虫等，中成药可选湿热痹胶囊等。

(4) 气血虚弱型：选方十全大补汤加鸡血藤、阿胶、丹参等，中成药可选当归精、乌鸡白凤丸、黄芪阿胶口服液中的 1～2 种。

(5) 肝肾不足型：选方左归丸加杜仲、醋鳖甲、丹参等，中成药可选仙灵骨葆胶囊、骨疏康冲剂、右归丸、六味地黄丸中的 1～2 种。

作为保守治疗方法之一，中医药治疗对股骨头缺血性坏死 Ficat 分期中的 0 期、Ⅰ 期、Ⅱ 期适合；部分 Ⅲ 期患者不愿接受手术治疗的，也可运用中医药治疗。

5. 西药治疗　双磷酸盐治疗 ONFH 已得到国内外的广泛共识。国内董天华曾报道运用左旋多巴治疗 ONFH Ⅱ 期和 Ⅲ 期的患者，研究显示有效。

6. 股骨头钻孔术　本项治疗适合于 Ficat 分期中的 0 期、Ⅰ 期、Ⅱ 期患者。ONFH 患者股骨头坏死区和正常骨质区之间存在一层坚硬的板障，影响坏死区的血液重建。钻孔术的原理在于对坏死区减压，提供重建血液循环的通道，利于坏死区的修复。可使用 3 枚细克氏针钻孔，或直径 10 mm 的空心钻钻孔植骨术。术后注意及时进行 CPM 康复训练。细克氏针钻孔术后 3 日即可下地行走活动，1 年内避免负重活动；粗髓芯钻钻孔术后 6～8 周可下地，应扶双拐行走活动，1 年内避免负重。

7. 带肌蒂骨瓣移植术　此项治疗须先清除坏死病灶，再切取同等体积的带肌蒂骨瓣回植骨缺损区，通过带血管肌蒂提供血液，以促进植入骨瓣和骨缺损灶之间的融合。临床报道较多的有：带股方肌肌蒂骨瓣和带阔筋膜张肌肌蒂骨瓣的移植术，临床效果得到业界肯定。本项治疗适合于 Ficat 分期中的 Ⅰ 期、Ⅱ 期和部分 Ⅲ 期患者。

8. 髋关节融合术　对于 Ficat 分期中的 Ⅲ 期、早 Ⅳ 期及 Ⅳ 期中的一侧 ONFH 患者，MRI 显示对侧股骨头完全正常，不愿接受或不能实施人工关节置换术的，且较少使用坐姿的，可考虑进行患侧髋关节融合术。此项手术可彻底解除患髋疼痛，利于长时间行走或站立。

9. 截骨保髋术　对于 ONFH 老年早期患者，不接受人工关节置换术的，在综合保髋措施之下，再进行大转子下截骨保髋术，或叫髋部截骨术，是由日本学者 Sugioka 于 1978 年创立的，简称 TRO(Transtrochanteric rotational osteotomy, TRO)。其主要机制是：通过改变股骨头与股骨干之间的对应关系，将股骨头坏死区移出髋关节负重区，而将健康区旋转至髋关节负重区；同时，开放髓腔，减轻骨内压，增加股骨头血供。其适应证为早期或中期的 ONFH 患者，但这种术式可能不利于后续可能的人工全髋关节置换术。

10. 钽棒植入术　此项技术适合于 ARCO 分期中的 Ⅰ 期、ⅡB、ⅡC 期患者。一般先进行股骨头髓心减压，后植入多孔钽棒。钽喷涂的多孔金属棒具有良好的生物相容性和骨骼亲和性，和人体骨有相似的弹性模量，可以提供良好的支撑下，防止股骨头塌陷。国内有北京中日友好医院进行了较深入的研究，目前尚无大规模临床运用。

11. 人工关节置换术　对于老年性的 ONFH 患者，除股骨头存在明显病变外，一般髋臼也或多或少存在骨关节炎的病变。业界广泛共识为，人工全髋关节置换术治疗是晚期 ONFH 患者的较好选择。人工股骨头置换术、人工全髋表面置换术不适合这类患者，而人工全髋关节置换术又以生物型全髋、陶瓷对陶瓷或陶瓷对第 2 代高交联超高分子聚乙烯髋臼内衬为佳，手术成功率、远期效果均较好。

四、名老中医经验

老年性股骨头无菌性坏死，多由创伤、激素及嗜酒等原因造成。江苏省名中医周福贻认为，股骨头无菌性坏死尚属早期的(新月征坏死区尚不明显的)，可保守治疗，针对病因，消除加害因素,忌酒,减轻体重,患肢不负重站立行走,中医药治予温补肾阳、舒筋活血、宣痹通络,并自拟温肾蠲痹汤,药用:淫羊藿、肉苁蓉、熟地、川续断、菟丝子、桑寄生、怀牛膝、当归、丹参、威灵仙、茯苓、生甘草;夹湿热的加黄柏、泽泻、生薏仁;夹痰湿的,加白芥子、石菖蒲;伴寒湿的,加制附片、细辛;瘀血明显的,加三七。股骨头坏死的症状,首先是髋部疼痛(少数反射为膝部疼痛),继则活动行走不利,严重时髋部不能承重、肌肉萎废不用。周老强调,"不通则痛""不荣则痛",肝主筋,肾主骨,主张补益肝肾,药用淫羊藿、肉苁蓉、熟地、川续断、菟丝子、桑寄生,既有补阴、又有补阳,还有平补;舒筋活血药用怀牛膝、当归、丹参、威灵仙,其中怀牛膝又为引经药;宣痹通络药用川续断、桑寄生、怀牛膝、威灵仙、茯苓。同时根据患者兼夹证,增加药物。全方合用,既补阳又补阴,既养血又活血,既补益又缓泻。引经药可引药下行,直达病所,以强筋健骨、除朽生新。

五、康复调护

ONFH 起病较隐匿,一旦临床有症状时,已处于 Ficat 分期中 I 期,多数已处于 II 期。故日常生活中老年人应注意防范髋部外伤损害,谨慎进行剧烈的活动和锻炼,注意勿长期大量喝酒、勿轻易使用激素治疗、远离放射源。一旦发现髋部疼痛,应及时就诊、检查,特别进行 MRI 检查及其他影像检查,明确病损分期,对应准确治疗,已取得病损治疗和功能康复的较好平衡。

参 考 文 献

［1］ 尚天裕,董福慧. 实用中西医结合骨伤科学［M］. 北京：北京医科大学北京协和医科大学联合出版社,1998.

［2］ 詹红生. 中西医结合骨伤科学［M］. 北京：中国中医药出版社,2013.

［3］ 凌锡森,何清湖. 中西医结合思路与方法［M］. 北京：人民军医出版社,2005.

［4］ 刘志功,孙慧君. 中西医结合治疗老年骨关节损伤［M］. 济南：山东大学出版社,1999.

［5］ 汤成华. 老年骨关节外科［M］. 北京：中国科学技术出版社,2002.

［6］ 狄勋元,林昂如,狄鸥. 老年骨外科学［M］. 北京：中国科学技术出版社,1998.

［7］ 桑根娣,方莘. 老年骨科护理学［M］. 北京：人民卫生出版社,1996.

［8］ 蔡晶,杜建. 中西医结合老年病学［M］. 北京：科学出版社,2011.

［9］ 邸淑珍. 老年护理［M］. 北京：人民军医出版社,2010.

［10］ 童坦君,张宗玉. 医学老年学［M］. 2 版. 北京：人民卫生出版社,2006.

［11］ 席焕文. 新编老年医学［M］. 北京：人民卫生出版社,2001.

［12］ 潘天鹏,石津生. 现代系统老年医学［M］. 北京：科学出版社,1998.

［13］ 汪宁,徐广宁,汪娱媛. 老年预防医学［M］. 北京：中国科学技术出版社,1998.

［14］ 刘汴生,张思雄. 实用临床老年病学［M］. 北京：中国医药科技出版社,2001.

［15］ 董碧蓉. 老年病学［M］. 成都：四川大学出版社,2009.

［16］ 李七一. 中医老年病学［M］. 北京：中国中医药出版社,2009.

［17］ 张瞖. 实用中医老年病学［M］. 北京：人民军医出版社,2000.

［18］ 李建生. 临床中医老年病学［M］. 北京：人民军医出版社,2008.

［19］ 殷立新,张立辉. 特殊人群用药指导丛书：老年人用药指导［M］. 北京：人民卫生出版社,2012.

［20］ 汪耀. 实用老年病学［M］. 北京：人民卫生出版社,2014.

［21］ 美国老年医学会. 田新平,谢海雁,沈悌主译. 现代老年医学概要［M］. 北京：中国协和医科大学出版社,2012.

［22］ 邹勇,付毅敏,王少坤,等. 中西医结合老年病学［M］. 北京：科学技术文献出版社,2014.

［23］ 戴德银,宋航,刘亚红. 老年病防治与用药手册［M］. 北京：化学工业出版社,2015.

［24］ 刘勤社,邵丽黎,朱涛,等. 实用老年病临床手册［M］. 北京：中国中医药出版社,2015.

［25］ 张安桢,武春发. 中医骨伤科学［M］. 北京：人民卫生出版社,1991.

［26］ 宁志杰,孙磊,吴复元. 现代骨科临床检查诊断学［M］. 北京：人民军医出版社,2007.

［27］ 汤成华,陈晶,黄宗宁. 老年骨科并发症［M］. 北京：中国医药科技出版社,1994.

［28］ 杨扬震,林允雄. 骨与关节创伤［M］. 上海：上海科学技术出版社,2013.

［29］ 王亦璁,孟继懋,郭子恒. 骨与关节损伤［M］. 北京：人民卫生出版社,1998.

［30］ 陈孝平,汪建平. 外科学［M］. 北京：人民卫生出版社,2013.

［31］ 刘献祥,宋永忠. 实用骨伤痛证［M］. 北京：中国华侨出版社,2000.

［32］ 何振辉. 中医骨伤科治疗锦囊［M］. 广州：广东科技出版社. 2005.

［33］ 汤华丰. 实用骨科封闭疗法［M］. 上海：上海科学普及出版社,1993.

[34] 孙之镐.中西医结合骨伤科学[M].北京:中国中医药出版社.2001.

[35] 王和鸣,黄桂成.中医伤科学[M].北京:中国中医药出版社,2012.

[36] 朱盛修.现代骨科手术学[M].北京:科学出版社,1997.

[37] Thomas P Rüedi, Richard E Buckley, Christopher G Moran,著.危杰,刘璠,吴新宝,译.骨折治疗的 AO 原则[M].2 版.上海:上海科学技术出版社,2010.

[38] 王亦璁,姜保国.骨与关节损伤[M].5 版.北京:人民卫生出版社,2012.

[39] 荣国威,王成武.骨折[M].北京:人民卫生出版社,2012.

[40] 张英泽,潘进社.临床创伤骨科学[M].石家庄:河北科学技术出版社,2004.

[41] 胥少汀.骨科手术并发症预防与处理[M].2 版.北京:人民军医出版社,2002.

[42] 邱勇,蒋青.骨科手术彩色图解[M].南京:江苏科学技术出版社,2013.

[43] 孟和.中西医结合骨科外固定治疗学[M].北京:人民卫生出版社,2005.

[44] 王学谦.骨科临床与相关技术操作常规[M].天津:天津科学技术出版社,2005.

[45] 胥少汀,葛宝丰,徐印坎.实用骨科学[M].4 版.北京:人民军医出版社,2015.

[46] 黎万友.运动骨创伤学[M].成都:四川科学技术出版社,2010.

[47] 王安乐,徐金龙.EO 骨外固定技术[M].兰州:甘肃文化出版社 2007.

[48] 王秋根,纪方.骨与关节损伤现代微创治疗学[M].北京:人民军医出版社,2007.

[49] 厉建安.康复医学[M].北京:人民卫生出版社,2014.

[50] 谭远超.特色骨伤科[M].北京:人民卫生出版社,2005.

[51] 翟羽东,李长林.骨伤特效疗法[M].北京:中医古籍出版社,2009.

[52] 中国营养学会.中国居民膳食指南[M].拉萨:西藏人民出版社,2008.

[53] 宋一同,刘献祥.实用骨伤药膳[M].北京:中国华侨出版社,1994.

[54] 温维健.药膳食谱集锦[M].北京:人民卫生出版社,2000.

[55] 石汉平.营养筛查与评估[M].北京:人民卫生出版社,2014.

[56] 祁公任,陈涛,刘利根.药膳百方[M].福州:福建科学技术出版社,2001.

[57] 徐超.老年营养话题[M].北京:北京大学医学出版社,2009.

[58] 双卫兵,薛朝霞.围术期管理策略[M].北京:中国协和医科大学出版社,2013.

[59] 邹宁,范勇.老年骨折围手术期处理[M].上海:上海科学技术出版社,2012.

[60] 王国林.老年麻醉[M].北京:人民卫生出版社,2009.

[61] 黄忠荣,汤成华.老年外科围手术期治疗学[M].北京:人民卫生出版社,2006.

[62] 赵定麟.现代骨科学[M].北京:科学出版社,2004.

[63] 伍骥.王耶.老年骨科手术治疗学[M].北京:中国科学技术出版社,1999.

[64] 王桂生.骨科手术学[M].北京:人民卫生出版社,1991.

[65] 朱通伯,戴尅戎.骨科手术学[M].北京:人民卫生出版社,1999.

[66] 赵炬才,张铁良.骨科手术图谱[M].郑州:河南科学技术出版社,1995.

[67] 何爱咏,李康华.骨科围手术期处理[M].长沙:中南大学出版社,2003.

[68] 王耶,袁贤玉,单世光.老年骨科手术学[M].北京:人民卫生出版社,1996.

[69] 刘志雄.常用骨科分类法和功能评定[M].北京:北京科学技术出版社,2010.

[70] 范顺武,胡志军.如何严格把握适应证,发挥最大技术优势[J].中华骨科杂志,2017,37(16):961～964.

[71] 会议纪要.腰椎管狭窄症焦点问题研讨会会议纪要[J].中华骨科杂志,2017,37(20):1310～1312.

[72] 朱敏,尹宏,杨开锦,等.人工股骨头置换术治疗高龄股骨粗隆间不稳定型骨折[J].中国中医骨伤科杂志,2011,19(5):28～30.

[73] 朱敏,尹宏,俞宁,等.过伸复位法在老年骨折椎体成形术中的运用[J].中国中医骨伤科杂志,2014,22(3):63～64.

[74] 朱敏,俞宁,杨开锦,等.外固定支架术结合"牵抖摇转手法"治疗不稳定性桡骨远端骨折[J].按摩与康复医学,2016,7(14):25～27.